中西医结合执业助理医师资格考试实践技能拿分考典

吴春虎 李 烁 主 编

阿虎医考研究组 组织编写

中国中医药出版社
·北 京·

图书在版编目（CIP）数据

中西医结合执业助理医师资格考试实践技能拿分考典/吴春虎，李烁主编．—北京：中国中医药出版社，2020.2

执业医师资格考试通关系列

ISBN 978-7-5132-5778-7

Ⅰ.①中… Ⅱ.①吴… ②李… Ⅲ.①中西医结合-资格考试-自学参考资料 Ⅳ.①R2-031

中国版本图书馆 CIP 数据核字（2019）第 238625 号

中国中医药出版社出版

北京经济技术开发区科创十三街 31 号院二区 8 号楼
邮政编码　100176
传真　010-64405750
河北新华第二印刷有限责任公司印刷
各地新华书店经销

开本 787×1092　1/16　印张 17.5　字数 381 千字
2020 年 2 月第 1 版　2020 年 2 月第 1 次印刷
书号　ISBN 978-7-5132-5778-7

定价　78.00 元
网址　www.cptcm.com

答 疑 热 线　010-86464504

购 书 热 线　010-89535836

维 权 打 假　010-64405753

微信服务号　zgzyycbs

微商城网址　https://kdt.im/LIdUGr

官 方 微 博　http://e.weibo.com/cptcm

天猫旗舰店网址　https://zgzyycbs.tmall.com

如有印装质量问题请与本社出版部联系（010-64405510）
版权专有　侵权必究

前　言

执业医师资格考试分为实践技能考试和医学综合笔试两部分。所有考生必须先通过 6 月举行的实践技能考试，才有资格继续参加 8 月下旬（"一年两试"试点地区按具体安排执行）举行的医学综合笔试。

实践技能考试为三站式考试。第一站病案（例）分析，每人随机抽取 2 道病例分析题，在答题卡上进行笔试，答题时间 50 分钟，总分 40 分，该部分权重最大，是需要重点复习的部分。第二站为中医部分，包括中医操作、病史采集、临床答辩，考试方法为实际操作、现场口述。考试时间为 20 分钟，总分 35 分。第三站为西医部分，包括体格检查、西医操作、临床答辩，考试方法为实际操作、现场口述。考试时间为 20 分钟，总分 25 分。第二、三站操作过程中还需回答考官的提问。三站总计 100 分，达到 60 分即可通过实践技能考试。于 6 月底或 7 月初可上网查询实践技能考试成绩，通过者才能参加 8 月份的综合笔试考试。

为了帮助报考中西医执业助理医师实践技能考试的广大考生在短时间内熟练掌握大纲要求的各项内容，顺利通过实践技能考试，我们按照《中西医结合执业助理医师资格实践技能考试大纲》和《中西医结合执业助理医师资格考试实践技能指导用书》，根据历年真卷将考点去粗取精，归纳总结成本书，突出应试模式。让考生能够轻松通过本阶段考试，安心复习医学综合笔试内容。

本书根据实践技能考试的顺序分为三站，每站以【考点汇总】为中心，前有考试样题及答题模板，考点后附有实战演练。实战演练的题目均来自最近几年的真题，题量大，考点全面，方便考生熟悉考试题型与解答方法。【考点汇总】为每一站的重点内容，以"★"作为重点标注：★★★最为重要，表明该考点为高频考点；★★次之，表明该考点较为重要；★最次，表明近几年考过 1 次；2020 年版大纲新增考点在该考点后有括号说明；近几年未出现过的考点则一笔带过，不作标注。以此提醒考生着重复习，强化记忆。

根据我们对近年来真题的研究归纳，总结考点及出题规律，可以看出，实践技能考试重点突出，重要内容反复考察。考生只要熟记星标考点，勤加练习，则不难通过实践技能考试。

为了帮助记忆，本书将复杂的医考考点内容以表格形式呈现，简洁精练，各个考点之间的异同点也一目了然，这样可以极大地简化复习过程，让考生在最短的时间内掌握最核心的内容，真正做到踏进考场胸有成竹。

最后，衷心祝愿大家考试顺利！

目　录

第一站　病案（例）分析 …………………………………………………（1）
第二站　中医部分 …………………………………………………………（125）
　第一部分　中医操作 ……………………………………………………（127）
　　一、针灸常用腧穴定位 ………………………………………………（127）
　　二、中医临床技术操作 ………………………………………………（130）
　　三、中医望、闻、脉诊技术的操作 …………………………………（145）
　第二部分　病史采集 ……………………………………………………（158）
　第三部分　中医答辩 ……………………………………………………（161）
　　一、疾病的辨证施治 …………………………………………………（161）
　　二、针灸常用腧穴主治 ………………………………………………（163）
　　三、针灸异常情况处理 ………………………………………………（171）
　　四、常见急性病症的针灸治疗 ………………………………………（174）
第三站　西医部分 …………………………………………………………（179）
　第一部分　体格检查 ……………………………………………………（181）
　第二部分　西医操作 ……………………………………………………（202）
　第三部分　西医答辩或临床判读 ………………………………………（215）
　　一、西医答辩 …………………………………………………………（215）
　　二、临床判读 …………………………………………………………（251）

第一站

病案（例）分析

病案（例）分析分值表

	考试项目	所占分值
病案（例）分析1（内科） 病案（例）分析2（外、妇、儿科） 各20分，共计40分 考试方法：书面笔试 考试时间：50分钟	中医疾病诊断	2
	中医证候诊断	2
	西医诊断	2
	西医诊断依据	4
	中医治法	2
	方剂	2
	药物组成、剂量及煎服法	2
	西医治疗原则与方法	4
	合计	20

通关技巧

考生依据题目所提供的中医四诊、查体、辅助检查等临床资料，以书面形式答出中医疾病诊断，中医证候诊断，西医诊断，西医诊断依据，中医治法，方剂，药物组成、剂量及煎服方法，西医治疗原则与方法（药物、手术等）。

1. 中医疾病诊断（2分） 以题干中描述的第一症状为判断要点，结合中医四诊确定疾病诊断。

2. 中医证候诊断（2分） 根据题干中描述的中医四诊信息综合归纳分析，可从八纲和脏腑辨证角度初步分析，结合大纲中疾病的证型名称确定证型诊断，要求证型名称必须与大纲中原有名称保持一致。

3. 西医诊断（2分） 结合病史、症状、体征、辅助检查结果确定疾病诊断。

4. 西医诊断依据（4分） 从病史、症状、体征、辅助检查结果四个方面来写即可。

5. 中医治法（2分） 根据疾病和证型诊断，设立中医治法，一般为2个四字的专业中医治法词汇。

6. 方剂（2分） 根据考点内容熟记正确的方剂名称，原方名后添加"加减"二字。

7. 药物组成、剂量及煎服法（2分）

（1）组成原方主体用药要求基本书写，根据题目具体情况进行相关药物的加减，不能出现与证型明显不符的药物。

（2）剂量一般书写临床常用剂量，常用药物以10~15g为基本剂量，有明确毒副作用的药物需要在规定剂量以内。注意写明特殊煎煮方法。

（3）煎服法基本都可使用"三剂，水煎服。日一剂，早晚分服"的模板回答。

8. 西医治疗原则与方法（4分） 大部分疾病可按照下面的顺序来写：①一般治疗。②对症治疗。③病因治疗。④手术治疗。

(一) 考试介绍

本站为技能考试中分值最高的部分。考试涉及的知识点主要是中西医结合内科学、中西医结合外科学、中西医结合妇科学及中西医结合儿科学的内容。要求考生在50分钟内完成2道病案(例)分析试题,每题20分,共40分。

【样题1】

病案(例)摘要:

徐某,男,70岁,已婚,农民。2012年10月11日初诊。

患者常年体弱多病,近日胸骨体中段附近出现闷痛,可放射至左肩、无名指。疼痛一般持续3分钟左右,舌下含服硝酸甘油可缓解。既往有吸烟史30年。现症:心悸而痛,胸闷气短,甚则胸痛彻背,心悸汗出,畏寒,肢冷,下肢浮肿,腰酸无力。

查体:T:36.3℃,P:80次/分,R:20次/分,BP:120/70mmHg。心界不大,心率80次/分,律齐,各瓣膜区未闻及杂音。舌淡白,脉沉细。

辅助检查:心电图示:窦性心律,$V_1 \sim V_4$导联ST段压低0.1mV,T波低平。肌钙蛋白I(-)。

要求:根据上述摘要,在答题卡上完成书面分析。

【样题2】

病案(例)摘要:

罗某,女,28岁,已婚,干部,2016年8月14日初诊。

患者于2016年8月8日停经49天在某医院门诊行人流术,手术顺利,见绒毛膜,出血量多,术后阴道流血3天。于8月12日开始下腹部疼痛拒按,自服抗生素无效,遂来就诊。现症:下腹部疼痛拒按,发热,带下量多,黄稠臭秽,大便溏,小便短赤。

查体:T:38.9℃,P:94次/分,R:20次/分,BP:100/70mmHg。神志清楚,痛苦面容,下腹压痛,轻度肌紧张,反跳痛阳性。舌红有瘀点,苔黄厚,脉弦滑。

妇科检查:外阴发育正常,阴道通畅,分泌物量多,色黄,味臭,子宫水平位,宫体稍大,活动度差,压痛明显,两侧附件片状增厚,压痛阳性。

辅助检查:血常规:白细胞:19.6×10^9/L,中性粒细胞:93%。B超示:盆腔积液。

要求:根据上述摘要,在答题卡上完成书面分析。

【参考答案】

1. 中医疾病诊断:胸痹。

中医证候诊断:心肾阳虚证。

西医诊断:冠状动脉粥样硬化性心脏病(心绞痛)。

西医诊断依据:①患者常年体弱多病,有吸烟史30年。②胸骨体中段附近出现闷痛,可放射至左肩、无名指。疼痛一般持续3分钟左右,舌下含服硝酸甘油可缓解。

心界不大,心率80次/分,律齐,各瓣膜区未闻及杂音。③心电图示:窦性心律,$V_1 \sim V_4$导联ST段压低0.1mV,T波低平。肌钙蛋白I(-)。

中医治法:益气壮阳,温经止痛。

方剂:参附汤合右归丸加减。

药物组成、剂量及煎服法:人参12g,附子9g(先煎),熟地黄24g,山药12g,山茱萸9g,枸杞子12g,菟丝子12g,鹿角胶12g(烊化兑服),杜仲12g,肉桂6g(后下),当归9g。三剂,水煎服。日一剂,早晚分服。

西医治疗原则及方法:

(1)发作时的治疗:①休息。②药物治疗:硝酸甘油、硝酸异山梨酯舌下含化。

(2)缓解期的治疗:①β受体阻滞剂(美托洛尔、比索洛尔)。②硝酸酯制剂(硝酸异山梨酯、5-单硝酸异山梨酯)。③钙通道阻滞剂(维拉帕米、硝苯地平、地尔硫䓬)。④曲美他嗪。

2. 中医疾病诊断:带下病。

中医证候诊断:湿热瘀结证。

西医诊断:盆腔炎性疾病。

西医诊断依据:①患者有人流术史,术后阴道流血3天。②高热,下腹压痛,轻度肌紧张,反跳痛阳性。③妇科检查:外阴发育正常,阴道通畅,分泌物量多,色黄,味臭,子宫水平位,宫体稍大,活动度差,压痛明显,两侧附件片状增厚,压痛阳性。④辅助检查:血常规:白细胞:19.6×10^9/L,中性粒细胞:93%。B超示:盆腔积液。

中医治法:清热利湿,化瘀止痛。

方剂:仙方活命饮加薏苡仁、冬瓜仁。

药物组成、剂量及煎服法:白芷6g,贝母6g,防风6g,赤芍6g,当归尾6g,甘草6g,皂角刺6g,穿山甲6g,天花粉6g,乳香6g,没药6g,金银花9g,陈皮9g,薏苡仁9g,冬瓜仁9g。三剂,水煎服。日一剂,早晚分服。

西医治疗原则及方法:①药物治疗:抗生素。②物理疗法:常用的有短波疗法、超短波疗法、离子透入疗法、蜡疗等。

(二)考点汇总

I 内科疾病

考点1★★★急性上呼吸道感染

【诊断】

(1)主要根据病史、症状及体征,结合周围血象并排除其他疾病,如过敏性鼻炎、伤寒等,可做出诊断。病毒分离、免疫荧光技术及细菌培养对明确病因诊断有帮助。

(2)检查

①血常规:病毒性感染可见白细胞计数一般正常或偏低,淋巴细胞比例相对增高。细菌感染时,白细胞计数及中性粒细胞增高,甚则见核左移。

②病毒分离：有助于确诊。
③荧光技术检测：阳性者有助于早期诊断。
④血清学检查：有助于早期诊断。

【西医治疗】

（1）抗病毒治疗：金刚烷胺、吗啉胍等。

（2）抗感染治疗：头孢氨苄、罗红霉素等。

（3）对症治疗：①发热、头痛、肢体酸痛者，用复方阿司匹林片。②鼻塞流涕者，用扑尔敏，或1%的麻黄素；咳嗽者，用克咳敏或氯化铵棕色合剂。③声嘶、咽痛者，可雾化吸入治疗，或口含华素片。

【中医辨证论治】

证型	证候	治法	方剂	组成
风寒束表	恶寒重发热轻，无汗，头痛，流涕喉痒，咳嗽，口不渴，苔薄白而润，脉浮紧	辛温解表	荆防败毒散加减	人参败毒草苓芎，羌独柴前枳桔同，生姜薄荷煎汤服，祛寒除湿功效宏，若须消散疮毒肿，去参加入荆防风
风热犯表	身热著微恶寒，汗出不畅，咳嗽痰黄，口干而渴，苔微黄，脉浮数	辛凉解表	银翘散或葱豉桔梗汤加减	银翘散主上焦疴，竹叶荆蒡豉薄荷，甘桔芦根凉解法；葱豉桔梗山栀翘，薄荷竹叶甘草饶
暑湿伤表	身热，微恶风，头昏重，咳嗽痰黏，胸闷脘痞，渴不多饮，苔薄黄腻，脉濡数	清暑祛湿解表	新加香薷饮加减	三物香薷豆朴先，散寒化湿功效兼，若益银翘豆易花，新加香薷祛暑煎

考点2★★ 慢性支气管炎（2020年版大纲新增考点）

【诊断】

（1）临床上以咳嗽、咳痰为主要症状或伴有喘息，每年发病持续3个月，并连续2年或以上。除外具有咳嗽、咳痰、喘息症状的其他疾病，如支气管哮喘、支气管扩张、肺结核、尘肺、肺脓肿、心功能不全等。

（2）检查

①血常规：细菌感染时，白细胞总数和（或）中性粒细胞增高。

②痰液检查：涂片可发现革兰阳性球菌或革兰阴性杆菌，痰培养可发现致病菌。

③X线检查：早期可无异常，后期肺纹理增多、变粗、扭曲，呈网状或条索状阴影，向肺野周围延伸，以两肺中下野明显。

④肺功能检查：早期可无异常。后期发展至气道狭窄或有阻塞时，表现为第1秒用力呼气容积（FEV_1）下降，合并肺气肿时，肺残气量明显增高，肺总量（TLC）也增大。

【西医治疗】

(1) 急性加重期和慢性迁延期：①控制感染：可选用β内酰胺类、大环内酯类、喹诺酮类等。②祛痰、镇咳。③解痉平喘：适用于喘息型患者急性发作，或合并肺气肿者。

(2) 缓解期：①加强体质锻炼，提高自身抗病能力。②戒烟，避免有害气体和其他有害颗粒的吸入。③使用免疫调节剂：卡介苗等。

【中医辨证论治】

	证型	证候	治法	方剂	组成
实证	风寒犯肺	咳喘气急，痰白量多，恶寒无汗，口不渴，苔薄白滑，脉浮紧	宣肺散寒，化痰止咳	三拗汤合止嗽散加减	三拗汤用麻杏草，宣肺平喘效不低；止嗽散中用白前，陈皮桔梗草荆添，紫菀百部同蒸用，感冒咳嗽此方先
	风热犯肺	咳嗽频剧，痰黄黏稠，鼻流黄涕，身热汗出，口渴，苔薄黄，脉浮	清热解表，止咳平喘	麻杏甘石汤加减	仲景麻杏甘石汤，辛凉宣肺清热良，邪热壅肺咳喘急，有汗无汗均可尝
	痰浊阻肺	咳声重浊，痰多色白而黏，纳呆，口黏不渴，苔腻色白，脉滑	燥湿化痰，降气止咳	二陈汤合三子养亲汤加减	二陈汤用半夏陈，苓草梅姜一并存；三子养亲祛痰方，芥苏莱菔共煎汤
	痰热郁肺	喘息气促，痰多色黄黏稠，面红咽干，尿赤便秘，苔黄腻，脉滑数	清热化痰，宣肺止咳	清金化痰汤加减	清金化痰黄芩栀，桔梗麦冬桑贝知，瓜蒌橘红茯苓草，痰火犯肺咳嗽止
	寒饮伏肺	咳嗽喘逆不得卧，咳吐清稀白沫痰，遇冷空气加重，恶寒肢冷，苔白滑，脉弦紧	温肺化饮，散寒止咳	小青龙汤加减	小小青龙最有功，风寒束表饮停胸，细辛半夏甘和味，姜桂麻黄芍药同
虚证	肺气虚	咳嗽气短，声低气怯，自汗畏风，舌淡苔白，脉细弱	补肺益气，化痰止咳	补肺汤加减	补肺五味与参芪，熟地紫菀配桑皮
	肺脾气虚	咳嗽气短，倦怠乏力，食后腹胀便溏，舌胖有齿痕，苔薄白，脉细弱	补肺健脾，止咳化痰	补肺汤合补中益气汤加减	补肺五味与参芪，熟地紫菀配桑皮；补中益气芪术陈，升柴参草当归身
	肺肾气阴两虚	咳喘气促，动则尤甚，潮热盗汗，手足心热，腰酸耳鸣，舌红苔薄黄，脉细数	滋阴补肾，润肺止咳	沙参麦冬汤合六味地黄丸加减	沙参麦冬扁豆桑，玉竹花粉甘草襄；地八山山四，丹苓泽泻三

考点3★★慢性阻塞性肺疾病

【诊断】

(1) 主要根据吸烟等高危因素史、临床症状、体征及肺功能检查等综合分析而确定。不完全可逆性气流受限是COPD诊断的必备条件。少数无咳嗽、咳痰症状患者，

只要肺功能检查时 $FEV_1/FVC<70\%$，而 $FEV_1 \geq 80\%$ 预计值，除外其他疾病后，亦可诊断为COPD。

（2）检查

①肺功能检查：是判断气流受限的主要客观指标。吸入支气管舒张药后 $FEV_1/FVC<70\%$ 及 $FEV_1<80\%$ 预计值者，可确定为不完全可逆性气流受限。

②X线：早期胸片可无异常，以后可出现肺纹理增粗、紊乱等，也可出现肺气肿。

③血气分析：对判断酸碱平衡失调及呼吸衰竭的类型有重要价值。

④其他：合并细菌感染时，外周血白细胞及中性粒细胞增高，核左移。痰培养可能查出病原菌，常见病原菌为肺炎链球菌、流感嗜血杆菌、卡他莫拉菌、肺炎克雷伯杆菌等。

【西医治疗】

（1）稳定期：①支气管扩张剂。②祛痰药。③对重度和极重度患者（Ⅲ级和Ⅳ级）及反复加重的患者，常用沙美特罗加氟替卡松、福莫特罗加布地奈德。④长期家庭氧疗。

（2）急性加重期：①支气管舒张剂同稳定期治疗。②持续低流量吸氧。③抗生素。④糖皮质激素。⑤祛痰剂。

【中医辨证论治】

证型	证候	治法	方剂	组成
外寒内饮	咳逆喘息不得卧，痰多稀薄，恶寒发热，背冷无汗，渴不多饮，苔白滑，脉弦紧	温肺散寒，解表化饮	小青龙汤加减	小小青龙最有功，风寒束表饮停胸，细辛半夏甘和味，姜桂麻黄芍药同
痰热郁肺	咳逆喘息气粗，烦躁胸满，痰黄难咯，溲黄便干，舌红苔黄腻，脉滑数	清肺化痰，降逆平喘	越婢加半夏汤或桑白皮汤加减	越婢汤中有石膏，麻黄生姜加枣草；桑皮汤治肺热喘，芩栀贝杏苏连半
痰浊壅肺	咳喘痰多，色白黏腻，短气喘息，脘痞腹胀，舌偏淡，苔薄腻，脉滑	健脾化痰，降气平喘	三子养亲汤合二陈汤加减	三子养亲祛痰方，芥苏莱菔共煎汤；二陈汤用半夏陈，苓草梅姜一并存
肺脾气虚	咳喘日久，气短，痰多稀白，胸闷腹胀，倦怠懒言，食少便溏，舌淡白，脉细弱	补肺健脾，益气平喘	补肺汤合四君子汤加减	补肺五味与参芪，熟地紫菀配桑皮；参术苓草
肺肾两虚	呼吸浅短难续，动则喘促更甚，声低气怯，咳嗽，痰白如沫，舌淡，脉结代	补肺纳肾，降气平喘	平喘固本汤合补肺汤加减	党参、五味子、冬虫夏草、胡桃肉、沉香、灵磁石、脐带、苏子、款冬花、法半夏、橘红；补肺五味与参芪，熟地紫菀配桑皮

考点4★★★ 慢性肺源性心脏病（2020年版大纲新增考点）

【诊断】

（1）根据患者有慢性支气管炎、肺气肿、其他胸肺疾病或肺血管病变，并已引起肺动脉高压、右心室增大或右心功能不全如 $P_2>A_2$、颈静脉怒张、肝大压痛、肝-颈静脉反流征阳性、下肢水肿及体静脉压升高等，心电图、X线胸片、超声心动图有右心增大肥厚的征象，可以做出诊断。

（2）检查

①血液检查：红细胞计数和血红蛋白常增高，红细胞压积正常或偏高，全血黏度和血浆黏度常增高，血沉偏慢等。

②X线检查：除肺、胸基础疾病的特征外，尚可有肺动脉高压表现，如肺动脉段弧突出或其高度≥3mm；右下肺动脉增宽；肺动脉"残根征"；右心室增大，心脏呈垂直位。

③心电图检查：可呈右房、右室增大的变化。

④动脉血气分析：代偿期可有低氧血症（$PaO_2<60mmHg$），失代偿期可出现低氧血症合并高碳酸血症（$PaCO_2>50mmHg$），提示Ⅱ型呼吸衰竭。

⑤超声心动图检查：可显示右肺动脉内径增大，右心室流出道内径增宽，右心室内径增大，右心室前壁及室间隔厚度增加，搏动幅度增强。多普勒超声心动图中时现三尖瓣反流及右室收缩压增高。

⑥右心导管检查：直接测定肺动脉和右心室压力，必要时可进行慢性肺心病的早期诊断。

【西医治疗】

（1）急性加重期：①控制感染。②氧疗。③控制心力衰竭：利尿药（氢氯噻嗪+螺内酯）、正性肌力药（西地兰）、血管扩张药（钙拮抗剂、一氧化氮等）。④控制心律失常。⑤抗凝治疗。⑥治疗并发症：肺性脑病、消化道出血。

（2）缓解期：①呼吸锻炼。②增强机体抵抗力。③家庭氧疗。

【中医辨证论治】

	证型	证候	治法	方剂	组成
急性期	痰浊壅肺	咳痰色白黏腻，短气喘息，脘痞纳少，倦怠乏力，舌淡苔薄腻，脉滑	健脾益肺，化痰降气	苏子降气汤加减	苏子降气半夏归，前胡桂朴草姜随，上实下虚痰咳喘，或加沉香去肉桂
	痰热郁肺	咳喘气粗，痰黄难咳，身热微恶寒，口渴，溲黄便干，舌红苔黄，脉数	清肺化痰，降逆平喘	越婢加半夏汤加减	越婢汤中有石膏，麻黄生姜加枣草，风水恶风一身肿，水道通调肿自消

续表

证型		证候	治法	方剂	组成
	痰蒙神窍	神昏谵语,撮空理线,肢体瞤动,抽搐,咳逆喘促,舌暗红苔白腻,脉细滑数	涤痰开窍,息风止痉	涤痰汤加减,另服安宫牛黄丸或至宝丹	参苓橘半连茹草,枳实菖枣星麦冬;安宫牛黄开窍方,芩连栀郁朱雄黄,犀角珍珠冰麝箔,热闭心包功效良;至宝朱砂麝息香,雄黄犀角与牛黄,金银二箔兼龙脑,琥珀还同玳瑁良
	阳虚水泛	面浮肢肿,腹胀心悸,咳喘脘痞,尿少怕冷,面青舌暗,苔白滑,脉沉细	温肾健脾,化饮利水	真武汤合五苓散加减	真武附苓术芍姜;五苓散治太阳腑,白术泽泻猪茯苓
缓解期	肺肾气虚	呼吸浅短难续,声低气怯,胸闷,心慌形寒,舌淡,脉结代	补肺纳肾,降气平喘	补肺汤加减	补肺五味与参芪,熟地紫菀配桑皮
	气虚血瘀	喘咳无力,气短难续,痰吐不爽,面色晦暗,唇甲紫绀,舌淡暗,脉细涩无力	益气活血,止咳化痰	生脉散合血府逐瘀汤加减	生脉麦味与人参;血府当归生地桃,红花枳壳膝芎饶,柴胡赤芍甘桔梗,血化下行不作痨

考点5★★★支气管哮喘

【诊断】

(1) 反复发作喘息、气急、胸闷或咳嗽。发作时在双肺可闻及散在或弥漫性以呼气相为主的哮鸣音,呼气相延长。上述症状和体征可经治疗缓解或自行缓解。除外其他疾病所引起的喘息、气急、胸闷和咳嗽。症状不典型者具备以下1项试验阳性:①支气管激发试验或运动激发试验阳性。②支气管舒张试验阳性,FEV_1增加≥12%,且FEV_1增加绝对值≥200mL。③呼气流量峰值(PEF)日内(或2周)变异率≥20%。

(2) 检查

①痰液:涂片镜检可见较多嗜酸性粒细胞。

②PEF及其变异率的测定:哮喘发作时PEF下降。

③通气功能检测:呼气量、呼气量与肺活量比值、最大呼气中期流速、呼气峰值流速均降低。肺活量减少,残气量、功能残气量和肺总量增加,残气量与肺总量比值增大。

④支气管激发试验:FEV_1下降≥20%,为激发试验阳性。

⑤支气管舒张试验:阳性诊断标准:FEV_1较用药前增加15%或以上,且其绝对值增加200mL或以上;呼气峰值流速(PEF)较治疗前增加60L/min或增加≥20%。

⑥动脉血气分析:哮喘发作严重时,PaO_2下降,$PaCO_2$下降,pH上升而呈呼吸性碱中毒。

⑦胸部X线：早期发作见肺透亮度增加，反复发作或并发呼吸道感染，可见肺纹理增加及炎性浸润阴影，可并发肺不张、气胸或纵隔气肿。

【西医治疗】

（1）常用药物：①糖皮质激素。②β_2受体激动剂。③白三烯受体拮抗剂。④茶碱类。⑤抗胆碱药物。⑥抗IgE治疗。⑦变应原特异性免疫疗法。

（2）中度及重度急性发作治疗：①氧疗。②速效β_2受体激动剂。③茶碱。④糖皮质激素。⑤机械通气。

【中医辨证论治】

	证型	证候	治法	方剂	组成
发作期	寒哮	呼吸急促，喉中哮鸣有声，痰稀色白，形寒畏冷，舌淡苔白滑，脉弦紧	温肺散寒，化痰平喘	射干麻黄汤加减	射干麻黄治寒哮，细辛款冬加姜枣，紫菀半夏加五味，重在宣肺不发表
	热哮	气粗息涌，呛咳，喉中哮鸣，口渴喜饮，面赤口苦，舌红苔黄腻，脉滑数	清热宣肺，化痰定喘	麻杏甘石汤加减	仲景麻杏甘石汤，辛凉宣肺清热良，邪热壅肺咳喘急，有汗无汗均可尝
缓解期	肺虚	喘促气短，自汗畏风，痰稀色白，多因气候变化而诱发，舌淡苔白，脉细弱	补肺益气	玉屏风散加减	玉屏风散用防风，黄芪相畏效相成，白术益气更实卫，表虚自汗服之应
	脾虚	倦怠无力，食少便溏，面色萎黄，痰黏咳吐不爽，舌淡苔腻，脉细弱	健脾化痰	六君子汤加减	四君子汤中和义，人参苓术甘草比，益以夏陈名六君，健脾化痰又理气
	肾虚	息促气短，呼多吸少，形瘦神疲，腰酸腿软，畏寒肢冷，舌红少苔，脉细数	补肾纳气	金匮肾气丸或七味都气丸加减	肾气丸补肾阳虚，地黄山药及茱萸，苓泽丹皮合桂附，水中生火在温煦；六味地黄丸+五味子

考点6★★★肺炎

【诊断】

（1）根据病史、症状和体征，结合X线检查和痰液、血液检查，可明确诊断。病原菌检测是确诊各型肺炎的主要依据。

（2）检查

①周围血象：肺炎链球菌感染时，血中白细胞总数可增高，以中性粒细胞增加为主。通常有核左移或细胞内出现毒性颗粒。肺炎支原体感染时，周围血白细胞总数正

常或稍高,细胞分类正常。血沉常增快,常伴轻度贫血、网织红细胞增多。

②病原体:痰涂片:在抗菌药物使用前有意义。培养:鉴别和分离出病菌株。

③X线:肺炎球菌肺炎:早期见肺纹理增粗或受累的肺段、肺叶稍模糊,后见大片炎症浸润阴影或实变影。肋膈角可有少量胸腔积液。肺炎支原体肺炎:肺部多种形态的浸润影。

【西医治疗】

(1) 一般治疗:注意休息、高蛋白饮食,保持空气流通,注意隔离消毒,多饮水。

(2) 病因治疗

①肺炎球菌肺炎:青霉素G。

②肺炎支原体肺炎:大环内酯类。

(3) 支持疗法:如咳嗽、咳痰用止咳化痰药等。

(4) 感染性休克的治疗:控制感染,补充血容量,纠正酸中毒,血管活性药及糖皮质激素的应用,纠正水、电解质紊乱及酸碱失衡。

(5) 局部治疗:雾化吸入、局部灌注。

【中医辨证论治】

证型	证候	治法	方剂	组成
邪犯肺卫	咳嗽咳痰,痰黏色黄,发热重,恶寒轻,无汗,口微渴,舌红苔薄白,脉浮数	疏风清热,宣肺止咳	三拗汤或桑菊饮加减	三拗汤用麻杏草,宣肺平喘效不低;桑菊饮中桔杏翘,芦根甘草薄荷饶
痰热壅肺	咳嗽,咳痰黄稠,高热不退,口渴烦躁,溲赤便干,舌红苔黄,脉洪数	清热化痰,宽胸止咳	麻杏甘石汤合千金苇茎汤加减	麻杏甘石;苇茎汤方出千金,桃仁薏苡冬瓜仁,肺痈痰热兼瘀血,化浊排脓病自宁
热闭心神	咳嗽气促,痰声辘辘,烦躁,神昏谵语,高热不退,舌红绛,苔黄而干,脉细滑数	清热解毒,化痰开窍	清营汤加减	清营汤治热传营,身热烦渴眠不宁,犀地银翘玄连竹,丹麦清热更护阴
阴竭阳脱	高热骤降,大汗,气急肢冷,神志恍惚,舌淡青紫,脉微欲绝	益气养阴,回阳固脱	生脉散合四逆汤加减	生脉麦味与人参;四逆汤中附草姜,阳衰寒厥急煎尝
正虚邪恋	干咳少痰,咳嗽声低,气短神疲,手足心热,自汗,虚烦不眠,舌红苔薄黄,脉细数	益气养阴,润肺化痰	竹叶石膏汤加减	竹叶石膏人参,麦冬半夏甘草临,再加粳米同煎服,暑烦热渴脉虚寻

考点7★★★肺结核

【诊断】

(1) 具有以下几种情况时,应考虑本病,并进一步检查以确诊:①有与排菌肺结核患者密切接触史。②反复发作的咳嗽、咳痰，或呼吸道感染抗炎治疗3周以上无效或效果不显著。③长期低热。④咯血或痰中带血。⑤肺部听诊锁骨上下及肩胛间区闻及湿啰音或局限性哮鸣音。⑥存在结核病好发危险因素。⑦出现结节性红斑、疱疹性角膜炎、风湿性关节炎等过敏反应表现。⑧既往有渗出性胸膜炎、肛瘘或淋巴结长期肿大病史。

（2）检查：①结核分枝杆菌检查：确诊的主要方法。②影像学检查。胸部X线检查：原发型肺结核可见原发灶、淋巴管炎和肺门或纵隔肿大的淋巴结组成哑铃状病灶；急性血型播散型肺结核可见分布均匀，大小、密度相近的粟粒状阴影；继发型肺结核可见浸润型病灶、干酪样病灶、空洞、纤维钙化的硬结病灶。胸部CT：有助于发现微小或隐蔽区病变及与孤立性结节的鉴别诊断。③结核菌素试验：是诊断有无结核感染的参考指标。呈强阳性反应常表示为活动性结核病。④纤维支气管镜检查：支气管结核表现为黏膜充血、溃疡、糜烂、组织增生、形成瘢痕和支气管狭窄。⑤γ-干扰素释放试验：检测结核感染。

【西医治疗】

（1）抗结核化学药物治疗

①基本原则：早期、联合、适量、规律、全程。其中以联合和规律用药最为重要。

②常用药：第一线杀菌药物有异烟肼、利福平、链霉素和吡嗪酰胺，第二线抑菌药物有乙胺丁醇、对氨基水杨酸钠。

（2）糖皮质激素：毒性症状过重时与抗结核药同用。

（3）对症治疗

①发热、盗汗等毒性症状：抗结核治疗，高热时可给小量退热药口服或物理降温等，盗汗甚者睡前服阿托品。

②咳嗽、咳痰：可不用药，但剧咳时服喷托维林或可待因，痰多黏稠者可用稀化痰液的药物。

③痰中带血或小量咯血：维生素K、卡巴克络等。

④大咯血：垂体后叶素+25%葡萄糖；输血；局部止血。

（4）手术治疗。

【中医辨证论治】

证型	证候	治法	方剂	组成
肺阴亏损	干咳，痰黏带血，午后手足心热，口咽干燥，舌红少苔，脉细数	滋阴润肺	月华丸加减	月华丸方擅滋阴，二冬二地沙贝苓，山药百部胶三七，獭肝桑菊保肺金
阴虚火旺	咳呛气急，痰黏，咯血，五心烦热，性急易怒，舌绛而干，苔黄，脉细数	滋阴降火	百合固金汤合秦艽鳖甲散加减	百合固金二地黄，玄参贝母桔草藏，麦冬芍药当归配，喘咳痰血肺家伤；秦艽鳖甲治风劳，地骨柴胡及青蒿，当归知母乌梅合，止嗽除蒸敛汗超

续表

证型	证候	治法	方剂	组成
气阴耗伤	咳嗽无力，气短声低，午后潮热，自汗盗汗，舌光淡苔薄，脉细弱而数	益气养阴	保真汤加减	保真治痨功不小，二冬八珍川芎少，莲心知柏骨陈皮，柴胡朴芪五味枣
阴阳两虚	咳逆喘息，少气，自汗盗汗，肢冷形寒，五更泄泻，舌光淡隐紫少津，脉虚大无力	滋阴补阳	补天大造丸加减	补天大造参术芪，归芍山药远志依，枣仁枸杞紫河车，龟鹿茯苓大熟地

考点8★★★ 慢性呼吸衰竭（2020年版大纲新增考点）

【诊断】

（1）除原发疾病和低氧血症及二氧化碳潴留导致的临床表现外，其诊断主要依靠血气分析，而结合肺功能、胸部影像学和纤维支气管镜等检查对于明确呼吸衰竭的原因至为重要。

（2）检查：①动脉血气分析：呼吸衰竭的诊断标准为在海平面、标准大气压、静息状态、呼吸空气条件下，$PaO_2 < 60mmHg$，伴或不伴有 $PaCO_2 > 50mmHg$。仅有 $PaO_2 < 60mmHg$ 为Ⅰ型呼吸衰竭；若伴有 $PaCO_2 > 50mmHg$ 者，则为Ⅱ型呼吸衰竭。②肺功能检测。③胸部影像学检查：X线胸片、胸部CT和放射性核素肺通气/灌注扫描、肺血管造影等。④纤维支气管镜检查。

【西医治疗】

①保持呼吸道通畅。②氧疗。③控制感染。④增加通气量、减少 CO_2 潴留。⑤纠正酸碱平衡失调和电解质紊乱。⑥防治消化道出血。⑦防治休克。⑧精神症状明显时，小剂量地西泮肌注或水合氯醛保留灌肠。心力衰竭和水肿者，酌情使用利尿剂和强心剂，以及营养支持疗法。

【中医辨证论治】

证型	证候	治法	方剂	组成
痰浊阻肺	呼吸急促，喉中痰鸣，痰黏难咳，胸中窒闷，苔白腻，脉滑数	化痰降气，活血化瘀	二陈汤合三子养亲汤加减	二陈汤用半夏陈，苓草梅姜一并存；三子养亲祛痰方，芥苏莱菔共煎汤
肺肾气虚	呼吸短浅难续，胸满气短，心悸，咳嗽，形寒汗出，舌淡苔白润，脉结代	补益肺肾，纳气平喘	补肺汤合参蛤散加减	补肺五味与参芪，熟地紫菀配桑皮；人参、蛤蚧
脾肾阳虚	咳喘，心悸怔忡，腹胀，浮肿，肢冷尿少，面青唇绀，舌紫暗苔白滑，脉沉细	温肾健脾，化湿利水	真武汤合五苓散加减	真武附苓术芍姜；五苓散治太阳腑，白术泽泻猪茯苓

续表

证型	证候	治法	方剂	组成
痰蒙神窍	呼吸急促，或伴痰鸣，神志恍惚，谵语，嗜睡，抽搐，舌暗紫苔白腻，脉滑数	涤痰开窍，息风止痉	涤痰汤送服安宫牛黄丸、至宝丹	参苓橘半连茹草，枳实菖枣星麦冬；安宫牛黄开窍方，芩连栀郁朱雄黄，犀角珍珠冰麝箔，热闭心包功效良；至宝朱砂麝息香，雄黄犀角与牛黄，金银二箔兼龙脑，琥珀还同玳瑁良
阳微欲脱	喘逆剧甚，张口抬肩，鼻翼扇动，面色苍白，冷汗淋漓，四肢厥冷，舌紫暗，脉微欲绝	益气温阳，固脱救逆	独参汤灌服，同时用参附注射液静脉滴注	人参煎取稠黏汁，专任方知气力宏

考点9★★★心力衰竭

1. 急性心力衰竭

【诊断】

（1）根据基础心血管疾病、诱因、典型临床表现以及各种检查做出急性心衰的诊断。

（2）检查

①心电图：可提供急性心衰病因诊断依据。

②胸部X线：肺门血管影模糊、蝶形肺门，甚至弥漫性肺内大片阴影等。

③脑钠肽检测：检查血浆BNP、NT-pro BNP，有助于急性心衰快速诊断与鉴别，阴性预测值可排除急性心力衰竭。

【西医治疗】

（1）急性左心衰竭

①治疗原则：降低左房压和（或）左室充盈压；增加左室心搏量；减少循环血量；减少肺泡内液体渗入，保证气体交换。

②一般处理：取端坐位，双腿下垂；四肢交换加压；吸氧；做好救治的准备工作；进食易消化食物；出入量管理。

③药物治疗：利尿剂（呋塞米等）；血管扩张药物（硝酸酯类、硝普钠等）；正性肌力药物（洋地黄类、多巴胺、多巴酚丁胺、磷酸二酯酶抑制剂、左西孟旦）；血管收缩药（去甲肾上腺素、肾上腺素等）；洋地黄类（西地兰）；抗凝治疗（低分子肝素）。

（2）急性右心衰竭

①右心室梗死伴急性右心衰竭：扩容治疗；禁用血管扩张剂。

②急性大块肺栓塞所致急性右心衰竭：止痛、吸氧、溶栓治疗、介入治疗等。

③非药物治疗：主动脉内球囊反搏、机械通气、肾脏替代治疗、血液净化治疗等。

【中医辨证论治】

证型	证候	治法	方剂	组成
心肺气虚	心悸气短，肢倦乏力，动则加剧，咳喘不能平卧，面色苍白，舌淡，脉沉细	补益心肺	养心汤合补肺汤加减	养心汤能养心神，二茯芎归半夏寻，桂草参芪北五味，远志酸柏功更纯；补肺五味与参芪，熟地紫菀配桑皮
心脾阳虚	心悸，脘痞腹胀，食少纳呆，形寒肢冷，大便溏泄，舌淡胖苔白滑，脉结代	益气健脾，温阳利水	真武汤加减	真武附苓术芍姜
心阳欲脱	心悸，喘息不能卧，面色苍白，四肢厥冷，舌淡润，脉微细	回阳固脱	独参汤或四味回阳饮加减	人参煎取稠黏汁，专任方知气力宏；四味回阳饮固脱，参附姜草四味酌

2. 慢性心力衰竭

【诊断】

（1）主要标准：阵发性夜间呼吸困难、颈静脉怒张、肺部啰音、心脏扩大、急性肺水肿、第三心音奔马律、肝-颈静脉回流征阳性等。次要标准：踝部水肿、夜间咳嗽、活动后呼吸困难、肝大、胸腔积液、肺活量降低至最大肺活量的1/3、心动过速（>120次/分）等。同时存在两个主项或1个主项加2个次项即可诊断。

（2）检查

①心电图：心肌肥厚、心房扩大、心室扩大、束支传导阻滞、心律失常的类型及其严重程度。

②X线胸片：心脏增大、肺淤血、肺水肿及原有肺部疾病；肺淤血程度和肺水肿、上肺血管影增强；肺间质水肿时可见Kerley B线；肺动脉高压时，肺动脉影增宽，部分可见胸腔积液；肺泡性肺水肿时，出现肺门血管影模糊、肺门影呈蝴蝶状等，甚至弥漫性肺内大片阴影等。

③超声心动图：了解心脏结构和功能、心瓣膜状况等。

④血浆脑钠肽（BNP）：BNP>400pg/mL，支持诊断；BNP<100pg/mL，不支持诊断。

【西医治疗】

（1）一般治疗：去除或缓解基本病因；改善生活方式等。

（2）药物治疗

①抑制神经内分泌激活：ACEI、β受体阻滞剂。

②改善血流动力学：利尿剂、地高辛。

（3）非药物治疗：心脏再同步化治疗、埋藏式心律转复除颤器、手术治疗。

【中医辨证论治】

证型	证候	治法	方剂	组成
气虚血瘀	心悸怔忡，胸闷气短，神疲乏力，自汗，口唇青紫，舌紫暗，脉虚涩	养心补肺，益气活血	保元汤合桃红饮加减	黄芪、人参、炙甘草、肉桂、生姜；桃仁、红花、川芎、当归尾、威灵仙
气阴两虚	心悸气短，身重乏力，五心烦热，潮热盗汗，舌暗红少苔，脉细数	益气养阴，活血化瘀	生脉饮合血府逐瘀汤	生脉麦味与人参；血府当归生地桃，红花枳壳膝芎饶，柴胡赤芍甘桔梗，血化下行不作痨
阳虚水泛	心悸怔忡，乏力懒动，腰膝酸软，形寒肢冷，肢体浮肿，舌淡苔白，脉沉弱	温阳利水	参附汤、五苓散合葶苈大枣泻肺汤、丹参饮加减	人参、附子；五苓散治太阳腑，白术泽泻猪茯苓；葶苈子、大枣；丹参、檀香、砂仁
痰饮阻肺	喘咳气急，痰多色白，心悸烦躁，胸闷脘痞，舌紫暗苔厚腻，脉弦滑而数	温化痰饮，泻肺逐水	苓桂术甘汤、葶苈大枣泻肺汤合保元汤、丹参饮加减	茯苓、白术、甘草、桂枝；葶苈子、大枣；黄芪、人参、炙甘草、肉桂、生姜；丹参、檀香、砂仁

考点10★★★心律失常——快速心律失常

【诊断】

(1) 期前收缩

房性：①提早出现的P′波，形态与窦性P波不同。②P′-R间期>0.12s。③QRS形态正常，亦可增宽或未下传。④代偿间歇不完全。

房室交界性：①提前出现的QRS波，而其前无相关P波，如有逆行P波，可出现在QRS之前、之中或之后。②QRS形态正常，也可因发生差异性传导而增宽。③代偿间歇多完全。

室性：①QRS提早出现，宽大、畸形或有切迹，时间达0.12s，前无窦性P波。②T波亦宽大，其方向与QRS主波方向相反。③代偿间歇完全。

(2) 室上性心动过速：①心率快而规则，阵发性室上性心动过速心率多在160~220次/分，非阵发性室上性心动过速心率在70~130次/分。②P波形态与窦性不同，出现在QRS波群之后则为房室交界性心动过速；当心率过快时，P波往往与前面的T波重叠，无法辨认，故统称为室上性心动过速。③QRS波群形态通常为室上型，亦可增宽、畸形。④ST-T波无变化，发作中也可以倒置。

(3) 房颤：①P波消失，代之以大小不等、形态不同、间隔不等的f波，频率为350~600次/分。②QRS波群形态通常正常，但当心室率过快时，QRS波群可增宽畸形。③大多数病例，心室率快而不规则，多在160~180次/分。④当心室率极快而无法辨别f波时，主要根据心室率完全不规则及QRS波群与T波形状变异诊断。

【西医治疗】

(1) 药物治疗

①房性期前收缩：症状十分明显者用β受体阻滞剂；可诱发诸如室上速、房颤的房性期前收缩者用维拉帕米、普罗帕酮、胺碘酮。

②室性期前收缩：无器质性心脏病，但室性期前收缩频发，引起明显心悸症状影响工作及生活，可用美西律、普罗帕酮，心率偏快、血压偏高者可用β受体阻滞剂。以下情况均需治疗，急性心肌梗死发病早期出现频发室性期前收缩、室性期前收缩落在前一个心搏的T波上、多源性室性期前收缩、成对的室性期前收缩，均宜静脉使用利多卡因（利多卡因无效者，可用普鲁卡因酰胺或胺碘酮）；急性肺水肿或严重心力衰竭并发室性期前收缩，治疗应针对改善血流动力学障碍。

③阵发性室上速：急性期发作：维拉帕米、普罗帕酮、腺苷、β受体阻滞剂、洋地黄制剂（西地兰）等。

④房颤：抗凝治疗。控制心室率，常用地高辛、β受体阻滞剂。若无效可用地尔硫䓬或维拉帕米。心律转复常用Ⅰa、Ⅰc及Ⅲ类抗心律失常药，包括胺碘酮、普罗帕酮、索他洛尔等。

(2) 非药物治疗：①心脏电复律。②埋藏式心脏复律除颤器。③导管射频消融术。④外科治疗。

【中医辨证论治】

证型	证候	治法	方剂	组成
心神不宁	心悸不宁，善惊易恐，坐卧不安，恶闻声响，失眠多梦，苔薄白，脉虚数	镇惊定志，养心安神	安神定志丸加减	安神定志用远志，人参菖蒲合龙齿，茯苓茯神二皆用，心虚胆怯用此治
气血不足	心悸气短，眩晕乏力，失眠健忘，面色无华，舌淡苔薄白，脉细弱	补血养心，益气安神	归脾汤加减	归脾汤用术参芪，归草茯神远志随，酸枣木香龙眼肉，煎加姜枣益心脾
阴虚火旺	心悸不宁，心烦少寐，手足心热，盗汗，耳鸣，舌红少苔，脉细数	滋阴清火，养心安神	天王补心丹加减	补心地归二冬仁，远茯味砂桔三参
气阴两虚	心悸气短，少气懒言，自汗盗汗，五心烦热，舌红少苔，脉虚数	益气养阴，养心安神	生脉散加减	生脉麦味与人参
痰火扰心	心悸时作，胸闷烦躁，失眠多梦，便干尿赤，舌苔黄腻，舌红，脉弦滑	清热化痰，宁心安神	黄连温胆汤加减	温胆夏茹枳陈助，佐以茯草姜枣煮＋黄连

续表

证型	证候	治法	方剂	组成
心脉瘀阻	心悸不安,胸闷,心痛时作,唇甲青紫,舌紫暗,脉涩	活血化瘀,理气通络	桃仁红花煎加减	桃红四物汤＋丹参、延胡索、青皮、香附
心阳不振	心悸不安,神疲乏力,面色苍白,形寒肢冷,舌淡白,脉虚弱	温补心阳,安神定悸	参附汤合桂枝甘草龙骨牡蛎汤加减	人参、附子;桂枝、炙甘草、煅龙骨、煅牡蛎

考点11★★★原发性高血压

【诊断】

(1) 按血压水平分类

分类	收缩压(mmHg)		舒张压(mmHg)
正常血压	<120	和	<80
正常高值	120~139	和(或)	80~89
高血压	≥140	和(或)	≥90
1级高血压(轻度)	140~159	和(或)	90~99
2级高血压(中度)	160~179	和(或)	100~109
3级高血压(重度)	≥180	和(或)	≥110
单纯收缩期高血压	≥140	和	<90

(2) 按心血管风险分层

其他危险因素和病史	血压		
	1级高血压	2级高血压	3级高血压
无	低危	中危	高危
1~2个其他危险因素	中危	中危	很高危
≥3个其他危险因素或靶器官损害	高危	高危	很高危
临床并发症或合并糖尿病	很高危	很高危	很高危

(3) 检查

①基本项目:血生化、全血细胞计数、血红蛋白和血细胞比容、尿液分析、心电图。

②推荐项目:24h动态血压监测、超声心动图、颈动脉超声、餐后2h血糖、尿白蛋白定量等。

【西医治疗】

(1) 治疗原则:①改善生活行为:减轻体重、精神压力;减少钠盐、脂肪摄入;

补充钾盐；戒烟、限制饮酒；增加运动。必要时补充叶酸制剂。②注意降压药物治疗的时机。③控制血压至140/90mmHg以下。

（2）降压药物

①利尿剂：氢氯噻嗪和氯噻酮。

②钙通道阻滞剂：硝苯地平、维拉帕米。

③ACEI：卡托普利、依那普利等。

④血管紧张素Ⅱ受体拮抗剂：氯沙坦、缬沙坦。

⑤β受体阻滞剂：美托洛尔、阿替洛尔。

（3）高血压急症的处理

①治疗原则：及时降低血压；控制性降压；合理选择降压药。

②降压药的应用：硝普钠、硝酸甘油、尼卡地平、拉贝洛尔。

【中医辨证论治】

证型	证候	治法	方剂	组成
肝阳上亢	头晕头痛，口干口苦，面红目赤，烦躁易怒，舌红苔薄黄，脉弦细有力	平肝潜阳	天麻钩藤饮加减	天麻钩藤石决明，栀杜寄生膝与芩，夜藤茯神益母草，主治眩晕与耳鸣
痰湿内盛	头晕头痛，头重如裹，困倦乏力，腹胀痞满，呕吐痰涎，舌胖苔腻，脉濡滑	祛痰降浊	半夏白术天麻汤加减	半夏白术天麻汤，苓草橘红枣生姜
瘀血阻窍	头痛固定不移，偏身麻木，时有心前区痛，舌紫，脉弦细涩	活血化瘀	通窍活血汤加减	通窍全凭好麝香，桃红大枣老葱姜，川芎黄酒赤芍药，表里通经第一方
肝肾阴虚	头晕耳鸣，目涩咽干，五心烦热，盗汗，腰膝酸软，舌红少苔，脉细数	滋补肝肾，平潜肝阳	杞菊地黄丸加减	地八山山四，丹苓泽泻三＋枸杞子、菊花
肾阳虚衰	头晕耳鸣，形寒肢冷，腰膝酸软，夜尿频多，便溏，舌淡胖，脉沉弱	温补肾阳	济生肾气丸加减	地八山山四，丹苓泽泻三＋肉桂、附子、牛膝、车前子

考点12★★★冠状动脉粥样硬化性心脏病

1. 心绞痛

【诊断】

（1）诊断要点：根据典型的发作特点和体征，结合存在的冠心病危险因素，除外其他原因所致的心绞痛，一般即可确立诊断。

（2）分型

①稳定型心绞痛（稳定型劳力性心绞痛）。

②不稳定型心绞痛

分类	具体表现
初发劳力型心绞痛	病程在2个月内新发生的心绞痛
恶化劳力型心绞痛	病情突然加重，表现为胸痛发作次数增加，持续时间延长，诱发心绞痛的活动阈值明显减低，硝酸甘油缓解症状的作用减弱，病程在2个月之内
静息心绞痛	心绞痛发生在休息或安静状态，发作持续时间相对较长，硝酸甘油效果欠佳，病程在1个月内
梗死后心绞痛	AMI发病24h后至1个月内发生的心绞痛
变异型心绞痛	休息或一般活动时发生的心绞痛，发作时心电图显示ST段暂时性抬高

（3）检查

①心电图：发作时见ST段压低≥0.1mV，发作缓解后恢复。

②CT造影：有较高阴性预测价值。

③冠状动脉造影：对冠心病有确诊价值。

④超声：发作时有节段性室壁收缩活动减弱。

【西医治疗】

（1）发作时的治疗：①休息。②药物治疗：硝酸甘油、硝酸异山梨酯。

（2）缓解期的治疗：①β受体阻滞剂：美托洛尔、比索洛尔。②硝酸酯制剂：硝酸异山梨酯、5-单硝酸异山梨酯。③钙通道阻滞剂：维拉帕米、硝苯地平、地尔硫䓬。④曲美他嗪。

（3）不稳定型心绞痛的治疗：①一般处理：卧床休息，吸氧，持续心电监测。②抗血小板（阿司匹林、氯吡格雷）和抗凝药（低分子肝素）。③缓解症状，用硝酸酯类、β受体阻滞剂、钙通道阻滞剂。④介入和外科手术治疗。

【中医辨证论治】

证型	证候	治法	方剂	组成
心血瘀阻	胸痛较剧，如刺如绞，痛有定处，入夜为甚，舌质紫暗，脉结代	活血化瘀，通脉止痛	血府逐瘀汤加减	血府当归生地桃，红花枳壳膝芎饶，柴胡赤芍甘桔梗，血化下行不作痨
痰浊内阻	胸闷痛如窒，气短痰多，肢重形胖，舌苔浊腻，脉滑	通阳泄浊，豁痰宣痹	瓜蒌薤白半夏汤合涤痰汤	瓜蒌薤白半夏汤，祛痰宽胸效显彰；清心涤痰汤效灵，补正除邪两收功，参苓橘半连茹草，枳实菖枣星麦冬
阴寒凝滞	猝然胸痛如绞，感寒痛甚，形寒，冷汗自出，心悸短气，舌淡红苔白，脉沉细	辛温通阳，散寒止痛	枳实薤白桂枝汤合当归四逆汤加减	枳实、薤白、桂枝、芍药、甘草、大枣；当归四逆用桂芍，细辛通草甘大枣

证型	证候	治法	方剂	组成
气虚血瘀	胸痛隐隐，神疲乏力，气短懒言，心悸自汗，舌质淡暗，苔薄白，脉缓弱无力	益气活血，通脉止痛	补阳还五汤加减	补阳还五赤芍芎，归尾通经佐地龙，四两黄芪为主药，血中瘀滞用桃红
气阴两虚	胸闷隐痛，心悸气短，倦怠懒言，头晕目眩，手足心热，舌红少津，脉细弱	益气养阴，活血通络	生脉散合炙甘草汤加减	生脉麦味与人参；炙甘草汤参桂姜，麦冬生地麻仁襄，大枣阿胶加酒服，桂枝生姜为佐药
心肾阴虚	胸闷痛，心悸盗汗，虚烦不寐，腰酸膝软，舌红少苔，脉沉细数	滋阴益肾，养心安神	左归丸加减	左归丸内山药地，黄肉枸杞与牛膝，菟丝龟鹿二胶合，补阴填精功效奇
心肾阳虚	心悸而痛，胸闷气短，面白肢冷，下肢浮肿，腰酸无力，舌淡白，脉沉细	益气壮阳，温经止痛	参附汤合右归丸加减	人参、附子；右归丸中地附桂，山药茱萸菟丝归，杜仲鹿胶枸杞子，益火之源此方魁

2. 急性心肌梗死

【诊断】

（1）具备下列3条标准中的2条，即可诊断：①缺血性胸痛的临床病史。②心电图的动态演变。③血清心肌坏死标记物浓度的动态改变。

（2）检查

①心电图：ST段抬高性MI者：ST段抬高呈弓背向上型；宽而深的Q波；T波倒置。非ST段抬高性MI者：无病理性Q波，有普遍性ST段压低≥0.1mV，但aVR导联ST段抬高，或有对称性T波倒置；无病理性Q波，也无ST段变化，仅有T波倒置改变。

②血清心肌坏死标志物：肌钙蛋白I（cTnI）或T（cTnT）是诊断心肌坏死最特异和敏感的首选标志物。

③超声心动图：了解心室壁的运动和左心室功能等。

【西医治疗】

（1）监护和一般治疗：卧床休息，给氧，监测心电图、血压、血氧饱和度，缓解疼痛，建立静脉通道，抗血小板，纠正水、电解质及酸碱平衡失调，饮食和通便。

（2）心肌再灌注治疗：①溶栓疗法。适应证：心前区疼痛持续30分钟以上，硝酸甘油不能缓解；心电图相邻两个或以上导联ST段抬高，肢联≥0.1mV，胸导联≥0.2mV；起病时间<12小时；年龄<75岁。溶栓药物：尿激酶、链激酶、重组组织型纤维蛋白溶酶原激活剂、瑞替普酶。②介入治疗。③消除心律失常。④控制休克。⑤治疗心力衰竭，应用吗啡和利尿剂为主。

【中医辨证论治】

证型	证候	治法	方剂	组成
气滞血瘀	胸闷痛气促,烦躁易怒,脘腹胀满,舌质紫暗,脉结代	活血化瘀,通络止痛	血府逐瘀汤加减	血府当归生地桃,红花枳壳膝芎饶,柴胡赤芍甘桔梗,血化下行不作痨
寒凝心脉	胸痛彻背,心痛如绞,形寒畏冷,冷汗自出,舌紫暗苔薄白,脉沉细	散寒宣痹,芳香温通	当归四逆汤合苏合香丸加减	当归四逆用桂芍,细辛通草甘大枣;苏合香丸麝息香,木丁熏陆荜檀襄,犀冰术沉诃香附,衣用朱砂中恶尝
痰瘀互结	胸痛剧烈,如割如刺,气短痰多,心悸不宁,腹胀纳呆,苔浊腻,脉滑	豁痰活血,理气止痛	瓜蒌薤白半夏汤合桃红四物汤加减	瓜蒌薤白半夏汤,祛痰宽胸效显彰;桃仁、红花+芎地芍归
气虚血瘀	胸闷心痛,气短懒言,心悸自汗,舌质暗,苔薄白,脉结代	益气活血,祛瘀止痛	补阳还五汤加减	补阳还五赤芍芎,归尾通经佐地龙,四两黄芪为主药,血中瘀滞用桃红
气阴两虚	胸闷心痛,心悸气短,心烦少寐,自汗盗汗,口干耳鸣,舌红苔少,脉细数	益气滋阴,通脉止痛	生脉散合左归饮加减	生脉麦味与人参;左归饮用地药萸,茯苓炙草于枸杞,真阴不足舌光红,纯阳壮水好方剂
阳虚水泛	胸痛胸闷,喘促心悸,气短乏力,畏寒肢冷,面白肢肿,舌淡胖,苔滑,脉沉细	温阳利水,通脉止痛	真武汤合葶苈大枣泻肺汤加减	真武附术芍姜;葶苈子、大枣
心阳欲脱	胸闷憋气,四肢厥逆,大汗淋漓,面白口绀,舌青紫,脉微欲绝	回阳救逆,益气固脱	参附龙牡汤加减	人参、附子、龙骨、牡蛎、白芍、炙甘草

考点13★★★慢性胃炎

【诊断】

(1) 确诊必须依靠胃镜检查及胃黏膜活组织病理学检查。幽门螺杆菌检测有助于病因诊断。怀疑自身免疫性胃炎应检测相关自身抗体及血清胃泌素。

(2) 检查:①胃镜及组织学检查:浅表性胃炎:黏膜充血、色泽较红、边缘模糊,多为局限性,水肿与充血区共存,形成红白相间征象,黏膜粗糙不平,有出血点,可有小的糜烂。萎缩性胃炎:黏膜失去正常颜色,呈淡红、灰色,弥散性,黏膜变薄,皱襞变细平坦,黏膜血管暴露,有上皮细胞增生或明显的肠化生。②幽门螺杆菌检测。

【西医治疗】
(1) 根除幽门螺杆菌。
(2) 不良症状的治疗：①饱胀为主要症状者，给予胃复安、吗丁啉、西沙必利等。②有恶性贫血时，给予维生素 B_{12} 肌注。③胃痛明显可用抑酸分泌药物（H_2 受体拮抗剂，如 H_2RA；质子泵抑制剂，如 PPI）或碱性抗酸药（氢氧化铝等）。
(3) 胃黏膜保护药：胶体次枸橼酸铋、硫糖铝等。
(4) 异型增生的治疗：内镜下胃黏膜切除术。

【中医辨证论治】

证型	证候	治法	方剂	组成
肝胃不和	胃脘胀痛，随情志变化而变化，得嗳气后稍缓，舌淡红苔薄白，脉弦	疏肝理气，和胃止痛	柴胡疏肝散加减	柴胡疏肝芍川芎，枳壳陈皮草香附
脾胃虚弱	胃脘隐痛，喜温喜按，食后胀闷，便溏，神疲乏力，舌淡红苔薄白，脉沉细	健脾益气，温中和胃	四君子汤加减	参术苓草
脾胃湿热	胃脘热痛，腹脘痞闷，口干不欲饮，身重肢倦，舌红苔黄腻，脉滑	清利湿热，醒脾化浊	三仁汤加减	三仁杏蔻薏苡仁，朴夏通草滑竹伦
胃阴不足	胃脘隐痛，嘈杂，口干咽燥，五心烦热，大便干结，舌红少津，脉细	养阴益胃，和中止痛	益胃汤加减	益胃汤能养胃阴，冰糖玉竹与沙参，麦冬生地同煎服，温病须虑热伤津
胃络瘀阻	胃脘刺痛，痛有定处，拒按，入夜尤甚，舌紫暗，脉弦涩	化瘀通络，和胃止痛	失笑散合丹参饮加减	五灵脂、蒲黄；檀香砂仁丹参饮，心胃瘀滞诸痛平

考点14★★★消化性溃疡

【诊断】
(1) 长期反复发生的周期性、节律性、慢性上腹部疼痛，应用制酸药物可缓解；上腹部可有局限深压痛；X线钡餐造影见溃疡龛影，有确诊价值；内镜检查见到活动期溃疡可确诊。
(2) 检查：①胃镜检查：最直接。溃疡镜下见圆形、椭圆形或线形，边缘光整，底部覆盖灰黄色或灰白色渗出物，周围黏膜充血、水肿，皱襞向溃疡集中。②X线钡餐：龛影。有确诊价值。③幽门螺杆菌检测。④胃液分析和血清胃泌素测定。

【西医治疗】
(1) 一般治疗：注意饮食和休息，戒烟。
(2) 根除幽门螺杆菌
①三联疗法：PPI 或胶体铋剂（选一种）：奥美拉唑、兰索拉唑、枸橼酸铋钾；抗

菌药物（选两种）：克拉霉素、阿莫西林、甲硝唑。

②四联疗法：质子泵抑制剂与铋剂合用，再加任两种抗生素。

（3）抗酸药物治疗

①H_2受体拮抗剂：西咪替丁、雷尼替丁、法莫替丁等。

②质子泵抑制剂：奥美拉唑、兰索拉唑、泮托拉唑。

（4）保护胃黏膜：硫糖铝、胶体次枸橼酸铋和前列腺素类药物。

（5）非甾体类抗炎药相关溃疡：若病情需要继续服用非甾体类抗炎药，尽可能选用对胃肠黏膜损害较少的药物，或合用质子泵抑制剂或米索前列醇。

（6）治疗方案及疗程：抑酸药物的疗程通常为 4~6 周，DU 为 4 周，GU 为 6~8 周。根除幽门螺杆菌所需的时间为 1~2 周，可重叠在疗程内，也可结束后进行。

（7）手术治疗。

【中医辨证论治】

证型	证候	治法	方剂	组成
肝胃不和	胃脘胀痛，痛引两胁，情志不遂而诱发，口苦，舌淡红苔薄白，脉弦	疏肝理气，健脾和胃	柴胡疏肝散合五磨饮子加减	柴胡疏肝芍川芎，枳壳陈皮草香附；四磨饮子七情侵，人参乌药及槟沉，去参加入木香枳，五磨饮子白酒斟
脾胃虚寒	胃痛隐隐，喜温喜按，畏寒肢冷，泛吐清水，便溏，舌淡胖苔白，脉迟缓	温中散寒，健脾和胃	黄芪建中汤加减	小建中汤芍药多，桂枝甘草姜枣和，更加饴糖补中气，虚劳腹痛服之瘥 + 黄芪
胃阴不足	胃脘隐痛，饥不欲食，口干不欲饮，手足心热，舌红少津、少苔，脉细数	健脾养阴，益胃止痛	益胃汤加味	益胃汤能养胃阴，冰糖玉竹与沙参，麦冬生地同煎服，温病须虑热伤津
肝胃郁热	胃脘热痛，胸胁胀满，口苦口干，烦躁易怒，便秘，舌红苔黄，脉弦数	清胃泄热，疏肝理气	化肝煎合左金丸加减	化肝煎将肝气化，青陈白芍效不差，泽泻利浊土贝母，丹皮栀子结热下；黄连、吴茱萸
瘀血停胃	胃痛如刺，痛处固定，肢冷，汗出，黑便，舌紫暗，脉涩	活血化瘀，通络和胃	失笑散合丹参饮加减	五灵脂、蒲黄；丹参、檀香、砂仁

考点 15 ★★上消化道出血（2020 年版大纲新增考点）

【诊断】

（1）上消化道出血诊断的确立：根据呕血、黑便和失血性周围循环衰竭的典型临床表现，呕吐物或黑粪潜血试验呈强阳性，血红蛋白浓度、红细胞计数及血细胞比容下降的实验室证据，排除消化道以外的出血因素，即可确诊。

(2) 出血严重程度的估计和周围循环状态的判断：出血量＞5mL 可见粪便潜血试验阳性，50～100mL 可见黑便，胃内蓄积血量在 250～300mL 可引起呕血。一次出血量＜400mL 时，一般无全身症状；出血量达 400～500mL，，可见乏力、心慌等全身症状；超过 1000mL，可见周围循环衰竭表现。

(3) 检查：①血常规：正细胞正色素性贫血，白细胞计数升高。②肾功能：氮质血症，BUN 上升。③胃镜检查：首选。

【西医治疗】

(1) 一般急救措施：卧床休息，保持呼吸道通畅，必要时给氧，出血期间禁食。

(2) 积极补充血容量：输血。

(3) 止血措施

①食管、胃底静脉曲张破裂出血：奥曲肽；气囊压迫止血，三腔二囊管；内镜治疗；外科手术或颈静脉肝内门体静脉分流术。

②非静脉曲张性上消化道出血：抑制胃酸分泌，静脉用 H_2 受体拮抗剂和质子泵抑制剂；内镜治疗；手术治疗；介入治疗。

【中医辨证论治】

证型	证候	治法	方剂	组成
胃中积热	吐血紫暗，甚则鲜红，常混食物残渣，黑便，口干喜冷饮，胃脘灼痛，舌红苔黄，脉滑数	清胃泻火，化瘀止血	泻心汤合十灰散加减	大黄、黄芩、黄连；十灰散用十般灰，柏茜茅荷丹桐随，二蓟栀黄皆妙黑，凉将止血此方推
肝火犯胃	吐血鲜红或紫暗，口苦目赤，胸胁胀痛，心烦易怒，舌红苔黄，脉弦数	泻肝清胃，降逆止血	龙胆泻肝汤加减	龙胆泻肝栀芩柴，生地车前泽泻偕，木通甘草当归合，肝经湿热力能排
脾不统血	吐血暗淡，大便漆黑稀溏，面白乏力，头晕心悸，纳少，舌淡红苔薄白，脉细弱	益气健脾，养血止血	归脾汤加减	归脾汤用术参芪，归草茯神远志随，酸枣木香龙眼肉，煎加姜枣益心脾
气随血脱	吐血倾盆盈碗，大便溏黑，甚则紫暗，面白肢冷，大汗淋漓，昏迷，舌淡红，脉微细	益气摄血，回阳固脱	独参汤或四味回阳饮加减	人参取稠黏汁，专任方知气力宏；四味回阳饮固脱，参附姜草四味酌

考点 16 ★★ 肝硬化（2020 年版大纲新增考点）

【诊断】

(1) 主要指征：①内镜或食道吞钡 X 线检查发现食管静脉曲张。②B 超提示肝回声明显增强、不均、光点粗大；或肝表面欠光滑，凹凸不平或呈锯齿状；或门静脉内径＞13mm；或脾脏增大，脾静脉内径＞8mm。③腹水伴腹壁静脉怒张。④CT 显示肝外缘结节状隆起，肝裂扩大，尾叶/右叶比例＞0.05，脾大。⑤腹腔镜或肝穿刺活组织检查诊为肝硬化。以上除⑤外,其他任何一项结合次要指征,可以确诊。

(2) 次要指征:①化验:一般肝功能异常(A/G 倒置、蛋白电泳 A 降低、γ-G 升高、血清胆红素升高、凝血酶原时间延长等),或 HA、PⅢP、MAO、ADA、LN 增高。②体征:肝病面容(脸色晦暗无华),可见多个蜘蛛痣,色暗,肝掌,黄疸,下肢水肿,肝脏质地偏硬,脾大,男性乳房发育。以上化验及本征所列,不必悉具。

(3) 检查

①血常规:失代偿期有不同程度的贫血。脾功能亢进时,白细胞及血小板计数均见减少。

②尿常规:失代偿期有时可有蛋白、管型和血尿。

③肝功能试验:GGT 及 ALP 可有轻至中度升高。蛋白质代谢肝功能受损时,A/G 降低或倒置。凝血酶原时间肝功能失代偿期则有不同程度延长。胆红素代谢失代偿期血清胆红素半数以上增高,有活动性肝炎或胆管阻塞时,直接胆红素可以增高。

④腹水检查:腹水呈淡黄色漏出液,外观透明。腹水呈血性应高度怀疑癌变,应做细胞学检查。

⑤影像学检查:X 线检查食管静脉曲张时,呈现虫蚀状或蚯蚓状充盈缺损,以及纵行黏膜皱襞增宽。胃底静脉曲张时,可见菊花样缺损。CT 和 MRI 检查早期肝大,晚期缩小,肝左、右叶比例失调,右叶萎缩,左叶代偿性增大,肝表面不规则,脾肿大,腹水等。B 型超声检查可显示肝大小、外形改变和脾肿大,门静脉高压时门静脉主干内径增宽,有腹水时可在腹腔内见到液性暗区。彩色多普勒可显示肝内血流动力学改变。

⑥内镜检查:纤维胃镜可直接观察食管及胃底静脉曲张的程度与范围,其准确率较 X 线高。

⑦腹腔镜检查:可直接观察肝脏表面、色泽、边缘及脾脏情况,并可在直视下进行有选择性的穿刺活检。

⑧肝活组织检查:有确诊价值。

【西医治疗】

(1) 一般治疗:休息,高热量、高蛋白、富含维生素、易消化饮食,支持治疗。

(2) 药物治疗:水飞蓟素、维生素类、慎用损伤肝脏药物、抗病毒治疗。

(3) 腹水的治疗:①限制钠、水的摄入。②利尿剂:螺内酯联合呋塞米。③提高血浆胶体渗透压。④放腹水同时补充白蛋白。⑤腹水浓缩回输。⑥外科治疗:腹腔-颈静脉引流、经颈静脉肝内门体分流术、脾切除等。

(4) 治疗并发症:上消化道出血、肝性脑病(使用导泻、降氨药)、肝肾综合征(右旋糖酐、白蛋白)、自发性腹膜炎(早期、联合、足量的抗感染药物治疗)。

【中医辨证论治】

证型	证候	治法	方剂	组成
气滞湿阻	腹大胀满，胁下胀痛，纳少，得嗳气稍减，苔白腻，脉弦	疏肝理气，健脾利湿	柴胡疏肝散合胃苓汤加减	柴胡疏肝芍川芎，枳壳陈皮草香附；术泽猪苓茯桂枝，苍术陈朴甘草施
寒湿困脾	腹大胀满，下肢浮肿，怯寒懒动，食少便溏，苔白滑，脉缓	温中散寒，行气利水	实脾饮加减	实脾苓术与木瓜，附草木香大腹加，草果二姜兼厚朴，虚寒阴水效堪夸
湿热蕴脾	腹大坚满，烦热口苦，渴不欲饮，面目肌肤发黄，舌红苔黄腻，脉弦滑数	清热利湿，攻下逐水	中满分消丸合茵陈蒿汤加减	中满分消砂朴姜，芩连夏陈知泽襄，二苓参术姜黄草，枳实为丸效力彰；茵陈、栀子、大黄
肝脾血瘀	腹大胀满，胁腹刺痛，面色晦暗，口干不欲饮，舌紫暗，脉细涩	活血化瘀，化气行水	调营饮加减	调营莪术麦甩瞿，归芍白芷草葶苈，元胡苓桂芍三皮，大黄槟榔辛要细
脾肾阳虚	腹大胀满，神疲怯寒，面白肢肿，脘闷纳呆，舌淡胖苔白滑，脉沉迟	温肾补脾，化气利水	附子理中汤合五苓散加减	附子理中温中阳，人参干姜术草帮；五苓散治太阳腑，白术泽泻猪茯苓
肝肾阴虚	腹大胀满，口干舌燥，心烦失眠，舌红绛少津，少苔，脉弦细数	滋养肝肾，化气利水	一贯煎合膈下逐瘀汤加减	一贯煎中生地黄，沙参归杞麦冬藏；膈下逐瘀桃牡丹，赤芍乌药玄胡甘，归芎灵脂红花壳，香附开郁血亦安

考点 17 ★★★急性胰腺炎

【诊断】

（1）胆石症、大量饮酒和暴饮暴食等病史及典型的临床表现，如上腹痛或恶心呕吐，伴有上腹部压痛或腹膜刺激征；血清、尿液或腹腔穿刺液有淀粉酶含量增加；超声等显示有胰腺炎症或手术所见胰腺炎病变；能除外其他类似临床表现的病变。

（2）检查：①白细胞增多及中性粒细胞核左移。②血清淀粉酶超过正常值 3 倍可确诊为本病。③血清脂肪酶测定对病后就诊较晚的患者有诊断价值。④CRP 有助于检测病情的严重性，胰腺坏死时 CRP 明显增高。⑤暂时性血糖升高。⑥影像学检查：X 线腹部平片可排除其他急腹症；B 超可见胰腺肿大。

【西医治疗】

（1）轻症：①低脂流质饮食。②止痛：哌替啶。③静脉输液。④抗生素。⑤抑酸治疗：H_2受体拮抗剂或质子泵抑制剂。

(2) 重症：①内科治疗：监护；维持水、电解质平衡，保持血容量；营养支持；抗菌药物（抗生素）；抑制胰酶分泌（生长抑素）；抑制胰酶活性。②内镜下 Oddi 括约肌切除术。③外科治疗：腹膜灌洗。

【中医辨证论治】

证型	证候	治法	方剂	组成
肝郁气滞	两胁胀痛，恶心呕吐，大便不畅，发热，口苦纳呆，舌淡红苔薄，脉弦	疏肝利胆解郁	柴胡疏肝散合清胰汤加减	柴胡疏肝芍川芎，枳壳陈皮草香附；清胰汤方用黄芩，柴芍元胡和胡连，木香大黄加芒硝，胰腺炎用此方良
肝胆湿热	上腹疼痛，脘腹胀满拒按，口苦呕恶，纳呆，身目尿黄，舌红润苔黄腻，脉弦滑	清热化湿，疏肝利胆	大柴胡汤加减，或龙胆泻肝汤合茵陈蒿汤加减，或清胰汤加减	大柴胡汤用大黄，枳芩夏芍枣生姜；龙胆泻肝栀芩柴，生地车前泽泻偕，木通甘草当归合，肝经湿热力能排；茵陈、栀子、大黄；清胰汤方同上
热毒内结	高热不退，神志昏迷，腹痛拒按，面目红赤，皮肤瘀斑，舌红苔燥黄，脉细数	清热泻火解毒	黄连解毒汤加减	芩连柏栀

考点 18★★★慢性肾小球肾炎

【诊断】

（1）起病缓慢，随病情发展，出现肾功能减退、贫血、电解质紊乱等。有水肿、高血压、蛋白尿、血尿及管型尿等表现中的一种（如血尿或蛋白尿）或数种。病程中可有肾炎急性发作，常因感染（如呼吸道感染）诱发，发作时有类似急性肾炎的表现。可自动缓解或病情加重。

（2）检查

①尿液检查：尿蛋白每天 1~3g，尿沉渣可见颗粒管型和透明管型。

②肾功能检查：肾功能不全时，肾小球滤过率下降，肌酐清除率降低。

【西医治疗】

（1）限制食物中蛋白及磷的入量。

（2）控制高血压和减少尿蛋白：蛋白尿≥1g/d，血压控制在 125/75mmHg 以下；蛋白尿 <1g/d，血压控制在 130/80mmHg 以下。肾素依赖型高血压首选 ACEI。

（3）应用血小板解聚药：双嘧达莫、阿司匹林。

（4）避免对肾脏有害的因素：劳累、感染、妊娠和应用肾毒性药物。

【中医辨证论治】

	证型	证候	治法	方剂	组成
本证	脾肾气虚	腰脊酸痛，神疲乏力，脘胀，便溏，尿频，舌淡苔薄白，脉细	补气健脾益肾	异功散加味	四君子汤中和义，参术茯苓甘草比，益以夏陈名六君，祛痰补益气虚饵，除却半夏名异功，或加香砂气滞使
	肺肾气虚	肢体肿胀，疲倦乏力，自汗，易感冒，腰脊酸痛，舌淡苔白，脉细	补益肺肾	玉屏风散合金匮肾气丸加减	玉屏风散用防风，黄芪相畏效相成，白术益气更实卫，表虚自汗服之应；肾气丸补肾阳虚，地黄山药及茱萸，苓泽丹皮合桂附，水中生火在温煦
	脾肾阳虚	全身浮肿，面白肢冷，腰脊冷痛，纳少便溏，阳痿，舌淡胖，脉沉细	温补脾肾	附子理中丸或济生肾气丸加减	附子理中温中阳，人参干姜术草帮，呕利腹痛阴寒盛，温中散寒健脾忙；地八山山四，丹苓泽泻三＋肉桂、附子、牛膝、车前子
	肝肾阴虚	目睛干涩，头晕耳鸣，五心烦热，腰脊酸痛，舌红少苔，脉弦细	滋养肝肾	杞菊地黄丸加减	地八山山四，丹苓泽泻三＋枸杞子、菊花
	气阴两虚	面色无华，少气乏力，易感冒，午后低热，口干咽燥，舌红少苔，脉细	益气养阴	参芪地黄汤加减	地八山山四，丹苓泽泻三＋人参、黄芪
标证	水湿	肢体浮肿，舌苔白腻，脉细	利水消肿	五苓散合五皮饮加减	五苓散治太阳腑，白术泽泻猪茯苓；五皮散用五般皮，陈茯姜桑大腹齐
	湿热	面浮肢肿，身热汗出，口干不欲饮，舌红苔黄腻，脉滑数	清热利湿	三仁汤加减	三仁杏蔻薏苡仁，朴夏通草滑竹伦
	血瘀	面色黧黑，腰部刺痛，肌肤甲错，舌紫暗，脉细涩	活血化瘀	血府逐瘀汤加减	血府当归生地桃，红花枳壳膝芎饶，柴胡赤芍甘桔梗，血化下行不作痨
	湿浊	纳呆，口中黏腻，身重困倦，浮肿尿少，苔腻，脉沉细	健脾化湿泄浊	胃苓汤加减	术泽猪苓茯桂枝，苍术陈朴甘草施

考点 19 ★★★尿路感染

【诊断】

（1）尿路感染的诊断：实验室诊断标准如下：①正规清洁中段尿细菌定量培养，菌落≥10^5/mL。②清洁离心中段尿沉渣白细胞数＞10 个/高倍视野，或有尿路感染症状者。具备此 2 项可确诊。如无②应再做尿菌计数复查，如仍≥10^5/mL，且两次的细菌相同者，可确诊。③进行膀胱穿刺尿培养，细菌阳性。④进行尿细菌培养计数有困难者，可用治疗前清晨清洁中段尿正规方法的离心尿沉渣革兰染色找细菌，如细菌＞1 个/油镜视野，结合临床有尿路感染症状。具备③④任意一项可确诊。⑤尿细菌数在 10^4 ~ 10^5/mL 者，应复查，如仍为 10^4 ~ 10^5/mL，应结合临床表现来诊断或进行膀胱穿刺尿培养来确诊。

（2）尿路感染的定位诊断

1）根据临床表现定位：上尿路感染（急性肾盂肾炎）常有发热、寒战，甚至出现毒血症症状，伴明显腰痛、输尿管点和/或肋脊点压痛、肾区叩击痛等；下尿路感染（膀胱炎）则常以膀胱刺激征为突出表现，一般少有发热、腰痛等。

2）根据实验室检查定位：出现下列情况提示上尿路感染：①膀胱冲洗后尿细菌培养阳性。②尿沉渣镜检有白细胞管型，并排除间质性肾炎、狼疮性肾炎等疾病。③尿 NAG 升高、尿 $β_2$ - MG 升高。④尿渗透压降低。

3）慢性肾盂肾炎的诊断：反复发作的尿频、尿急、尿痛 1 年以上，多次尿细菌培养为阳性，影像学检查见肾外形不规则或肾盂肾盏变形，并有持续性肾小管功能损害。

（3）检查

①尿常规检查：白细胞尿、血尿、蛋白尿。尿沉渣镜检白细胞＞5 个/HP 为白细胞尿。

②尿白细胞排泄率：白细胞计数＞$3 × 10^5$/h 为阳性，介于（2 ~ 3）× 10^5/h 为可疑。

③尿涂片细菌检查：若每个高倍镜视野下见 1 个或更多细菌，提示尿路感染。

④尿细菌培养：中段尿细菌定量培养≥10^5/mL，为真性菌尿，可确诊尿路感染；尿细菌定量培养 10^4 ~ 10^5/mL，为可疑阳性，需复查；如＜10^4/mL，可能为污染。

⑤亚硝酸盐还原试验：诊断尿路感染的敏感性在 70% 以上，特异性在 90% 以上。

⑥血常规：急性肾盂肾炎时血白细胞常升高，中性粒细胞增多，核左移。

⑦肾功能：慢性肾盂肾炎肾功能受损时可出现肾小球滤过率（GFR）下降，血肌酐（Cr）升高等。

⑧影像学检查：尿路感染急性期不宜做静脉肾盂造影，可做 B 超检查。

【西医治疗】

（1）一般治疗：休息，多饮水，勤排尿。

（2）碱化尿液：碳酸氢钠。

（3）抗感染治疗

①急性膀胱炎：单剂量疗法（常用羟氨苄青霉素、环丙沙星、氧氟沙星、复方新

诺明、阿莫西林）；3 日疗法（磺胺类、喹诺酮类、半合成青霉素或头孢类等抗生素，任选一种药物，连用 3 天）。

②肾盂肾炎：病情较轻者，口服喹诺酮类（氧氟沙星、环丙沙星），半合成青霉素类（阿莫西林），头孢菌素类（头孢呋辛等）。严重感染者，常用氨苄西林、头孢噻肟钠等。

③无症状性菌尿：一般认为有下述情况者应予治疗：妊娠期无症状性菌尿；学龄前儿童；曾出现有症状感染者；肾移植、尿路梗阻及其他尿路有复杂情况者。

【中医辨证论治】

证型	证候	治法	方剂	组成
膀胱湿热	小便频数，灼热刺痛，色黄赤，口苦，便秘，舌苔黄腻，舌红，脉滑数	清热利湿通淋	八正散加减	八正木通与车前，萹蓄大黄栀滑研，草梢瞿麦灯心草，湿热诸淋宜服煎
肝胆郁热	少腹胀痛，小便灼痛，偶见血尿，烦躁易怒，舌暗红，有瘀点，脉弦	疏肝理气，清热通淋	丹栀逍遥散合石苇散加减	逍遥散+牡丹皮、栀子；石韦、冬葵子、瞿麦、滑石、车前子
脾肾亏虚，湿热屡犯	小便淋沥不已，劳累后发作，尿热，腰膝酸软，食欲不振，口干不欲饮，舌淡苔薄白，脉沉细	健脾补肾	无比山药丸加减	局方无比山药丸，六味地黄要去丹，苁蓉菟丝仲巴戟，牛膝五味石脂全
肾阴不足，湿热留恋	小便频数，尿黄赤混浊，腰膝酸软，手足心热，头晕耳鸣，舌红少苔，脉细数	滋阴益肾，清热通淋	知柏地黄丸加减	地八山山四，丹苓泽泻三+知母、黄柏

考点 20★★★慢性肾衰竭

【诊断】

（1）诊断要点：慢性肾衰竭的诊断是 Ccr＜80mL/min，Scr＞133μmol/L，有慢性原发或继发性肾脏疾病病史。

（2）检查

①肾功能检查：血尿素氮、血肌酐上升，内生肌酐清除率降低，二氧化碳结合力下降，血尿酸升高。

②尿常规检查：蛋白尿、血尿、管型尿或低比重尿。

③血常规检查：不同程度贫血。

④电解质检查：高钾、高磷、低钙。

⑤B 超检查：双肾明显缩小、结构模糊。

【西医治疗】

（1）饮食治疗：①优质低蛋白、富含维生素饮食。②低蛋白饮食加必需氨基酸或

α-酮酸治疗。

（2）药物治疗

①纠正酸中毒和水、电解质紊乱：代谢性酸中毒，口服碳酸氢钠；水钠紊乱，限制钠摄入；高钾血症，限制钾摄入。

②高血压的治疗：ACEI、血管紧张素Ⅱ受体拮抗剂、钙通道拮抗剂等。

③贫血的治疗和rHuEPO的应用：如有缺铁，应补铁，必要时可应用rHuEPO、罗沙司他等。

④低钙血症、高磷血症和肾性骨病的治疗：当GFR＜30mL/min时，在限制磷摄入的同时，须应用碳酸钙。对明显低钙血症者，可口服骨化三醇。

⑤防治感染：抗生素。

⑥高脂血症的治疗。

⑦口服吸附疗法和导泻疗法：口服氧化淀粉或活性炭制剂；口服大黄制剂或甘露醇等。

(3) 尿毒症的替代治疗：①血液透析。②腹膜透析。③肾移植。

【中医辨证论治】

	证型	证候	治法	方剂	组成
本虚证	脾肾气虚	倦怠乏力，气短懒言，纳呆腹胀，腰酸膝软，便溏，舌淡苔白，脉沉细	补气健脾益肾	六君子汤加减	四君子汤中和义，人参苓术甘草比，益以夏陈名六君，健脾化痰又理气
	脾肾阳虚	面色萎黄，下肢浮肿，纳差便溏，腰膝酸痛，畏寒肢冷，舌淡胖嫩，脉沉弱	温补脾肾	济生肾气丸加减	地八山山四，丹苓泽泻三＋肉桂、附子、牛膝、车前子
	气阴两虚	面色少华，神疲乏力，腰膝酸软，手足心热，舌淡，脉沉细	益气养阴，健脾补肾	参芪地黄汤加减	地八山山四，丹苓泽泻三＋人参、黄芪
	肝肾阴虚	头晕头痛，耳鸣眼花，两目干涩，渴而喜饮，腰膝酸软，舌淡红少苔，脉弦	滋肾平肝	杞菊地黄汤加减	地八山山四，丹苓泽泻三＋枸杞子、菊花
	阴阳两虚	畏寒肢冷，手足心热，口干欲饮，腰膝酸软，五更泄泻，小便黄赤，舌胖润苔白，脉沉细	温扶元阳，补益真阴	金匮肾气丸或全鹿丸加减	肾气丸补肾阳虚，地黄山药及茱萸，苓泽丹皮合桂附，水中生火在温煦；全鹿干、地黄、楮实子、补骨脂、肉苁蓉、甘草、麦冬、杜仲、茯苓

续表

	证型	证候	治法	方剂	组成
标实证	湿浊	恶心呕吐，胸闷纳呆，口淡黏腻	和中降逆，化湿泄浊	小半夏加茯苓汤加减	半夏、生姜、茯苓
	湿热	中焦湿郁化热，口干口苦，舌苔黄腻，下焦见小溲黄赤，尿频、尿急、尿痛	中焦湿热宜清化和中；下焦湿热宜清利湿热	中焦湿热者用黄连温胆汤加减；下焦湿热者用四妙丸加减	温胆夏茹枳陈助，佐以茯草姜枣煮+黄连；二妙散中苍柏兼，若云三妙牛膝添，四妙再加薏苡仁，湿热下注痿痹痊
	水气	面、肢浮肿，甚有胸水、腹水	利水消肿	五皮饮或五苓散加减	五皮散用五皮，陈茯姜桑大腹齐；五苓散治太阳腑，白术泽泻猪茯苓
	血瘀	面色晦暗，腰痛固定，舌紫暗，脉涩	活血化瘀	桃红四物汤加减	桃仁、红花+芎地芍归
	肝风	头痛头晕，手足蠕动，筋惕肉瞤，抽搐痉厥	镇肝息风	天麻钩藤饮加减	天麻钩藤石决明，栀杜寄生膝与芩，夜藤茯神益母草，主治眩晕与耳鸣

考点 21★★★缺铁性贫血

【诊断】

（1）诊断标准：①小细胞低色素性贫血，男性 Hb＜120g/L，女性 Hb＜110g/L，孕妇 Hb＜100g/L，MCV＜80fL，MCH＜27pg，MCHC＜30%。②有明确的缺铁病因和临床表现。③血清铁浓度常＜8.95μmol/L，总铁结合力＞64.44μmol/L。④转铁蛋白饱和度＜15%。⑤血清铁蛋白＜12μg/L。⑥骨髓铁染色显示骨髓小粒可染铁消失，铁粒幼红细胞＜15%。⑦红细胞内游离原卟啉＞0.9μmol/L。⑧铁剂治疗有效。

符合第①条和第②～⑧条中任何两条以上者，可确诊。

（2）检查

①血象：男性 Hb＜120g/L，女性 Hb＜110g/L，孕妇 Hb＜100g/L；MCV＜80fL，MCHC＜30%，MCH＜27pg。网织红细胞计数大多正常，亦可减低或轻度升高。

②骨髓象：骨髓铁染色显示骨髓小粒可染铁消失，铁粒幼红细胞消失或减少（＜15%）。

③血清铁、总铁结合力及铁蛋白：缺铁性贫血时血清铁浓度常＜8.95μmol/L，总铁结合力＞64.44μmol/L，转铁蛋白饱和度＜15%。

④红细胞内游离原卟啉：浓度增高，＞0.9μmol/L（50μg/dL）。

【西医治疗】

（1）病因治疗：①防治寄生虫、驱除钩虫。②积极治疗慢性失血。③积极治疗慢性胃肠疾病。④改变偏食习惯。⑤婴幼儿及时添加辅食。⑥生长期儿童、孕妇及哺乳期妇女宜给予含铁较多的事物。

（2）铁剂治疗

①口服铁剂：硫酸亚铁片、多糖铁复合物、富马酸亚铁片。口服铁剂要先从小剂量开始，渐达足量。进餐时或饭后吞服，可减少恶心、呕吐、上腹部不适等胃肠道不良反应。口服铁剂有效者3~4天后网织红细胞开始升高，1周后血红蛋白开始上升，一般2个月可恢复正常。贫血纠正后仍要继续治疗3~6个月以补充体内应有的贮存铁。

②注射铁剂：右旋糖酐铁或山梨醇枸橼酸铁。

（3）辅助治疗：①输血或输入红细胞。②加用维生素E。③补充高蛋白及含铁丰富的饮食。

【中医辨证论治】

证型	证候	治法	方剂	组成
脾胃虚弱	面色萎黄，口唇色淡，爪甲无泽，神疲乏力，食少便溏，舌淡苔薄腻，脉细弱	健脾和胃，益气养血	香砂六君子汤合当归补血汤加减	六君子汤+木香、砂仁；黄芪、当归
心脾两虚	面色苍白，倦怠乏力，头晕目眩，心悸失眠，少气懒言，舌淡苔薄，脉濡细	益气补血，养心安神	归脾汤或八珍汤加减	归脾汤用术参芪，归草茯神远志随，酸枣木香龙眼肉，煎加姜枣益心脾；四君子汤+四物汤
脾肾阳虚	面色苍白，形寒肢冷，腰膝酸软，腹水，便溏，男子阳痿，女子经闭，舌淡，脉沉细	温补脾肾	八珍汤合无比山药丸加减	八珍汤同上；局方无比山药丸，六味地黄要去丹，苁蓉菟丝仲巴戟，牛膝五味石脂全
虫积	面黄少华，腹胀，善食易饥，恶心呕吐，嗜食生米、泥土，舌淡苔白，脉虚弱	杀虫消积，补益气血	化虫丸合八珍汤加减	化虫鹤虱与使君，槟榔芜荑苦楝群，白矾铅粉糊丸服，肠中诸虫皆能除；八珍汤同上

考点22★★★再生障碍性贫血

【诊断】

（1）全血细胞减少，网织红细胞绝对值减少，淋巴细胞比例增高；一般无肝、脾肿大；骨髓检查显示至少一个部位增生减低或重度减低，骨髓小粒成分中应见非造血细胞增多；能除外其他引起全血细胞减少的疾病；一般抗贫血药物治疗无效。

（2）检查

①血象：全血细胞减少。急性型血红蛋白可低于20~30g/L，网织红细胞<0.5%，绝对值<15×10^9/L，白细胞数（1.0~2.0）×10^9/L，中性粒细胞绝对值<0.5×10^9/L，淋巴细胞>60%，血小板常<20×10^9/L。慢性型血红蛋白30~50g/L，网织红细胞>1%，但绝对值均低于正常，白细胞数（2.0~3.0）×10^9/L，中性粒细胞绝对值<1.0×10^9/L，淋巴细胞50%~60%，血小板（20~50）×10^9/L。

②骨髓象：急性型多呈部位增生减低或重度减低。

③骨髓活检：红骨髓显著减少，红细胞、白细胞、血小板均减少，巨核细胞多有变性。

【西医治疗】

（1）一般治疗：防止患者与任何对骨髓造血有毒性的物质接触，禁用对骨髓有抑制作用的药物，注意休息，防止交叉感染等。

（2）支持疗法：控制感染、止血、输血。

（3）刺激骨髓造血功能的药物：①雄激素：丙酸睾酮、司坦唑。②免疫调节剂：左旋咪唑。③免疫抑制剂：抗胸腺球蛋白和抗淋巴细胞球蛋白、环孢素A、大剂量丙种球蛋白。④骨髓移植。

【中医辨证论治】

证型	证候	治法	方剂	组成
肾阴虚	面色苍白，心悸乏力，颧红盗汗，手足心热，腰膝酸软，舌红少苔，脉细数	滋阴补肾，益气养血	左归丸合当归补血汤加减	左归丸内山药地，黄肉枸杞与牛膝，菟丝龟鹿二胶合，补阴填精功效奇；黄芪、当归
肾阳亏虚	形寒肢冷，面白气短，唇甲色淡，便溏，面浮肢肿，舌淡苔薄白，脉细无力	补肾助阳，益气养血	右归丸合当归补血汤加减	右归丸中地附桂，山药茱萸菟丝归，杜仲鹿胶枸杞子，益火之源此方魁；黄芪、当归
肾阴阳两虚	面色苍白，倦怠乏力，手足心热，腰膝酸软，畏寒肢冷，舌淡苔白，脉细无力	滋阴助阳，益气补血	左归丸、右归丸合当归补血汤加减	左归丸内山药地，黄肉枸杞与牛膝，菟丝龟鹿二胶合，补阴填精功效奇；右归丸同上；黄芪、当归
肾虚血瘀	心悸气短，周身乏力，头晕耳鸣，腰膝酸软，皮肤紫斑，肌肤甲错，舌紫暗，脉涩	补肾活血	六味地黄丸或金匮肾气丸合桃红四物汤加减	地八山山四，丹苓泽泻三；肾气丸补肾阳虚，地黄山药及茱萸，苓泽丹皮合桂附，水中生火在温煦；桃仁、红花+芎地芍归
气血两虚	面白无华，唇淡，头晕心悸，气短乏力，舌淡苔薄白，脉细弱	补益气血	八珍汤	四君子汤（参术苓草）+四物汤（芎地芍归）
热毒壅盛	壮热，口渴，咽痛，鼻衄，皮下紫癜，舌红苔黄，脉洪数	清热凉血，解毒养阴	清瘟败毒饮加减	清瘟败毒生石膏，知母生地桔牛角，芩连栀子丹竹叶，玄参赤芍翘甘草

考点23★★★原发免疫性血小板减少症

【诊断】

（1）广泛出血累及皮肤、黏膜及内脏；多次检查血小板计数减少；脾不大或轻度大；骨髓巨核细胞增多或正常，有成熟障碍；具备下列五项中任一项：①泼尼松治疗有效。②脾切除治疗有效。③PAIg 阳性。④PAC₃ 阳性。⑤血小板生存时间缩短。

（2）检查

①血小板：急性型多在 $20 \times 10^9/L$ 以下，慢性型常在 $50 \times 10^9/L$ 左右。

②骨髓象：急性型骨髓巨核细胞轻度增加或正常，慢性型骨髓巨核细胞显著增加；巨核细胞体积变小，胞浆内颗粒减少，幼稚巨核细胞增加；有血小板形成型巨核细胞减少。

③PAIg 及血小板相关补体：80% 以上患者呈阳性。

④其他：90% 以上患者血小板生存时间明显缩短。

【西医治疗】

（1）一般治疗：卧床休息，注意止血药的应用及局部止血。

（2）糖皮质激素：首选，常用泼尼松。

（3）脾切除。

（4）免疫抑制剂治疗：长春新碱、环磷酰胺、硫唑嘌呤、环孢素。

（5）其他治疗：达那唑、氨肽素。

（6）急症处理：①血小板悬液输注。②静脉注射丙种球蛋白。③血浆置换。④大剂量甲泼尼龙。

【中医辨证论治】

证型	证候	治法	方剂	组成
血热妄行	皮肤紫癜，发热，口渴，便秘，尿黄，鼻衄，舌红苔薄黄，脉弦数	清热解毒，凉血止血	十灰散加减	十灰散用十般灰，柏茜茅荷丹棕随，二蓟栀黄皆妙黑，凉将止血此方推
阴虚火旺	紫斑较多，目眩，耳鸣，低热颧红，心烦盗汗，舌红少津，脉细数	滋阴降火，清热止血	茜根散或玉女煎加减	芩连地黄与地榆，栀子当归犀牛角；玉女石膏熟地黄，知母麦冬牛膝襄
气不摄血	斑色暗淡，时起时消，过劳加重，心悸气短，面色苍白，舌淡苔白，脉弱	益气摄血，健脾养血	归脾汤加减	归脾汤用术参芪，归草茯神远志随，酸枣木香龙眼肉，煎加姜枣益心脾
瘀血内阻	肌衄，吐血，便血，月经有血块，面色黧黑，舌紫暗，脉细涩	活血化瘀止血	桃红四物汤加减	桃仁、红花+芎地芍归

考点 24 ★ 甲状腺功能亢进症

【诊断】

（1）诊断要点：根据典型临床表现（怕热、易激动、多食易饥、消瘦、眼征、甲状腺肿大等）、体征（甲状腺部位闻及血管杂音和触到震颤），即可诊断。在确诊甲亢的基础上，排除其他原因所致的甲亢，结合患者眼征、弥漫性甲状腺肿、TRAb 或 TSAb 阳性，即可诊断为 GD。

（2）检查

①FT_3 与 FT_4：两者直接反映甲状腺功能状态。

②血清 TSH 测定：反映甲状腺功能最有价值的指标。

③甲状腺摄^{131}I 率测定：甲亢时增高，3h＞25％，24h＞45％，且高峰前移。

④甲状腺抗体检查：TRAb 已成为诊断 GD 的第一线指标，对随访疗效、判断能否停药及治疗后复发的可能性等有一定的指导意义。

【西医治疗】

（1）一般治疗：休息，避免精神刺激和劳累过度。忌食辛辣及含碘丰富的食物，少喝浓茶、咖啡。

（2）抗甲状腺药物治疗：丙基硫氧嘧啶（PTU）、甲基硫氧嘧啶（MTU）、甲巯咪唑（他巴唑）、卡比马唑（甲亢平）。

（3）辅助药物治疗：β受体阻滞剂（普萘洛尔）；碘化物。

（4）放射性^{131}I 治疗。

（5）手术治疗：甲状腺次全切除术。

（6）甲状腺危象的治疗：针对诱因治疗，如控制感染等。抑制甲状腺素的合成与释放（首选丙基硫氧嘧啶），联合使用碘剂；使用普萘洛尔减轻交感神经兴奋症状；静滴氢化可的松；予以物理降温等。

【中医辨证论治】

证型	证候	治法	方剂	组成
气滞痰凝	颈前肿胀，烦躁易怒，胸闷胁胀，善太息，舌苔白腻，舌淡红，脉弦	疏肝理气，化痰散结	逍遥散合二陈汤加减	逍遥散中当归芍，柴苓术草加姜薄；二陈汤用半夏陈，苓草梅姜一并存
肝火旺盛	颈前肿胀，眼突，烦躁易怒，恶热多汗，口苦咽干，舌红苔黄，脉弦数	清肝泻火，消瘿散结	龙胆泻肝汤加减	龙胆泻肝栀芩柴，生地车前泽泻偕，木通甘草当归合，肝经湿热力能排
阴虚火旺	颈前肿大，眼突，易饥多食，口干咽燥，五心烦热，急躁易怒，舌红少苔，脉细数	滋阴降火，消瘿散结	天王补心丹加减	补心地归二冬仁，远茯味砂桔三参
气阴两虚	颈前肿大，眼突，心悸失眠，消瘦，神疲乏力，气短汗多，手足心热，舌红少苔，脉细	益气养阴，消瘿散结	生脉散加味	生脉麦味与人参

考点25★★★糖尿病

【诊断】

(1) 糖化血红蛋白HbA1c≥6.5%；空腹血糖（FPG）≥7.0mmol/L；OGTT 2小时血糖≥11.1mmol/L；有高血糖的典型症状或高血糖危象，随机血糖≥11.1mmol/L；如无明确的高血糖症状，结果应重复检测确认。

(2) 检查

①尿糖测定：尿糖阳性。

②血糖测定：反映瞬间血糖状态。

③葡萄糖耐量试验（OGTT）：适用于血糖高于正常范围而又未达到诊断糖尿病标准者。

④糖化血红蛋白和糖化血浆白蛋白测定：前者反映采血前2～3个月内平均血糖控制水平，后者可反映病人近2～3周血糖总的水平。

⑤血浆胰岛素和C肽测定：了解胰岛β细胞功能。

【西医治疗】

(1) 饮食治疗：补充足够的热量，碳水化合物、蛋白质、脂肪合理分配。

(2) 口服药治疗：①磺脲类：T_2DM经饮食及运动治疗后病情未能控制者。②双胍类（二甲双胍）：2型糖尿病起始的治疗，尤其是无明显消瘦者以及伴血脂异常、高血压或高胰岛素血症者。③α-糖苷酶抑制剂：空腹血糖正常而餐后血糖高者。④噻唑烷二酮：使用其他降糖药物效果不佳的T_2DM患者，特别是胰岛素抵抗者。⑤格列奈类：T_2DM早期餐后高血糖阶段，或以餐后高血糖为主的老年患者。

(3) 胰岛素治疗：①适应证：T_1DM替代治疗；T_2DM患者经饮食及口服降糖药治疗未获得良好控制；T_2DM糖尿病无明显诱因出现体重显著下降者，应该尽早使用胰岛素治疗；新诊断的T_2DM，GHbA1c>9%或空腹血糖>11.1mmol/L，首选胰岛素；糖尿病酮症酸中毒、高渗高血糖综合征和乳酸性酸中毒伴高血糖者；各种严重的糖尿病其他急性或慢性并发症；糖尿病手术、妊娠和分娩；某些特殊类型糖尿病。②不良反应：低血糖反应、过敏反应、胰岛素性水肿、屈光不正、注射部位脂肪营养不良等。

(4) 胰岛移植和胰岛细胞移植：多用于T_1DM患者。

(5) 并发症的治疗

①糖尿病酮症酸中毒：补液、应用胰岛素、纠酸、补钾、处理诱发病和防治并发症。

②高渗高血糖综合征：补液、应用胰岛素、补钾、积极治疗诱发病和防治并发症。

③低血糖反应及昏迷：采血样检测血糖明确诊断；迅速提高血糖水平；低血糖昏迷长达6小时以上，需给予脱水治疗。

【中医辨证论治】

（1）症状期

证型		证候	治法	方剂	组成
阴虚燥热	上消（肺热伤津）	烦渴多饮，口干舌燥，尿频量多，多汗，舌红苔薄黄，脉洪数	清热润肺，生津止渴	消渴方加减	消渴方可将阴补，藕汁姜蜜鲜牛乳，花粉地黄鸡瓜连，益血润燥把火侮
	中消（胃热炽盛）	多食易饥，口渴多尿，形体消瘦，大便干燥，苔黄，脉滑实有力	清胃泻火，养阴增液	玉女煎加减	玉女石膏熟地黄，知母麦冬牛膝襄
	下消（肾阴亏虚）	尿频量多，混浊如脂膏，腰膝酸软，头晕耳鸣，舌红少苔，脉细数	滋阴固肾	六味地黄丸加减	地八山山四，丹苓泽泻三
气阴两虚		口渴引饮，能食与便溏并见，精神不振，乏力体瘦，舌淡红，苔白而干，脉弱	益气健脾，生津止渴	七味白术散加减	白术人参甘茯苓，藿木二香合葛根
阴阳两虚		小便频数，面色黧黑，腰膝酸软，形寒畏冷，阳痿，舌淡苔白，脉沉细无力	滋阴温阳，补肾固摄	金匮肾气丸加减	肾气丸补肾阳虚，地黄山药及茱萸，苓泽丹皮合桂附，水中生火在温煦
痰瘀互结		形体肥胖，肌肉酸胀，四肢刺痛，舌暗，苔厚腻，脉滑	活血化瘀祛痰	平胃散合桃红四物汤加减	平胃散用苍术朴，陈皮甘草四般施；桃仁、红花+芎地芍归
脉络瘀阻		面色晦暗，消瘦乏力，胸中闷痛，肢体刺痛，舌暗少苔，脉弦	活血通络	血府逐瘀汤加减	血府当归生地桃，红花枳壳膝芎饶，柴胡赤芍甘桔梗，血化下行不作痨

（2）并发症

病名	治法	方剂	组成
疮痈	清热解毒	五味消毒饮合黄芪六一散加减	五味消毒疗诸疔，银花野菊蒲公英，紫花地丁天葵子，煎加酒服效非轻；甘草、黄芪、大枣
白内障、雀目、耳聋	滋补肝肾，益精养血	杞菊地黄丸、羊肝丸、磁朱丸	地八山山四，丹苓泽泻三+枸杞子、菊花；木贼、夜明砂、蝉蜕、羊肝、当归；磁朱丸中有神曲，安神潜阳指疾，心悸失眠皆可用，癫狂痫证服之宜

考点 26 ★★ 血脂异常（2020 年版大纲新增考点）

【诊断】

（1）病史：原发性血脂异常者部分有家族史。继发性血脂异常者常有糖尿病、肾病、肝胆系统疾病史或不良饮食习惯及引起高脂血症的药物应用史。

（2）体征：①形体肥胖。②出现黄斑瘤、腱黄瘤、皮下结节状黄色瘤。③高脂血症性眼底病变、角膜环。

（3）检查：无论有无临床表现，血脂异常主要依据患者血脂水平做出诊断。

①血脂：TC 5.2～6.19mmol/L 为边缘升高，TC≥6.2mmol/L 为升高；TG≥2.3mmol/L 为升高。

②脂蛋白：LDL-C 3.4～4.09mmol/L 为边缘升高，≥4.1mmol/L 为升高；HDL-C＜1.0mmol/L 为降低。

【西医治疗】

（1）生活方式干预：饮食控制、增加运动、戒烟限酒等。

（2）药物治疗

1）常用药物：①HMG-CoA 还原酶抑制剂（他汀类）：洛伐他汀、辛伐他汀、普伐他汀、氟伐他汀。②胆酸隔置剂：考来烯胺、考来替哌。③贝特类：非诺贝特、苯扎贝特、吉非罗齐。④烟酸类：烟酸、阿昔莫司。⑤普罗布考。⑥肠道胆固醇吸收抑制剂：依折麦布。

2）治疗方案

①高胆固醇血症首选 HMG-CoA 还原酶抑制剂。

②高甘油三酯血症如非药物治疗不能降低 TG 至 4.07mmol 以下时，可应用贝丁酸类，不用烟酸、胆酸隔置剂或他汀类药。

③混合型血脂异常如以 TC 与 LDL-C 增高为主，可用他汀类；如以 TG 增高为主则用贝丁酸类；如 TC、LDL-C 与 TG 均显著升高，可联合用药治疗，联合治疗选择贝丁酸类加胆酸隔置剂类，或胆酸隔置剂类加烟酸。谨慎采用他汀类与贝丁酸类或烟酸类的合并使用。

④饮食与非调脂药物治疗后 3～6 个月复查血脂水平，如能达到要求即继续治疗，但仍每 6 个月至 1 年复查，如持续达到要求，每年复查一次。

【中医辨证论治】

证型	证候	治法	方剂	组成
胃热滞脾	多食、消谷善饥、脘腹胀满、胃脘灼痛、嘈杂、得食则缓、舌红苔黄腻、脉弦滑	清胃泄热	保和丸合小承气汤加减	保和山楂莱菔曲，夏陈茯苓连翘齐；大黄、厚朴、枳实
气滞血瘀	胸部憋气、固定不移、动则尤甚、舌紫暗苔薄白、脉弦	活血祛瘀，行气止痛	血府逐瘀汤合失笑散加减	血府逐瘀生地桃，红花当归草赤芍，桔梗枳壳柴芎膝；五灵脂、蒲黄

证型	证候	治法	方剂	组成
痰浊中阻	形体肥胖，肢体困重，食少纳呆，腹胀纳呆，胸腹满闷，舌胖边有齿痕，苔白腻，脉滑	健脾化痰降浊	导痰汤加减	二陈去梅加枳星，方名导痰消积饮，胸膈痞塞肋胀满，坐卧不安服之宁
肝肾阴虚	头目胀痛，视物昏眩，耳鸣健忘，五心烦热，腰膝酸软，颧红盗汗，舌红苔少，脉细数	滋养肝肾	杞菊地黄汤加减	地八山山四，丹苓泽泻三＋枸杞子、菊花
脾肾阳虚	畏寒肢冷，腰膝腿软，面色淡白，大便溏薄，腹胀纳呆，舌淡胖苔白滑，脉沉细	温补脾肾	附子理中汤加减	附子理中温中阳，人参干姜术草帮
肝郁脾虚	心烦易怒，胸胁闷痛，脘腹胀满吐酸，纳食不香，舌红苔白，脉弦细	疏肝解郁，健脾和胃	逍遥散加减	逍遥散中当归芍，柴苓术草加姜薄

考点27★★★类风湿关节炎

【诊断】

（1）下列符合4项即可诊断：①晨僵至少1h（≥6周）。②3个或3个以上的关节肿胀（≥6周）。③腕、掌指关节或近端指间关节肿胀（≥6周）。④对称性关节肿胀（≥6周）。⑤有类风湿皮下结节。⑥手和腕关节的X线片有关节端骨质疏松和关节间隙狭窄。⑦类风湿因子阳性（该滴度在正常的阳性率＜5%）。

（2）检查

①血象：轻度至中度贫血，血小板多增高。

②红细胞沉降率：增快。

③C反应蛋白：增高。

④RF：70% IgM型类风湿因子（RF）阳性。

⑤抗角蛋白抗体谱：对早期诊断有一定意义。

⑥X线检查：诊断和观察疗效的重要指标。

【西医治疗】

（1）药物治疗：①非甾体抗炎药：布洛芬、萘普生、双氯芬酸等。②改善病情的抗风湿药及免疫抑制剂：甲氨蝶呤（首选）、柳氮磺吡啶、来氟米特、抗疟药（氯喹、羟氯喹）、青霉胺、金诺芬、环孢素A。③糖皮质激素。④植物药制剂：雷公藤总苷、白芍总苷、青藤碱。

（2）外科治疗：急性期采用滑膜切除术。晚期可采用关节成形术或关节置换术。

【中医辨证论治】

	证型	证候	治法	方剂	组成
活动期	湿热痹阻	发热,口苦,纳呆,下肢关节肿痛,全身乏力,苔黄腻,脉滑数	清热利湿,祛风通络	四妙丸加减	二妙散中苍柏兼,若云三妙牛膝添,四妙再加薏苡仁,湿热下注痿痹痊
	阴虚内热	午后发热,盗汗,口干咽燥,手足心热,关节肿胀疼痛,舌干红少苔,脉细数	养阴清热,祛风通络	丁氏清络饮加减	清络祛暑六药鲜,银扁翠衣瓜络添,佐以竹叶荷叶边,暑热伤肺轻症安
	寒热错杂	关节灼热疼痛,形寒肢凉,阴雨天疼痛加重,得温则舒,舌红苔白,脉数	祛风散寒,清热化湿	桂枝芍药知母汤加减	桂枝芍药知母汤,甘草麻黄与生姜,白术防风与附子,主治阴虚郁热证
缓解期	痰瘀互结,经脉痹阻	关节肿痛且变形,肌肉刺痛,面色黧黑,肢体顽麻,舌暗红苔薄白,脉弦涩	活血化瘀,祛痰通络	身痛逐瘀汤合指迷茯苓丸加减	身痛逐瘀膝地龙,香附羌秦草归芎,黄芪苍柏量加减,要紧五灵桃没红;指迷茯苓丸最精,风化芒硝枳实并
	肝肾亏损,邪痹筋骨	形体消瘦,关节变形,肌肉萎缩,屈伸不利,筋惕肉瞤,腰膝酸软,舌淡苔薄,脉细弱	益肝肾,补气血,祛风湿,通经络	独活寄生汤加减	独活寄生艽防辛,归芎地芍桂苓均,杜仲牛膝人参草,冷风顽痹屈能伸

考点28★★★脑梗死

1. 动脉硬化性脑梗死

【诊断】

(1) 起病急,多于安静状态下发病,多见于有动脉硬化、高血压、糖尿病及心脏病病史的中老年人;有颈内动脉系统和(或)椎-基底动脉系统体征和症状,如偏瘫、偏身感觉障碍、失语、共济失调等;头颅CT、MRI发现梗死灶,或排除脑出血、瘤卒中和炎症性疾病等。

(2) 检查

①颅脑CT:示低密度梗死灶。

②颅MRI:早期发现大面积梗死灶,清晰显示小病灶及后颅凹的梗死灶。

③血管造影:显示血管狭窄和闭塞的部位。

④脑脊液检查:大面积脑梗死压力可增高,出血性脑梗死可见红细胞。

⑤其他:彩色多普勒超声检查可发现颈动脉及颈内动脉的狭窄,动脉粥样硬化斑或血栓形成。

【西医治疗】

（1）一般治疗：①卧床休息，监测生命体征。②吸氧与呼吸支持。③进行心电监护。④治疗脑水肿。⑤控制体温、血压、血糖。

（2）溶栓治疗：常用尿激酶、重组的组织型纤溶酶原激活剂。

（3）抗凝治疗：常用肝素、低分子肝素。

（4）脑保护治疗：钙离子通道阻滞剂、镁离子等。

（5）降纤治疗：降纤酶、巴曲酶等。

（6）抗血小板聚集治疗：阿司匹林。

（7）手术治疗：颈动脉内膜切除术、颅内外动脉吻合术、开颅减压术、脑室引流术等。

（8）高压氧治疗。

（9）康复治疗。

（10）预防性治疗。

【中医辨证论治】

证型	证候	治法	方剂	组成
肝阳暴亢，风火上扰	头晕头痛，耳鸣目眩，突然发生口眼㖞斜，舌强语謇，舌红苔黄，脉弦	平肝潜阳，活血通络	天麻钩藤饮加减	天麻钩藤石决明，栀杜寄生膝与芩，夜藤茯神益母草，主治眩晕与耳鸣
风痰瘀血，痹阻脉络	肌肤不仁，突然口眼㖞斜，口角流涎，舌强语謇，手足拘挛，苔薄白，脉浮数	祛风化痰通络	真方白丸子加减	真方白丸半夏附，南星天麻与川乌，全蝎木香枳壳合，祛风化痰通经络
痰热腑实，风痰上扰	半身不遂，舌强语謇，偏身麻木，口黏痰多，腹胀便秘，舌红苔黄腻，脉弦滑	通腑泄热，化痰理气	星蒌承气汤加减	全瓜蒌、胆南星、石菖蒲、地龙、丹参、郁金、枳壳、厚朴、大黄
气虚血瘀	肢体不遂，软弱无力，形体肥胖，气短声低，面色萎黄，舌淡暗苔薄，脉细弱	益气养血，化瘀通络	补阳还五汤加减	补阳还五赤芍芎，归尾通经佐地龙，四两黄芪为主药，血中瘀滞用桃红
阴虚风动	口眼㖞斜，舌强语謇，半身不遂，耳鸣目眩，膝酸腿软，舌红苔黄，脉弦滑	滋阴潜阳，镇肝息风	镇肝息风汤加减	张氏镇肝息风汤，龙牡龟牛治亢阳，代赭天冬元芍草，茵陈川楝麦芽襄
脉络空虚，风邪入中	突然口眼㖞斜，语言不利，口角流涎，半身不遂，苔薄白，脉浮弦	祛风通络，养血和营	大秦艽汤加减	大秦艽汤羌独防，芎芷辛芩二地黄，石膏归芍苓甘术，风邪散见可通尝

续表

证型	证候	治法	方剂	组成
痰热内闭清窍	突然昏仆，口噤目张，气粗息高，口眼歪斜，昏不知人，舌苔黄腻，舌红，脉弦滑数	清热化痰，醒神开窍	首先灌服（或鼻饲）至宝丹或安宫牛黄丸以辛凉开窍，继以羚羊角汤加减	至宝朱砂麝息香，雄黄犀角与牛黄，金银二箔兼龙脑，琥珀还同玳瑁良；安宫牛黄开窍方，芩连栀郁朱雄黄，犀角珍珠冰麝箔，热闭心包功效良；龟蝉生石羚羊角，夏菊丹芍柴薄枣
痰湿壅闭心神	突然昏仆，不省人事，口噤不开，痰涎壅盛，苔白滑而腻，舌淡脉沉	辛温开窍，豁痰息风	涤痰汤加减	参苓橘半连茹草，枳实菖枣星麦冬
元气败脱，心神涣散	突然昏仆，不省人事，目合口开，鼻鼾息微，手撒肢冷，舌痿，脉微欲绝	益气回阳，救阴固脱	大剂参附汤合生脉散加减	人参、附子；生脉麦味与人参

2. 脑栓塞

【诊断】

（1）无前驱症状，突然发病，病情进展迅速且多在几分钟内达高峰。

（2）局灶性脑缺血症状明显，伴有周围皮肤、黏膜和/或内脏和肢体栓塞症状。

（3）明显的原发疾病和栓子来源。

（4）脑CT和MRI能明确脑栓塞的部位、范围、数目及性质（出血性与缺血性）。

【西医治疗】

（1）积极进行脱水、降颅压治疗；大颅瓣切除减压。

（2）溶栓治疗，栓子摘除术。气栓应采取头低位、左侧卧位；脂肪栓可用扩容剂、血管扩张剂、5%碳酸氢钠注射液250mL静脉滴注；感染性栓塞选用有效足量的抗生素抗感染治疗。

（3）防止栓塞复发，房颤病人尽可能恢复正常心律，如不能则应采取预防性抗凝治疗。可选用华法林或抗血小板聚集药物阿司匹林、氯吡格雷等。

（4）血管扩张剂，烟胺羟丙茶碱等。

【中医辨证论治】

参见"动脉硬化性脑梗死"的中医治疗。

考点29★★★脑出血

【诊断】

（1）50岁以上，多有高血压史，体力劳动或情绪激动时突然起病，发病迅速；早期有意识障碍及头痛、呕吐等颅内压增高症状，并有脑膜刺激征及偏瘫、失语等；头颅CT示高密度阴影。

（2）检查

①CT检查：临床上脑出血疑诊病例的首选检查。

②MRI检查：急性期对幕上及小脑出血的诊断价值不如CT，但对脑干出血优于CT。

③脑脊液检查：压力一般均增高，多呈洗肉水样均匀血性。

【西医治疗】

（1）内科治疗：①卧床休息、保持呼吸通畅；给氧；昏迷或吞咽困难者鼻饲；对症治疗。②水、电解质平衡和营养。③控制脑水肿，降低颅内压：立即使用脱水剂，快速静滴甘露醇；利尿剂：静脉注射呋塞米，常与甘露醇合用，亦可使用甘油、10%血清白蛋白等。④控制高血压：根据患者年龄、病前血压水平、病后血压情况及颅内压高低，确定最适当的血压水平。⑤止血药和凝血药：6-氨基己酸，抗血纤溶芳酸、凝血酶、仙鹤草素等。⑥并发症的防治。

（2）手术治疗。

【中医辨证论治】

参见"动脉硬化性脑梗死"的中医治疗。

考点30 ★★★癫痫

【诊断】

（1）根据患者的发作病史、发作过程和表现，辅以脑电图痫性放电即可诊断。

（2）检查

①脑电图：40%～50%患者在发作间歇期的首次EEG检查可见棘波、尖波或棘-慢波、尖-慢波等痫性放电波形。

②神经影像学检查：可确定脑结构性异常或损害。

【西医治疗】

（1）药物治疗

①抗癫痫药物的选择：GTCS首选苯妥英钠、卡马西平，次选丙戊酸钠。典型失神发作及肌阵挛发作首选丙戊酸钠，次选乙琥胺、氯硝西泮；非典型失神发作首选乙琥胺或丙戊酸钠，次选氯硝西泮。部分性发作和继发全面性发作首选卡马西平，次选苯妥英钠、丙戊酸钠或苯巴比妥。儿童肌阵挛发作首选丙戊酸钠，次选乙琥胺或氯硝西泮。

②癫痫持续状态的处理：地西泮（安定）为首选；苯妥英钠；苯巴比妥钠（鲁米那）；异戊巴比妥钠；对症处理。

（2）神经外科治疗。

【中医辨证论治】

证型		证候	治法	方剂	组成
发作期	阳痫	突然仆倒，不省人事，面色潮红，牙关紧闭，两目上视，四肢抽搐，舌红苔白腻，脉弦数	急以开窍醒神，继以泻热涤痰息风	黄连解毒汤合定痫丸加减	芩连柏栀；定痫二茯贝天麻，丹麦陈远菖蒲夏，胆星蝎蚕草竹沥，姜汁琥珀与朱砂
发作期	阴痫	突然昏仆，不省人事，面色暗晦萎黄，手足清冷，双眼半开半闭，舌淡苔白厚腻，脉沉细	温阳除痰，顺气定痫	五生饮合二陈汤加减	生南星、生半夏、生白附子、川乌、黑豆；二陈汤用半夏陈，苓草梅姜一并存
休止期	肝火痰热	性情急躁，口苦咽干，时吐痰涎，大便秘结，昏仆抽搐，舌红苔黄，脉弦滑数	清肝泻火，化痰息风	龙胆泻肝汤合涤痰汤加减	龙胆泻肝栀芩柴，生地车前泽泻偕，木通甘草当归合，肝经湿热力能排；参苓橘半连茹草，枳实菖枣星麦冬
休止期	脾虚痰湿	痫病日久，神疲乏力，胸闷痰多，纳少便溏，舌淡胖苔白腻，脉濡弱	健脾和胃，化痰息风	醒脾汤加减	白术、黄芪、人参、茯神、酸枣仁、地骨皮、远志、柴胡、甘草、桔梗、黄连、木香、香附、龙眼肉
休止期	肝肾阴虚	痫病久发，头晕目眩，心烦失眠，腰膝酸软，舌红少苔，脉细数	补益肝肾，育阴息风	左归丸加减	左归丸内山药地，萸肉枸杞与牛膝，菟丝龟鹿二胶合，补阴填精功效奇
休止期	瘀阻清窍	猝然昏仆，抽搐，颜面口唇青紫，舌紫暗，脉涩	活血化瘀，通络息风	通窍活血汤加减	通窍全凭好麝香，桃红大枣老葱姜，川芎黄酒赤芍药，表里通经第一方

考点31★有机磷杀虫药中毒

【诊断】

（1）急性中毒：根据有机磷杀虫药接触史结合呼出大蒜刺激性气味、瞳孔针尖样缩小、大汗淋漓、腺体分泌增多、肌纤维颤动和意识障碍等中毒表现，结合实验室检查即可做出诊断。慢性中毒：根据长期少量接触有机磷杀虫药史，且全血胆碱酯酶活力下降至50%以下，便可确诊。

（2）检查

①全血胆碱酯酶活力测定：诊断的特异性指标。急性有机磷杀虫药中毒时，胆碱酯酶活力降至50%～70%为轻度中毒，30%～50%为中度中毒，30%以下为重度中毒。

②呕吐物或胃内容物的有机磷浓度测定：具有诊断意义。

③尿中有机磷杀虫药分解产物测定：作为毒物接触与吸收的指标。

【西医治疗】

（1）急性中毒：①迅速清除毒物。②抗毒药的使用：抗毒蕈碱药（阿托品）、胆碱酯酶复活剂（氯解磷定、碘解磷定、双复磷）。③对症治疗：维持正常呼吸；肺水肿时用阿托品，必要时可用地塞米松、呋塞米、西地兰等；脑水肿时注射甘露醇及地塞米松；中毒性心肌损害者，给予能量合剂、地塞米松及抗心律失常药物。抽搐者，可注射地西泮和可乐定。

（2）慢性中毒：脱离接触有机磷杀虫药，予小剂量阿托品。

【中医辨证论治】

治疗以扶正解毒为主，根据不同情况，辨证论治。

考点 32 ★★★病毒性肝炎

【诊断】

（1）流行病学资料：有肝炎接触史，或饮食不洁史（甲、戊型肝炎）、输血或应用血制品史（乙、丙、丁型肝炎）。

（2）临床诊断

肝炎分型	临床表现
急性肝炎	起病急，常见畏寒、发热、乏力、头痛、纳差、恶心、呕吐等，肝大，质偏软，ALT 显著升高。黄疸型肝炎血清胆红素 <17μmol/L，尿胆红素阳性
慢性肝炎	常见乏力、厌油、肝区不适、肝病面容、肝掌、蜘蛛痣、胸前毛细血管扩张、肝大质偏硬、脾大等
重型肝炎	极度疲乏，严重消化道症状，黄疸加深，胆酶分离，肝脏缩小，出血，PTA＜40％等
淤胆型肝炎	黄疸持续时间长，症状轻，肝内梗阻
肝炎肝硬化	慢性肝炎病史。常见乏力、腹胀、尿少、肝掌、蜘蛛痣、脾大、腹水、下肢水肿、胃底和食管下段静脉曲张、白蛋白下降、A/G 倒置等

（3）检查

①肝功能检查：血清酶测定：丙氨酸转氨酶（ALT）、天门冬氨酸转氨酶（AST）、γ-谷氨酰转肽酶（γ-GT）、碱性磷酸酶（ALP）升高。

②血清蛋白：急性肝炎时不变，慢性肝炎中度以上、肝硬化、重型肝炎时出现白蛋白下降，γ球蛋白升高，白/球（A/G）下降甚至倒置。

③胆红素：急性或慢性黄疸性肝炎时升高。

④凝血酶原活动度（PTA）：<40％是诊断重型肝炎的重要依据。

⑤甲胎蛋白（AFP）：肝炎活动和肝细胞修复时有不同程度的升高。

⑥乙型肝炎病原学诊断：HBsAg 与抗-HBs：HBsAg 阳性就可诊断 HBV 感染；HBsAg 阴性不能排除 HBV 感染；抗-HBs 为保护性抗体，阳性表示对 HBV 有免疫力，见于乙型肝炎恢复期、过去感染及乙肝疫苗接种后；HBeAg 与抗-HBe：HBeAg 的存在表示病毒复制活跃且有较强的传染性；HBcAg 与抗-HBc：只要感染过 HBV，无论病毒是否被清除，抗-

HBc 多为阳性；HBVDNA：是病毒复制和具有传染性的直接标志。

【西医治疗】

肝炎分型	治疗方法
急性肝炎	①一般治疗：清淡饮食，进食易消化食物，补充维生素、热量。②病原治疗：急性肝炎一般为自限性，多可完全康复，一般不用抗病毒治疗。病毒性肝炎干扰素或长效干扰素＋利巴韦林。③对症治疗：非特异性护肝药（维生素类、还原型谷胱甘肽、肝泰乐等）；降酶药（甘草甜素、联苯双酯、苦参碱等）；退黄药物（丹参注射液、苯巴比妥等）
慢性肝炎	①一般治疗：休息，高蛋白、高热量、高维生素饮食，心理平衡。②病原治疗：干扰素、拉米呋啶。③免疫调节：如胸腺肽或胸腺素、转移因子、特异性免疫核糖核酸。④抗肝纤维化。⑤对症治疗：非特异性护肝药（维生素类、还原型谷胱甘肽、肝泰乐等）；降酶药（甘草甜素、联苯双酯、苦参碱等）；退黄药物（丹参注射液、苯巴比妥等）
重型肝炎	①一般支持疗法：休息，重症监护，补充维生素 B、C、K，输注新鲜血浆、白蛋白等。②促进肝细胞再生：肝细胞生长因子；胰高血糖素－胰岛素疗法。③并发症防治
淤胆型肝炎	早期治疗同急性黄疸型肝炎，黄疸持续不退时，可加用泼尼松或静脉滴注地塞米松
肝炎肝硬化	可参照慢性肝炎和重型肝炎，有脾功能亢进或门脉高压明显时可手术或介入治疗

【中医辨证论治】

	证型	证候	治法	方剂	组成
急性黄疸型肝炎	阳黄	尿黄，身目俱黄，色泽鲜明，恶心，便干，尿黄赤，苔黄腻，脉弦滑数	清热解毒，利湿退黄	茵陈蒿汤合甘露消毒丹加减	茵陈、栀子、大黄；甘露消毒蔻藿香，茵陈滑石木通菖，芩翘贝母射干薄，湿热时疫是主方
	阴黄	身目发黄，色泽晦暗，形寒肢冷，大便溏薄，舌淡胖苔白滑，脉沉缓无力	健脾和胃，温化寒湿	茵陈术附汤加减	茵陈术附寒湿伤，乃是四逆巧梳妆，肉桂加之热更壮，此治阴黄不粗伦
急性无黄疸型肝炎	湿阻脾胃	脘闷不饥，肢体困重，口中黏腻，便溏，舌淡有齿痕，苔腻，脉濡缓	清热利湿，健脾和胃	茵陈五苓散加减	五苓散治太阳腑，白术泽泻猪茯苓，桂枝化气兼解表，小便通利水饮逐
	肝郁气滞	胁肋胀痛，胸闷不舒，善太息，不欲饮食，舌淡红苔白滑	疏肝理气	柴胡疏肝散加减	柴胡疏肝芍川芎，枳壳陈皮草香附

续表

	证型	证候	治法	方剂	组成
慢性病毒性肝炎	湿热中阻	右胁胀痛，身目黄，小便黄赤，大便黏滞臭秽，舌红苔黄腻，脉弦滑数	清利湿热，凉血解毒	茵陈蒿汤合甘露消毒丹加减	茵陈蒿汤同上；甘露消毒蔻藿香，茵陈滑石木通菖，芩翘贝母射干薄，湿热时疫是主方
	肝郁脾虚	胁肋胀满，精神抑郁，面黄纳呆，口淡，便溏，舌淡苔白，脉沉弦	疏肝解郁，健脾和中	逍遥散加减	逍遥散中当归芍，柴苓术草加姜薄
	肝肾阴虚	头晕耳鸣，目涩，失眠多梦，五心烦热，腰膝酸软，舌红少津，脉细数	养血柔肝，滋阴补肾	一贯煎加减	一贯煎中生地黄，沙参归杞麦冬藏
	脾肾阳虚	畏寒喜暖，腰膝冷痛，食少便溏，食谷不化，舌淡胖，脉迟	健脾益气，温肾扶阳	附子理中汤合五苓散或四君子汤合肾气丸加减	附子理中温中阳，人参干姜术草帮；五苓散治太阳腑，白术泽泻猪茯苓；参术苓草；肾气丸补肾阳虚，地黄山药及茱萸，苓泽丹皮合桂附，水中生火在温煦
	瘀血阻络	面色晦暗，肝脾肿大，或有蜘蛛痣、肝掌，舌紫暗，脉沉细	活血化瘀，散结通络	膈下逐瘀汤加减	膈下逐瘀桃牡丹，赤芍乌药玄胡甘，归芎灵脂红花壳，香附开郁血亦安
重型肝炎	毒热炽盛	高热烦渴，胸腹胀满，黄疸迅速加深，神昏谵语，舌红绛苔黄腻，脉弦数	清热解毒，凉血救阴	神犀丹加减	神犀丹中犀玄参，芩蒲地银板蓝根，翘豉金汁天花粉，紫草合治热毒深
	脾肾阳虚，痰湿蒙闭	黄疸色不鲜，面白神倦，喉中有痰声，腰膝冷痛，便溏，舌淡胖，脉细小	健脾温肾，化痰开窍	茵陈四逆汤合菖蒲郁金汤加减	茵陈、干姜、甘草、附子；石菖蒲、炒栀子、鲜竹叶、牡丹皮、郁金、连翘、灯心草、木通、淡竹沥、紫金片
	气阴两虚，脉络瘀阻	极度乏力，面色黧黑，黄疸晦暗，两胁胀痛，舌质暗红，苔少，脉弦细涩	益气救阴，活血化瘀	生脉饮合桃红四物汤加减	生脉麦味与人参；桃仁、红花+芎地芍归

II 外科疾病

考点33★★乳腺增生病

【诊断】

（1）患者多为中青年妇女，常伴月经不调；乳房胀痛，有周期性，常发生或加重于月经前期，经后可减轻或消失，也可随情志的变化而加重或减轻；双侧或单侧乳房内有肿块，常为多发性，呈数目不等、大小不一、形态不规则的结节状，质韧而不硬，推之能移，有压痛；部分病人可有乳头溢液，呈黄绿色、棕色或血性，少数为无色浆液。

（2）检查

①X线钼靶摄片：边缘模糊不清的阴影或有条索状组织穿越其间。

②B超：不均匀的低回声区以及无回声囊肿。

③切除（或切取）活检：最确切的诊断。

【西医治疗】

（1）药物治疗

①维生素类药物：口服维生素 B_6、E，或维生素 A。

②激素类药物：常用黄体酮、达那唑、丙酸睾酮等。

（2）手术治疗。

【中医辨证论治】

证型	证候	治法	方剂	组成
肝郁气滞	乳房胀痛，经行前疼痛加重，情绪抑郁，失眠多梦，舌淡红苔薄白，脉细涩	疏肝理气，散结止痛	逍遥散加减	逍遥散中当归芍，柴苓术草加姜薄
痰瘀凝结	乳中结块，边界不清，质地较韧，乳房刺痛，舌有瘀斑，苔薄白，脉弦	活血祛瘀，软坚化痰	失笑散合开郁散加减	五灵脂、蒲黄；开郁散中郁金开，乳癖乳痨并乳癌，白芥天葵全蝎待，香附逍遥薄荷裁
气滞血瘀	乳房刺痛，肿块坚韧，经行不畅，少腹疼痛，舌淡红，脉涩	行气活血，散瘀止痛	桃红四物汤合失笑散加减	桃仁、红花＋芎地芍归；五灵脂、蒲黄
冲任失调	乳房轻微胀痛，月经紊乱，量少色淡，腰酸乏力，舌淡红苔薄白，脉弦细	调理冲任，温阳化痰，活血散结	二仙汤加减	二仙汤将癃症医，仙茅巴戟仙灵脾，方中知柏当归合，调补冲任贵合机

考点34★★ 急性乳腺炎（2020年版大纲新增考点）

【诊断】

（1）初起时患乳肿大，胀痛或触痛，翻身或吮乳时痛甚，疼痛部位多在乳房外下象限。乳汁排泄不畅。恶寒发热,骨节酸痛、胸闷、呕吐、恶心等。

(2) 成脓时,患乳呈持续性搏动性疼痛或刺痛。高热、寒战、口渴、纳差、小便黄、大便干结等。若感染严重,并发败血症者,常在突发剧烈寒战后发热高达40~41℃。

(3) 脓成溃破后,脓流通畅,则肿消痛止;脓流不畅,多有袋脓现象或脓液波及其他乳腺叶而引起病变。

(4) 检查:①血常规检查:白细胞总数及中性粒细胞比例明显增高。②患部穿刺抽脓:病变部位较深者,必要时在局麻下行穿刺抽脓,确定脓肿的存在。③B超:脓肿部位较深者,可明确脓肿的位置,有利于准确切开排脓。

【西医治疗】

(1) 应用足量广谱抗菌药物:青霉素、红霉素、头孢类抗生素等。

(2) 脓肿形成后宜及时切开排脓。

(3) 感染非常严重或脓肿切开引流损伤乳管者,可终止乳汁分泌。口服己烯雌酚、苯甲酸雌二醇。

【中医辨证论治】

证型	证候	治法	方剂	组成
肝胃郁热	乳房胀痛,乳汁排泄不畅,畏寒发热,胸闷不舒,舌红苔薄黄,脉弦	疏肝清胃,通乳散结	瓜蒌牛蒡汤加减	瓜蒌仁、牛蒡子、天花粉、黄芩、生栀子、金银花、连翘、皂角刺、青皮、柴胡、生甘草
热毒炽盛	肿块逐渐增大,壮热不退,口渴喜饮,舌红苔黄腻,脉弦数	清热解毒,托里透脓	瓜蒌牛蒡汤合透脓散	瓜蒌牛蒡汤同上;透脓散内用黄芪,山甲芎归总得宜,加上角针头自破,何妨脓毒隔千皮
正虚毒恋	溃后乳房肿痛减轻,疮口脓水不断,收口迟缓,易疲劳,低热不退,舌淡苔薄,脉细	益气活血养营,清热托毒	托里消毒散	人参、黄芪、当归、川芎、芍药、白术、茯苓、金银花、白芷、甘草

考点35★★急性阑尾炎

【诊断】

(1) 根据转移性右下腹疼痛的病史,以及右下腹局限性压痛的典型阑尾炎的特点,一般即可做出诊断。

(2) 检查

①血常规:多数患者白细胞升高,中性粒细胞比例不同程度升高。

②尿常规:部分患者尿中可出现少量红细胞与白细胞。

【西医治疗】

(1) 手术治疗:阑尾切除术。

(2) 急性化脓性或坏疽性阑尾炎,同时行腹腔引流。

(3) 阑尾周围脓肿如有扩散趋势,可行脓肿切开引流。

(4) 较大和脓液多的阑尾周围脓肿,除药物治疗外,可进行脓肿穿刺抽脓,或在合适位置放入引流管。

【中医辨证论治】

证型	证候	治法	方剂	组成
瘀滞	转移性右下腹痛,右下腹局限性压痛或拒按,伴恶心纳差,轻度发热,苔白腻,脉弦滑	行气活血,通腑泄热	大黄牡丹汤合红藤煎剂加减	金匮大黄牡丹汤,桃仁芒硝瓜子囊;红藤、延胡索、乳香、没药
湿热	腹痛加剧,右下腹或全腹压痛、反跳痛,壮热,便秘,舌红苔黄腻,脉弦数	通腑泄热,利湿解毒	大黄牡丹汤合红藤煎剂加败酱草、白花蛇舌草、蒲公英	金匮大黄牡丹汤,桃仁芒硝瓜子囊;红藤、延胡索、乳香、没药、败酱草、白花蛇舌草、蒲公英
热毒	腹痛剧烈,全腹压痛、反跳痛,腹皮挛急,高热不退,恶心纳差,便秘,舌红绛苔黄厚,脉洪数	通腑排毒,养阴清热	大黄牡丹汤合透脓散加减	金匮大黄牡丹汤,桃仁芒硝瓜子囊;透脓散内用黄芪,山甲芎归总得宜,加上角针头自破,何妨脓毒隔千皮

考点36★★肠梗阻

【诊断】

(1) 具有痛、呕、胀、闭四大症状,腹部可见肠型及肠蠕动波,肠鸣音亢进,可出现全身脱水等体征,结合腹部X线检查,可确诊。

(2) 检查

①血液:严重失水,血液浓缩时,血红蛋白及红细胞压积升高;肠绞窄伴腹膜炎时,白细胞总数及中性粒细胞比例升高。

②尿液:脱水时尿量减少,尿比重升高。

③呕吐物及粪便检查:如有大量红细胞或潜血试验阳性,多表示肠管有血运障碍或出血性的病变。

④X线检查:腹部立位X线透视或平片检查是肠梗阻常用的检查方法,肠管的气液平面是特有表现。

【西医治疗】

(1) 非手术治疗:①禁食与胃肠减压。②纠正水、电解质紊乱及酸碱失衡。③防治感染和毒血症。④灌肠疗法。⑤颠簸疗法。⑥穴位注射阿托品,嵌顿疝的手法复位回纳,腹部推拿按摩等。

(2) 手术治疗:①解除梗阻病因:粘连松解术、束带切断术、肠套叠和肠扭转复位术等。②切除病变肠管行肠吻合术。③短路手术。④肠造口术或肠外置术。

【中医辨证论治】

证型	证候	治法	方剂	组成
气滞血瘀	腹痛阵作，胀满拒按，恶心呕吐，无排气排便，舌淡红苔薄白，脉涩	行气活血，通腑攻下	桃核承气汤加减	桃仁承气五般施，甘草硝黄并桂枝，瘀热互结小腹胀，蓄血如狂最相宜
肠腑热结	腹痛腹胀，痞满拒按，恶心呕吐，无排气排便，发热口渴，舌红苔黄燥，脉洪数	活血清热，通里攻下	复方大承气汤加减	大承气汤枳朴硝，大黄后下硝冲调，今有复方大承气，此加赤芍莱菔子桃
肠腑寒凝	腹痛剧烈，遇冷加重，腹胀，呕吐，无排气排便，畏寒，舌淡红苔薄白，脉弦紧	温中散寒，通里攻下	温脾汤加减	温脾附子大黄硝，当归干姜人参草
水结湿阻	腹痛加剧，肠鸣辘辘有声，腹胀拒按，恶心呕吐，口渴不欲饮，无排气排便，舌淡红苔白腻，脉弦缓	理气通下，攻逐水饮	甘遂通结汤加减	甘遂末、桃仁、木香、生牛膝、川朴、赤芍、大黄
虫积阻滞	腹痛绕脐阵作，腹胀不甚，腹部有条索状团块，恶心呕吐，吐蛔，舌淡红苔薄白，脉弦	消导积滞，驱蛔杀虫	驱蛔承气汤加减	大黄、元明粉、槟榔、川楝子、乌梅、木香、苦参、川椒

考点 37 ★★胆石症

【诊断】

（1）胆囊结石：有典型的胆绞痛病史，右上腹有轻度压痛，提示胆囊结石可能。影像学检查可确诊。B 超阳性率可高达 95%。

（2）肝外胆管结石：胆绞痛发作伴黄疸时，除考虑胆囊结石外还需考虑肝外胆管结石，主要依据影像学检查。结石位于肝总管触不到胆囊，结石在胆总管可触到肿大的胆囊。合并胆道感染时，有寒战、高热及右上腹和剑突下压痛，出现腹膜刺激征者较少。B 超可见到扩张的肝内、外胆管及结石影像。CT、MRI、ERCP 检查有助于诊断。

（3）肝内胆管结石：有典型的胆石梗阻和急性胆管炎的病史。如不合并感染，常有肝区、胸背部的深在而持续性的疼痛。如肝内胆管结石脱落，成为继发肝外胆管结石，其临床症状和体征同肝外胆管结石。肝区可有叩击痛，合并感染时临床表现和体征同胆管炎，影像学可确定诊断。

【西医治疗】

（1）胆囊结石

①手术治疗：腹腔镜胆囊切除术。

②非手术治疗：解痉，止痛，消炎利胆，应用抗生素，纠正水、电解质紊乱及酸碱失衡等。

（2）肝外胆管结石

①非手术治疗：同胆囊结石非手术治疗。

②手术治疗：胆总管切开取石、T管引流术；胆肠吻合术。

（3）肝内胆管结石：胆管切开取石、胆肠吻合术和肝脏切除术。

【中医辨证论治】

证型	证候	治法	方剂	组成
肝郁气滞	右上腹间歇性绞痛，局限性压痛，低热，口苦，食欲减退，舌淡红苔薄白，脉弦紧	疏肝利胆，理气开郁	金铃子散合大柴胡汤加减	金铃子、延胡索；大柴胡汤用大黄，枳芩夏芍枣生姜
肝胆湿热	右上腹有持续性胀痛，有时可摸到肿大之胆囊，高热口苦，舌苔黄腻，舌红，脉弦滑	疏肝利胆，清热利湿	茵陈蒿汤合大柴胡汤加减	茵陈、栀子、大黄；大柴胡汤同上
肝胆脓毒	右上腹硬满灼痛，痛而拒按，或可触及肿大的胆囊，壮热不止，舌红绛苔黄燥，脉弦数	泻火解毒，养阴利胆	茵陈蒿汤合黄连解毒汤加减	茵陈、栀子、大黄；芩连柏栀
肝阴不足	胁肋隐痛，可向右肩背部放射，口干咽燥，心中烦热，头晕目眩，舌红少苔，脉弦细	滋阴柔肝，养血通络	一贯煎加减	一贯煎中生地黄，沙参归杞麦冬藏

考点38★★ 下肢深静脉血栓形成（2020年版大纲新增考点）

【诊断】

（1）发病急骤，患肢胀痛，股三角区或小腿有明显压痛，Homans征可呈阳性；患肢广泛性肿胀，可有广泛性浅静脉怒张；患肢皮肤可呈暗红色，温度升高；慢性期具有下肢回流障碍和静脉逆流征，即活动后肢体凹陷性肿胀，浅静脉怒张或曲张，出现营养障碍表现，如色素沉着、淤积性皮炎、溃疡等；多普勒肢体血流检查或静脉造影显现静脉回流障碍；排除动脉栓塞、淋巴管炎、盆腔肿瘤、淋巴水肿及肾病性、心源性水肿等疾病。

（2）检查

①超声多普勒检查：无创检查中较理想的方法。

②放射性核素检查：判断有无血栓形成。

③数字减影血管造影检查：临床多采用顺行造影。

④凝血系列指标检查：包括出凝血时间、凝血酶原时间及纤维蛋白原等测定。

【西医治疗】

（1）非手术疗法：①卧床，抬高患肢，适当活动，离床活动应用弹力袜或弹力绷带保护患肢。②溶栓疗法：尿激酶静脉滴注。③抗凝疗法：肝素和华法林。④祛聚疗法：阿司匹林、双嘧达莫等。⑤祛纤疗法：巴曲酶等。

（2）手术疗法：Fogarty 导管取栓术。术后要辅用抗凝、祛聚疗法。

【中医辨证论治】

证型	证候	治法	方剂	组成
湿热蕴阻，气滞血瘀	患肢肿胀，皮色紫绀，扪之灼热，固定不移，舌紫暗有瘀斑，苔腻，脉数	理气活血，清热利湿	桃红四物汤合萆薢渗湿汤加减	桃仁、红花+芎地芍归；萆薢渗湿作怪，赤苓苡米水气败，丹皮滑石川黄柏，泽泻通草渗透快
气虚血瘀，寒湿凝滞	肿胀久不消退，皮色苍白，青筋露出，舌淡有齿痕，苔薄白，脉沉涩	益气活血，通阳利水	补阳还五汤合阳和汤加减	补阳还五赤芍芎，归尾通经佐地龙，四两黄芪为主药，血中瘀滞用桃红；阳和熟地鹿角胶，姜炭肉桂麻芥草

考点39★★ 直肠癌（2020年版大纲新增考点）

【诊断】

（1）根据病史、体检、直肠指诊、影像学及内镜检查，95%以上的病人可做出准确诊断。直肠指诊是诊断直肠癌的最重要方法，对有便血、黏液便、大便习惯改变及大便变形者均应做直肠指诊。检查时应注意癌肿部位、大小、范围、固定程度、与周围器官关系、距肛缘的距离等。

（2）检查

①大便潜血检查：大规模普查或对高危人群结、直肠癌初筛的手段。

②内镜检查：根据需要做直肠镜、乙状结肠镜、纤维结肠镜或电子肠镜检查。

③影像学检查：钡剂或气钡灌肠 X 线检查；腹部或腔内 B 超检查；CT 检查；肿瘤标记物；根据需要做膀胱镜检查、阴道检查或腹股沟淋巴结检查。

【西医治疗】

（1）手术治疗：无手术禁忌证、可以切除的直肠癌应尽可能早期实施根治术。

（2）放射治疗：术前放疗可提高手术切除率；术后放疗用于手术不能达到目的、术后局部复发或晚期的病人。

（3）化疗：常用方案为 5-FU 加左旋咪唑或亚叶酸钙或联合铂类。

【中医辨证论治】

证型	证候	治法	方剂	组成
脾虚湿热	腹胀，食欲不振，便下脓血，里急后重，舌胖嫩苔黄腻，脉滑数	清热利湿，理气健脾	四妙散合白头翁汤加减	黄柏、苍术、牛膝、薏苡仁；秦连白柏（秦连伯伯）
湿热瘀毒	腹胀痛，拒按，矢气胀减，黏液脓血便，排便困难，舌红有瘀斑，苔黄，脉弦数	清热解毒，通腑化瘀，攻积祛湿	木香分气丸加减	木香、砂仁、丁香、檀香、香附、广藿香、陈皮、厚朴、枳实、豆蔻、莪术、山楂、白术、甘松、槟榔、甘草
脾肾寒湿	黏液血便，形体消瘦，面色㿠白，腹痛喜热，形寒肢冷，舌淡苔白，脉细	祛寒胜湿，健肺温肾	参苓白术散合吴茱萸汤加减	参苓白术扁豆陈，山药甘莲砂薏仁，桔梗上浮兼保肺，枣汤调服益脾神；吴茱萸、人参、生姜、大枣
肾阳不固，痰湿凝聚	腰膝酸软，四肢沉重，痰多，脓血黏液便，甚至脱肛，舌淡胖苔白滑腻，脉细濡	益肺补肾，祛湿化痰	导痰汤加减	二陈去梅加枳星，方名导痰消积饮，胸膈痞塞肋胀满，坐卧不安服之宁

考点 40 ★★湿疹

【诊断】

（1）急性湿疹：皮损呈多形性，对称分布，以头、面、四肢远端、阴囊等处多见，可泛发全身。自觉灼热、剧烈瘙痒。

（2）亚急性湿疹：皮损渗出较少，以丘疹、丘疱疹、结痂、鳞屑为主。有轻度糜烂，颜色较暗红。自觉瘙痒剧烈。

（3）慢性湿疹：皮损多局限于某一部位，境界清楚，有明显的肥厚浸润，表面粗糙，或呈苔藓样变，颜色褐红或褐色，常伴有丘疱疹、痂皮、抓痕。常反复发作，时轻时重，有阵发性瘙痒。

（4）血常规：嗜酸性粒细胞比例可增加。

【西医治疗】

（1）全身治疗：①抗组胺类药物：如扑尔敏、赛庚啶等。②镇静剂：如5%溴化钠、冬眠灵等。③非特异性脱敏疗法：10%葡萄糖酸钙或10%硫代硫酸钠、维生素C。④皮质类固醇激素。⑤抗生素应用：青霉素、大环内酯类抗生素、喹诺酮类抗生素。

（2）局部治疗

①急性湿疹：急性红肿，有大量浆液或脓液、或多或少的痂皮糜烂面和溃破面，宜用药湿敷，如醋酸铅、3%硼酸溶液、高锰酸钾溶液等；急性红肿，有丘疹、水疱，甚至脓疱疹，但无糜烂面或溢液，用干燥疗法，如用炉甘石洗剂或粉剂外搽。

②亚急性湿疹：炎症不显著或稍有溢液，宜用糊剂，如3%～5%糠馏油糊剂或含

有2%~5%的硫黄煤焦油糊剂、3%黑豆馏油等。

③慢性湿疹：常用5%~10%复方松馏油软膏、10%~20%黑豆馏油软膏、皮质类固醇激素乳剂等。

【中医辨证论治】

（1）内治法

证型	证候	治法	方剂	组成
湿热浸淫	皮损潮红灼热，瘙痒无休，身热，口渴，便干尿赤，舌红苔黄，脉滑	清热利湿	萆薢渗湿汤合三妙丸加减	萆薢渗湿湿作怪，赤苓苡米水气败，丹皮滑石川黄柏，泽泻通草渗透快；二妙散中苍柏兼，若云三妙牛膝添
脾虚湿蕴	皮损潮红，瘙痒，抓后糜烂渗出，纳少，便溏，舌淡胖苔白，脉弦缓	健脾利湿	除湿胃苓汤加减	除湿胃苓厚朴苍，陈泽赤苓猪苓尝；木通肉桂草灯心，白术防风滑栀襄
血虚风燥	皮损色暗或色素沉着，剧痒，皮损粗糙肥厚，口干不欲饮，舌淡苔白，脉弦细	养血润肤，祛风止痒	当归饮子加减	当归饮子治血燥，病因皆是血虚耗，四物荆防与芪草，首乌蒺藜最重要

（2）外治法

1）急性湿疹：①初期仅有潮红、丘疹，或少数水疱而无渗液时，外治宜清热利湿，避免刺激，可用苦参、黄柏、地肤子、荆芥等煎汤温洗以清热止痒。或用10%黄柏溶液、炉甘石洗剂外搽。②若水疱糜烂，渗出明显时，外治宜收敛、消炎，促进表皮恢复，可选用黄柏、生地榆、马齿苋、野菊花等煎汤外洗；或10%黄柏溶液、三黄洗剂等外洗、湿敷；或用青黛散麻油调敷。③后期滋水减少时，可选用黄连软膏、青黛膏外搽。

2）亚急性湿疹：外治以消炎、止痒、干燥、收敛为治疗原则，可用三黄洗剂、氧化锌油、10%生地榆氧化锌油、2%冰片外搽。

3）慢性湿疹：可用青黛膏、5%硫黄软膏、2%冰片等外搽。

考点41★★ 荨麻疹（2020年版大纲新增考点）

【诊断】

（1）突然发作，皮损为大小不等、形状不一的风团及水肿性斑块。皮疹时隐时现，发无定处，剧烈瘙痒，消退后不留痕迹。部分病人可有腹痛、腹泻、发热、关节痛等症状。严重者可有呼吸困难，甚至窒息。

（2）检查

①血液中嗜酸性粒细胞比例升高。

②梅毒血清试验、冷球蛋白和冷纤维蛋白原、冷溶血素和冰块试验对冷荨麻疹的

诊断有帮助。

③血沉、抗核抗体与血清补体测定、直接免疫荧光检查对有补体活化参与所致的荨麻疹诊断有帮助。

④血原虫、丝虫、尿液常规及培养、大便找虫卵或寄生虫等对荨麻疹的诊断有帮助。

【西医治疗】

（1）全身治疗

①抗组胺类药物：一般可选用扑尔敏、赛庚定、苯海拉明或息斯敏。慢性荨麻疹可选用安太乐，冷性荨麻疹可选用安替根等。

②肾上腺皮质激素：急性严重或顽固性病例可选用氢化可的松、氟美松等。一般不用于慢性荨麻疹。

③拟交感神经药：0.1%肾上腺素等用于严重的急性荨麻疹、喉头水肿及过敏性休克。

④维生素类：维生素C、P常与抗组胺类药同用，口服维生素K或维生素B_{12}对慢性荨麻疹有效。

⑤组胺球蛋白及肽酶可治疗慢性荨麻疹。

（2）局部治疗：外搽止痒洗剂如荷酚液、1%麝香草酚、2%碳酸等。

【中医辨证论治】

证型	证候	治法	方剂	组成
风寒束表	皮疹色白，遇风寒加重，恶寒怕冷，口不渴，舌淡红苔薄白，脉浮紧	疏风散寒，调和营卫	麻黄桂枝各半汤加减	麻黄、桂枝、芍药、杏仁、生姜、大枣、甘草
风热犯表	风团鲜红，灼热剧痒，遇热加重，得冷则减，舌红苔薄黄，脉浮数	疏风清热止痒	消风散加减	消风散内用荆防，蝉脱胡麻苦参苍，石知旁通归地草，风疹湿疹服之康
胃肠湿热	皮疹色红片大，瘙痒剧烈，腹痛，恶心呕吐，神疲纳呆，舌红苔黄腻，脉弦滑数	疏风解表，通腑泄热	防风通圣散加减	防风通圣大黄硝，荆芥麻黄栀芍翘，甘桔芎归膏滑石，薄荷芩术力偏饶
血虚风燥	反复发作，迁延日久，口干，手足心热，舌淡红少津，苔薄白，脉沉细	养血祛风，润燥止痒	当归饮子加减	当归饮子治血燥，病因皆是血虚耗，四物荆防与芪草，首乌蒺藜最重要

考点42★★ 甲状腺腺瘤（2020年版大纲新增考点）

【诊断】

多以颈前无痛性肿块为首发症状，常偶然发现。颈部出现圆形或椭圆形结节，质韧有弹性，表面光滑，边界清楚，无压痛，多为单发，随吞咽上下移动。多数病人无任何症状。腺瘤生长缓慢。当乳头状囊性腺瘤因囊壁血管破裂发生囊内出血时，肿瘤可在短期内迅速增大，局部出现胀痛，触痛，因张力较大，肿瘤质地较硬。肿物较大时可有压迫感，有时可压迫气管移位，但很少造成呼吸困难，罕见喉返神经受压表现。可引起甲亢及发生恶性变。

【西医治疗】

手术治疗。原则上应早期切除，行包括腺瘤的患侧甲状腺大部或部分切除。切除标本必须立即行冰冻切片检查，以判定有无恶变。

【中医辨证论治】

证型	证候	治法	方剂	组成
肝郁气滞	颈部肿块不红不热、不痛，烦躁易怒，胸胁胀满，苔白，脉弦	疏肝解郁，软坚化痰	逍遥散与海藻玉壶汤加减	逍遥散中当归芍，柴苓术草加姜薄；海藻玉壶带昆布，青陈半夏草贝母，川芎独活当归翘，化痰散结瘿瘤除
痰凝血瘀	颈部肿物疼痛，坚硬，气急气短，吞咽不利，舌暗红有瘀斑，脉细涩	活血化瘀，软坚化痰	海藻玉壶汤与神效瓜蒌散加减	海藻玉壶汤同上；瓜蒌、当归、乳香、没药、甘草
肝肾亏虚	颈部肿块柔韧，急躁易怒，手颤，月经不调，舌红苔薄，脉弦	养阴清火，软坚散结	知柏地黄丸与海藻玉壶汤加减	地八山山四，丹苓泽泻三＋知母、黄柏；海藻玉壶汤同上

Ⅲ 妇产科疾病

考点43★★排卵障碍性异常子宫出血

【诊断】

（1）详细了解相关病史；表现为月经周期、经期、经量异常；检查是否有贫血、甲减、甲亢、多囊卵巢综合征、出血性疾病的阳性体征，完善妇科检查以确诊。

（2）检查：①血液测定。②尿妊娠试验或血 HCG 检测：应除外妊娠及妊娠相关疾病。③盆腔 B 超检查：明确有无宫腔内占位病变及其他生殖道器质性病变等。④基础体温测定：基础体温呈单相型提示无排卵，黄体功能不足时显示双相型，高温相9~11天，子宫内膜脱落不全时呈双相型但下降缓慢。⑤诊断性刮宫：止血；明确子宫内膜病理诊断。⑥宫腔镜检查：诊断宫腔病变。⑦激素测定：黄体中期测孕酮呈卵泡期水平为无排卵；在早卵泡期测血 LH、FSH、PRL、E_2、T、TSH 水平，以了解无排卵的病因。⑧宫颈细胞学检查：排除宫颈癌及癌前病变。

【西医治疗】

（1）治疗原则：出血期止血并纠正贫血，血止后调整周期预防子宫内膜增生和 AUB 突发，有生育要求者促排卵治疗。青春期以止血、调整周期为主；生育期以止血、调整周期和促排卵为主；绝经过渡期患者以止血、调整周期、减少经量、防止子宫内膜病变为原则。

（2）一般治疗：贫血者应补充铁剂、维生素C、蛋白质，严重者需输血。流血时间长者，给予抗生素预防感染。

（3）药物治疗

无排卵性异常子宫出血：①止血：性激素联合用药，雌激素，孕激素，雄激素等。②调整月经周期：雌、孕激素序贯法，雌、孕激素联合法，后半周期疗法，宫内孕激素释放系统。③促进排卵：氯米芬，促性腺激素，促性腺激素释放激素。④手术治疗：刮宫术，子宫内膜切除术，子宫切除术。

排卵性异常子宫出血：①黄体功能不足：促进卵泡发育（低剂量雌激素如妊马雌酮或戊酸雌二醇）、氯米芬，促进LH峰形成（肌注HCG），黄体功能刺激疗法（肌注HCG），黄体功能替代疗法（肌注黄体酮），黄体功能不足合并高催乳素血症的治疗（溴隐亭）。②子宫内膜不规则脱落：孕激素，绒促性素。

【中医辨证论治】

（1）崩漏

证型		证候	治法	方剂	组成
血热	虚热	经乱无期，量少淋漓不净，色鲜红质稠，便干，舌红少苔，脉细数	滋阴清热，止血调经	保阴煎合生脉散加阿胶	保阴煎中两地芩，柏草山药续断行；人参、麦冬、五味子+阿胶
	实热	经血非时暴下，色深质稠，口渴烦热，舌红苔黄，脉滑数	清热凉血，止血调经	清热固经汤加沙参、麦冬	清热固经棕炭芩，焦栀三地藕龟寻；牡蛎胶草清血热，淋漓血崩热盛因+沙参、麦冬
肾虚	肾阳虚	经量多，色淡质清，畏寒肢冷，腰腿酸软，小便清长，舌淡暗苔白润，脉沉迟无力	温肾固冲，止血调经	右归丸去肉桂，加艾叶炭、补骨脂、黄芪	右归丸中地附桂，山药茱萸菟丝归，杜仲鹿胶枸杞子，益火之源此方魁；去肉桂，加艾叶炭、补骨脂、黄芪
	肾阴虚	经乱无期，淋漓不净，色鲜红质稠，头晕耳鸣，腰膝酸软，舌红少苔，脉细数	滋肾养阴，调经止血	左归丸去牛膝合二至丸	左归丸内山药地，萸肉枸杞与牛膝，菟丝龟鹿二胶合，补阴填精功效奇；二至丸用女贞子，配伍旱莲等分比；去牛膝
脾虚		经血非时暴下，淋漓不止，色淡质稀，倦怠懒言，面白肢肿，舌淡胖苔薄白，脉缓无力	补气摄血，固冲调经	固本止崩汤合举元煎	固本止崩参术芪，黑姜当归功熟地；举元煎中用参芪，白术升麻灸草宜

续表

证型	证候	治法	方剂	组成
血瘀	经血骤然而下，色暗质稠，夹有血块，小腹胀痛，舌紫暗苔薄白，脉涩	活血化瘀，止血调经	逐瘀止血汤	生地黄、大黄、赤芍、牡丹皮、当归尾、枳壳、龟甲、桃仁

（2）月经不调

	证型	证候	治法	方剂	组成
排卵性月经过多（月经过多）	气虚	经行量多，色淡红，质稀，肢倦神疲，气短懒言，面色白，小腹空坠，舌淡苔薄，脉缓弱	补气升提，固冲止血	安冲汤加升麻	白术、生黄芪、生龙骨、生牡蛎、大生地、生杭芍、海螵蛸、茜草、川续断+升麻
	血热	经行量多，色深红，质黏稠，口渴心烦，溲黄便结，舌红苔黄，脉滑数	清热凉血，固冲止血	保阴煎加炒地榆、槐花	保阴煎中两地芩，柏草山药续断行+炒地榆、槐花
	血瘀	经行量多，色紫暗，质稠，有血块，经行腹痛，块下痛减，舌紫暗，脉涩有力	活血化瘀，固冲止血	桃红四物汤加三七、茜草、蒲黄	芎地芍归+三七、茜草、蒲黄
黄体功能不足（月经先期）	脾气虚弱	月经提前，色淡质稀，神疲肢倦，面色萎黄，气短懒言，小腹空坠，食少纳差，舌淡，脉缓弱	健脾益气，固冲调经	补中益气汤	补中益气芪术陈，升柴参草当归身
	肾气不固	月经周期提前，量少，色淡暗，质稀薄，腰膝酸软，头晕耳鸣，夜尿频多，舌淡暗苔薄白，脉沉细	补肾益气，固冲调经	固阴煎	人参、熟地、山药、山茱萸、远志、炙甘草、五味子、菟丝子
	阳盛血热	月经提前，量多，经色深红，质稠，面红赤，心烦口渴，溲黄便结，舌红苔黄，脉滑数	清热降火，凉血调经	清经散	丹皮、地骨皮、白芍、青蒿、黄柏、熟地、茯苓
	肝郁血热	月经提前，量或多或少，色深红，质稠有块，经行不畅，乳房胀痛，胸胁胀满，舌红苔薄黄，脉弦数	疏肝解郁，清热调经	丹栀逍遥散	逍遥散中当归芍，柴苓术草加姜薄+牡丹皮、栀子
	阴虚血热	月经先期，量少，色鲜红，手足心热，咽干口燥，潮热盗汗，舌红少苔，脉细数	养阴清热，固冲调经	两地汤	大生地、玄参、白芍药、麦冬肉、地骨皮、阿胶

续表

	证型	证候	治法	方剂	组成
子宫内膜不规则脱落（经期延长）	气虚	行经时间延长，量多，色淡质稀，气短懒言，小腹空坠，面白，舌淡苔薄白，脉缓弱	补气摄血，固冲调经	举元煎	举元煎中用参芪，白术升麻炙草宜
	虚热	行经时间延长，量少，色鲜红，质稍稠，口燥咽干，手足心热，两颧潮红，舌红少苔，脉细数	养阴清热，凉血调经	两地汤合二至丸	大生地、玄参、白芍药、麦冬肉、地骨皮、阿胶；二至丸用女贞子，配伍旱莲等分比
	湿热蕴结	行经时间延长，量少，色深红，质稠，平时带下量多，色黄臭秽，小便短赤，大便黏滞，舌红苔黄腻，脉滑数	清热利湿，止血调经	固经丸	黄芩、白芍、龟甲、黄柏、椿树根皮、黄柏
	血瘀	经来淋漓不净，经量时多时少，经行不畅，色暗有块，小腹疼痛拒按，舌紫暗，脉弦涩	活血化瘀，固冲调经	桃红四物汤合失笑散	芎地芍归；五灵脂、蒲黄

（3）排卵期出血（经间期出血）

证型	证候	治法	方剂	组成
肾阴虚	经间期少量出血，色鲜红，质稠，腰膝酸软，头晕耳鸣，手足心热，舌红少苔，脉细数	滋肾养阴，固冲止血	加减一阴煎	一阴煎是景岳方，麦冬芍药二地黄，丹参膝草或杜仲，滋阴清热保安康
湿热	经间期少量阴道流血，色深红，质稠，平时带下量多，色黄，质黏腻，小腹时痛，小便短赤，舌红苔黄腻，脉滑数	清热除湿，凉血止血	清肝止淋汤去阿胶、红枣，加茯苓、炒地榆	白芍、当归、生地、粉丹皮、黄柏、牛膝、香附、小黑豆+茯苓、炒地榆
脾气虚	经间期少量出血，色淡，质稀，神疲肢倦，气短懒言，食少腹胀，舌淡苔薄，脉缓弱	健脾益气，固冲摄血	归脾汤	归脾汤用术参芪，归草茯神远志随，酸枣木香龙眼肉，煎加姜枣益心脾
血瘀	经间期少量出血，血色紫暗，有块，小腹疼痛拒按，舌紫暗，脉涩有力	活血化瘀，理血归经	逐瘀止血汤	生地黄、大黄、赤芍、牡丹皮、当归尾、枳壳、龟甲、桃仁

（4）稀发排卵（月经后期，月经过少）

参照"闭经"治疗。

考点 44 ★★ 阴道炎症（2020 年版大纲新增考点）

【诊断】

（1）滴虫性阴道炎：有不洁性交史或滴虫污染源接触史。白带多，呈灰黄色稀薄泡沫状。阴道分泌物中找到滴虫即可确诊。

（2）外阴阴道假丝酵母菌病：有长期服用避孕药及抗生素史，妊娠期妇女，有糖尿病史及不洁性接触史等。白带多，呈凝乳状或豆渣样。阴道分泌物镜检找到芽胞或假菌丝即可诊断。

（3）细菌性阴道病：灰白色、均质、稀薄、腥臭味白带。阴道 pH＞4.5（pH 多为 5.0～5.5）。胺臭味试验阳性或分泌物加生理盐水见到＞20% 的线索细胞。

（4）萎缩性阴道炎：多见于自然绝经、人工绝经的妇女，或其他原因引起的雌激素水平不足者。阴道分泌物增多及外阴瘙痒、灼热感。阴道分泌物 pH 值增高，雌激素水平明显低下。

【西医治疗】

	全身用药	局部用药
滴虫性阴道炎	甲硝唑片；初次可单次口服甲硝唑或替硝唑 2g	0.5%～1% 乳酸或醋酸，或 1∶5000 高锰酸钾溶液冲洗阴道；甲硝唑 200mg，于阴道冲洗后或每晚塞入阴道一次，10 日为一个疗程
外阴阴道假丝酵母菌病	伊曲康唑、氟康唑口服	2%～3% 苏打液冲洗外阴及阴道，或坐浴；克霉唑、咪康唑、制霉菌素栓等局部外用
细菌性阴道病	甲硝唑、替硝唑	甲硝唑栓或 2% 克林霉素软膏
萎缩性阴道炎	己烯雌酚片或尼尔雌醇口服	1% 乳酸或 0.5% 醋酸，或 1∶5000 高锰酸钾溶液，冲洗阴道；己烯雌酚片 0.25～0.5mg 或甲硝唑放入阴道，1 次/日，共 7～10 天

【中医辨证论治】

证型	证候	治法	方剂	组成
肝经湿热	带下量多，色白，呈泡沫状，头晕目胀，少腹胀痛，舌红苔黄腻，脉弦数	清热利湿，杀虫止痒	龙胆泻肝汤加苦参、百部、蛇床子	龙胆泻肝栀芩柴，生地车前泽泻偕，木通甘草当归合，肝经湿热力能排＋苦参、百部、蛇床子
湿虫滋生	阴部瘙痒，灼热疼痛，带下量多，色黄呈泡沫状，小便黄赤，舌红苔黄腻，脉滑数	清热利湿，解毒杀虫	萆薢渗湿汤加苦参、防风	萆薢渗湿湿作怪，赤苓苡米水气败，丹皮滑石川黄柏，泽泻通草渗透快＋苦参、防风

考点 45 ★ 盆腔炎性疾病

【诊断】

（1）最低标准：子宫颈举痛或子宫压痛或附件压痛。

(2) 附加标准：体温>38.3℃；子宫颈异常黏液脓性分泌物；阴道分泌物涂片见到大量白细胞；红细胞沉降率升高；血C反应蛋白升高；实验室证实的子宫颈淋病奈瑟菌或衣原体阳性。

(3) 特异标准：子宫内膜活检组织学证实子宫内膜炎；阴道超声或磁共振检查显示输卵管增粗、输卵管积液，伴或不伴有盆腔积液、输卵管卵巢肿块，以及腹腔镜检查发现PID征象。

【西医治疗】

(1) 药物治疗：抗生素。

(2) 手术治疗。

(3) 物理疗法：常用的有短波疗法、超短波疗法、离子透入疗法、蜡疗等。

【中医辨证论治】

证型	证候	治法	方剂	组成
热毒炽盛	高热腹痛，恶寒或寒战，下腹疼痛拒按，咽干口苦，便秘尿赤，舌红苔黄腻，脉滑数	清热解毒，凉血化瘀	五味消毒饮合大黄牡丹汤	五味消毒疗诸疗，银花野菊蒲公英，紫花地丁天葵子，煎加酒服效非轻；金匮大黄牡丹汤，桃仁芒硝瓜子襄
湿热瘀结	下腹部疼痛拒按，带下量多、色黄、质稠、味臭秽，舌红有瘀点，苔黄厚，脉弦滑	清热利湿，化瘀止痛	仙方活命饮加薏苡仁、冬瓜仁	仙方活命金银花，防芷归陈草芍加，贝母天花兼乳没，穿山皂刺酒煎佳+薏苡仁、冬瓜仁
寒湿瘀阻	少腹冷痛，得温则舒，月经后期，量少色暗有块，白带增多，舌暗苔白腻，脉沉迟	温经散寒，化瘀散结	少腹逐瘀汤	少腹茴香与炒姜，元胡灵脂没当，蒲黄官桂赤芍药，调经种子第一方
气滞血瘀	少腹胀或刺痛，带下增多，经行腹痛，经前乳胀，舌暗有瘀点，苔薄，脉弦弱	理气活血，消癥散结	膈下逐瘀汤	膈下逐瘀桃牡丹，赤芍乌药玄胡甘，归芎灵脂红花壳，香附开郁血亦安
气虚血瘀	下腹部疼痛，经血量多有块，带下量多，疲乏无力，食少纳呆，舌淡暗苔薄，脉弦涩无力	益气健脾，化瘀散结	理冲汤	黄芪、党参、白术、山药、天花粉、知母、三棱、莪术、鸡内金

考点46★先兆流产

【诊断】

(1) 诊断要点：有无停经史，有无阴道流血及腹痛。

(2) 检查

①B型超声：子宫大小与停经周数相符，宫内可见妊娠囊或胚胎，可观察到胎动

和胎心搏动等，胚胎或胎儿存活。

②尿血HCG测定：HCG试纸检测尿液，可快速明确是否妊娠。血β-HCG动态测定，有助于妊娠的诊断及判断预后。

【西医治疗】

（1）适当休息，禁止性生活。

（2）黄体功能不全的患者，肌注黄体酮、绒毛膜促性腺激素，也可口服维生素E。甲状腺功能低下者，可口服小剂量甲状腺片。

（3）经治疗症状不缓解或加重者，应进行B超及血HCG测定，根据情况，给予相应处理。

【中医辨证论治】

证型	证候	治法	方剂	组成
肾虚	妊娠期，阴道少量出血，色淡红，腰酸腹坠痛，头晕耳鸣，小便清长，舌淡苔白，脉沉滑尺弱	补肾益气，固冲安胎	寿胎丸加党参、白术	寿胎丸中用菟丝，寄生续断阿胶施＋党参、白术
气血虚弱	妊娠期，阴道少量出血，色淡质稀，面色㿠白，心悸气短，舌淡苔薄白，脉细滑无力	益气养血，固肾安胎	胎元饮	人参归芍胎元饮，杜仲熟地白术迎，再加陈皮炙甘草，固肾补胎功效灵
血热	妊娠期，阴道少量出血，色深红，渴喜冷饮，便秘溲赤，舌红苔黄，脉滑数	清热养血，固冲安胎	保阴煎	保阴煎中两地芩，柏草山药续断行
血瘀	妊娠期，阴道少量流血，色暗质黏，小腹疼痛拒按，舌有瘀斑，脉弦滑	活血消癥，补肾安胎	桂枝茯苓丸合寿胎丸加减	金匮桂枝茯苓丸，桃仁芍药和牡丹；寿胎丸中用菟丝，寄生续断阿胶施
外伤	妊娠期，跌仆闪挫，或劳累过度，致阴道少量出血，腰酸，小腹坠痛，脉滑无力	益气养血，固肾安胎	加味圣愈汤	东垣方中有圣愈，四物汤内加参芪，气虚血弱均能补，经期量多总能医

考点47★★异位妊娠

【诊断】

（1）输卵管妊娠未发生流产或破裂前，临床表现不明显，应结合辅助检查以确诊。

（2）检查

①血β-HCG定量：异位妊娠时该值通常低于同期正常宫内妊娠。

②血孕酮测定：对预测异位妊娠意义不大。

③超声检查：有助于诊断异位妊娠，阴道超声优于腹部超声。超声与血β-HCG结合对确诊帮助很大。

④阴道后穹隆穿刺：适用于疑有腹腔内出血的患者，可抽出不凝血液。

⑤腹腔镜检查术：不再是诊断的"金标准"。目前很少作为检查手段，更多作为手术治疗。

【西医治疗】

（1）手术治疗：保守手术（保留患侧输卵管）和根治手术（切除患侧输卵管）。

（2）化学药物治疗：常用甲氨蝶呤。常用剂量 0.4mg/（kg·d），肌肉注射，5 天一疗程。

【中医辨证论治】

证型		证候	治法	方剂	组成
未破损期		停经后可有早孕反应，双合诊可触及一侧附件有软性包块，有压痛，尿妊娠试验为阳性，脉弦滑	活血祛瘀，消癥杀胚	宫外孕Ⅱ号方加紫草、蜈蚣、水蛭、天花粉	丹参、赤芍、桃仁、三棱、莪术、蜈蚣、全蝎、紫草、水蛭、天花粉
已破损期	休克型	停经后突发下腹一侧剧痛，面色苍白，四肢厥逆，恶心呕吐，血压下降，脉细数无力	回阳救逆，益气固脱	参附汤合生脉散加黄芪、柴胡、白术	人参、附子；生脉麦味与人参+黄芪、柴胡、白术
	不稳定型	停经后下腹一侧轻微疼痛反复发作，一侧附件混合性囊性占位，宫内未见孕囊，舌淡暗苔薄白，脉细滑	益气化瘀，消癥杀胚	宫外孕Ⅰ号方加党参、黄芪、紫草、蜈蚣、天花粉	赤芍、丹参、桃仁+党参、黄芪、紫草、蜈蚣、天花粉
	包块型	妊娠破损日久，腹痛减轻或消失，一侧附件混合性囊性占位，舌暗苔薄白，脉涩	活血化瘀，消癥散结	理冲汤加土鳖虫、水蛭、炙鳖甲	黄芪、党参、白术、山药、天花粉、知母、三棱、莪术、鸡内金+土鳖虫、水蛭、炙鳖甲

考点 48 ★★ 子宫肌瘤（2020 年版大纲新增考点）

【诊断】

（1）根据病史、体征及辅助检查可确诊。

（2）B 超能区分子宫肌瘤与其他盆腔肿块。MRI 可准确判断肌瘤大小、数目和位置。如有需要，还可选择宫腔镜、腹腔镜、子宫输卵管造影术等协助诊断。

【西医治疗】

（1）药物：雄激素、促性腺激素释放激素类似物、米非司酮。

（2）介入治疗。

（3）手术治疗：肌瘤摘除术，子宫切除术。

【中医辨证论治】

证型	证候	治法	方剂	组成
气滞血瘀	小腹包块坚硬,经行不畅,经前乳房胀痛,小腹刺痛,舌有瘀点苔薄,脉弦涩	行气活血,化瘀消癥	膈下逐瘀汤	膈下逐瘀桃牡丹,赤芍乌药玄胡甘,归芎灵脂红花壳,香附开郁血亦安
痰湿瘀阻	小腹有包块,月经,量多有块,色紫暗,脘痞多痰,形体肥胖,舌胖紫暗白腻,脉沉滑	化痰除湿,活血消癥	苍附导痰丸加丹参、水蛭	苍附导痰叶氏方,陈苓神曲夏姜南,甘草枳壳行气滞,痰浊经闭此方商 + 丹参、水蛭
湿热瘀阻	小腹包块,疼痛拒按,经行量多,色红有血块,腰骶酸痛,发热,带下色黄臭,舌红苔黄腻,脉滑数	清热利湿,活血消癥	大黄牡丹汤加红藤、败酱草、石见穿、赤芍	金匮大黄牡丹汤,桃仁芒硝瓜子襄 + 红藤、败酱草、石见穿、赤芍
气虚血瘀	小腹包块,小腹空坠,月经量多,色淡质稀有块,面色无华,气短懒言,舌淡暗有瘀点,脉细涩	益气养血,消癥散结	理冲汤加桂枝、山慈菇、煅龙牡	黄芪、党参、白术、山药、天花粉、知母、三棱、莪术、鸡内金 + 桂枝、山慈菇、煅龙牡
肾虚血瘀	小腹包块,月经量少,色紫暗,有血块,腰酸膝软,头晕耳鸣,舌淡暗有瘀点,脉沉涩	补肾活血,消癥散结	金匮肾气丸合桂枝茯苓丸	肾气丸补肾阳虚,地黄山药及茱萸,苓泽丹皮合桂附,水中生火在温煦;金匮桂枝茯苓丸,桃仁芍药和牡丹

Ⅳ 儿科疾病

考点49★★★小儿肺炎

【诊断】

(1) 根据临床有发热、咳嗽、气促或呼吸困难,肺部有较固定的中、细湿啰音,一般不难诊断。胸片有斑片影,可协助诊断。

(2) 检查

①外周血检查:细菌性肺炎时,白细胞总数和中性粒细胞多增高,甚至可见核左移,胞浆有中毒颗粒;病毒性肺炎时,白细胞总数正常或降低,淋巴细胞增高,偶见异型淋巴细胞。细菌感染时,C反应蛋白(CRP)浓度上升。

②病原学检查:细菌培养可明确病原菌;病毒分离阳性率高,但时间长,不能做早期诊断;急性期特异性IgM测定有早期诊断价值;急性期与恢复期双份血清特异性IgG检测4倍以上增高或降低,对诊断有重要意义。

③血气分析:重症肺炎有呼吸困难的患儿,可做PaO_2、$PaCO_2$及血pH测定。

④X线检查:支气管肺炎可见点状或小斑片状肺实质浸润阴影;也可见大片状浸

润影。肺不张可见均匀致密的阴影，肺纹理消失；肺气肿可见病侧肋间距较大，透明度增强；并发脓胸可见肋膈角变钝，积液多可见一片致密阴影，肋间隙增大，纵隔、心脏向健侧移位；肺大泡可见完整的薄壁、多无液平面的大泡影。

【西医治疗】

（1）病因治疗

病因	治疗
细菌感染	①肺炎球菌感染，首选青霉素或羟氨苄青霉素。②金黄色葡萄球菌感染，甲氧西林敏感者首选苯唑西林钠或氯唑西林钠，耐药者用万古霉素或联用利福平。③流感嗜血杆菌感染，首选阿莫西林加克拉维酸（或加舒巴坦）。④大肠杆菌和肺炎杆菌感染，首选头孢曲松或头孢噻肟。⑤若绿脓杆菌肺炎首选替卡西林加克拉维酸。⑥肺炎支原体、衣原体感染，选用大环内酯类抗生素，如红霉素、罗红霉素、阿奇霉素等
病毒感染	三氮唑核苷（病毒唑）

（2）对症治疗：①氧疗。②保持呼吸道通畅。③腹胀的治疗：低钾血症引起者及时补钾。中毒性肠麻痹者应禁食，胃肠减压，用酚妥拉明加10%葡萄糖液。④肺炎合并心力衰竭的治疗：镇静，给氧，增强心肌收缩力，减慢心率，增加心搏出量，减轻心脏负荷。⑤糖皮质激素的应用。⑥治疗并发症。

【中医辨证论治】

	证型	证候	治法	方剂	组成
常证	风寒闭肺	恶寒发热，无汗，痰白而稀，口不渴，舌苔薄白，脉浮紧	辛温开闭，宣肺止咳	华盖散加减	华盖杏甘配麻黄，苏子陈皮茯苓桑
	风热闭肺	发热恶风，微汗出，咳嗽气急，口渴咽红，舌红苔薄黄，脉浮数	辛凉开闭，清肺止咳	银翘散合麻杏甘石汤加减	银翘散主上焦疴，竹叶荆蒡豉薄荷，甘桔芦根凉解法；麻杏甘石
	痰热闭肺	发热，烦躁，咳嗽喘促，面赤口渴，胸闷胀满，泛吐痰涎，舌红苔黄腻，脉弦滑	清热涤痰，开肺定喘	五虎汤合葶苈大枣泻肺汤加减	五虎汤清热定喘，细茶入麻杏石甘；葶苈子、大枣
	毒热闭肺	高热持续，咳嗽剧烈，气急鼻扇，喘憋，面赤唇红，烦躁口渴，舌红苔黄，脉滑数	清热解毒，泻肺开闭	黄连解毒汤合麻杏甘石汤加减	芩连柏栀；麻杏甘石
	阴虚肺热	干咳少痰，低热盗汗，面色潮红，五心烦热，舌红乏津，少苔，脉细数	养阴清肺，润肺止咳	沙参麦冬汤加减	沙参麦冬扁豆桑，玉竹花粉甘草囊，秋燥耗津伤肺胃，咽痛干咳最堪尝

续表

	证型	证候	治法	方剂	组成
常证	肺脾气虚	咳嗽无力，喉中痰鸣，面白少华，动辄汗出，食欲不振，便溏，舌淡苔薄白，脉细无力	补肺健脾，益气化痰	人参五味子汤加减	人参五味汤法良，苓术甘草姜枣藏，再加麦冬养肺胃，敛肺止咳保安康
	心阳虚衰	面色苍白，口唇青紫，呼吸困难，四肢厥冷，烦躁不安	温补心阳，救逆固脱	参附龙牡救逆汤加减	参附龙牡救逆汤，白芍炙草合成方，心阳虚衰肢厥冷，回阳救逆效速良
变证	邪陷厥阴	壮热烦躁，神昏谵语，口噤项强，指纹青紫可达命关	平肝息风，清心开窍	羚角钩藤汤合牛黄清心丸加减	羚角钩藤菊花桑，地芍贝茹茯草襄，凉肝息风又养阴，肝热生风急煎尝；牛黄清心丸最精，芩连栀子郁砂用，热入心包神昏迷，清热开窍亦治惊

考点50★★★小儿腹泻病

【诊断】

(1) 根据发病季节、病史、临床表现和大便性状易于做出诊断。

(2) 检查

①大便常规检查：大便显微镜检查，注意有无脓细胞、白细胞、红细胞及吞噬细胞，有无虫卵、寄生虫、真菌孢子和菌丝。

②血常规检查：病毒性肠炎白细胞总数一般不增高，50%以上的患儿有杆状核增高，杆状核>10%，有助于细菌感染的诊断。

③大便培养：对确定腹泻病原有重要意义。

④大便乳胶凝集实验：对某些病毒性肠炎有诊断价值，如轮状病毒、肠道腺病毒。

⑤血生化检查：对腹泻较重的患儿，应及时检查pH、二氧化碳结合力等。

【西医治疗】

(1) 饮食疗法：母乳喂养的患儿可继续母乳喂养；混合喂养或人工喂养的患儿，用稀释牛奶或奶制品喂养，逐渐恢复正常饮食；儿童则采用半流质易消化饮食，然后恢复正常饮食；严重呕吐者暂禁食，但不禁水，后由少到多、由稀到稠逐渐恢复正常饮食。病毒性肠炎可采用去乳糖饮食。

(2) 液体疗法：①口服补液。②静脉补液：定性，定量，定速，纠正酸中毒，补钾。

(3) 药物治疗：①控制感染：病毒性及非侵袭性细菌所致，选微生态制剂和肠黏膜保护剂；重症患儿、新生儿、小婴儿和免疫功能低下的患儿选抗生素；黏液、脓血便患者选第三代头孢菌素类、氨基糖苷类抗生素。②微生态疗法：常用双歧杆菌、嗜乳酸杆菌等菌制剂。③肠黏膜保护剂：如蒙脱石粉。④补锌治疗。

（4）迁延性和慢性腹泻病的治疗：①液体疗法。②营养疗法。③药物疗法：慎用抗生素，补充微量元素与维生素。

【中医辨证论治】

	证型	证候	治法	方剂	组成
常证	风寒泻	大便清稀，夹有泡沫，肠鸣腹痛，恶寒发热，咳嗽，舌淡苔薄白，脉浮紧	疏风散寒，化湿和中	藿香正气散加减	藿香正气大腹苏，甘桔陈苓芷术朴，夏曲加入姜枣煎，外寒内湿均能除
	湿热泻	大便水样，泻下急迫，气味秽臭，纳呆，呕恶，发热口渴，舌红苔黄腻，脉滑数	清肠解热，化湿止泻	葛根黄芩黄连汤加减	葛根黄芩黄连汤，甘草四般治二阳
	伤食泻	大便稀溏，夹有食物残渣，气味酸臭，脘腹胀满，不思乳食，苔厚腻，脉滑实	消食化滞，运脾和胃	保和丸加减	保和山楂莱菔曲，夏陈茯苓连翘齐
	脾虚泻	大便稀溏，食后作泻，神疲倦怠，面色萎黄，纳呆，舌淡苔白，脉缓弱	健脾益气，助运止泻	参苓白术散加减	参苓白术扁豆陈，山药甘莲砂薏仁，桔梗上浮兼保肺，枣汤调服益脾神
	脾肾阳虚泻	久泻不止，大便清稀，澄澈清冷，完谷不化，形寒肢冷，舌淡苔白，脉细弱	温补脾肾，固涩止泻	附子理中汤合四神丸加减	附子理中温中阳，人参干姜术草帮；四神故纸吴茱萸，肉蔻五味四般齐，大枣生姜同煎合，五更肾泻最相宜
变证	气阴两伤	泻下过度，质稀如水，精神不振，皮肤干燥，舌红少津，少苔，脉细数	益气养阴，酸甘敛阴	人参乌梅汤加减	人参乌梅淮山药，木瓜莲肉炙甘草；气阴两伤因泻迫，酸甘并用补中焦
	阴竭阳脱	泻下不止，次频量多，面色苍白，精神萎靡，四肢厥冷，舌淡无津，脉沉细欲绝	挽阴回阳，救逆固脱	生脉散合参附龙牡救逆汤加减	生脉麦味与人参；参附龙牡救逆汤，白芍炙草合成方，心阳虚衰肢厥冷，回阳救逆效速良

考点51★水痘

【诊断】

（1）典型水痘根据流行病学资料、临床表现，尤其皮疹形态、分布特点，即可确诊。

（2）检查

①血常规：白细胞总数正常或稍低。

②疱疹刮片：瑞氏染色见多核巨细胞，苏木素-伊红染色可见细胞核内包涵体。

③病毒分离：仅用于非典型病例。

④血清学检测：水痘病毒特异性IgM抗体或双份血清特异性IgG抗体4倍以上升高可协助诊断。

【西医治疗】

(1) 对症治疗：皮肤瘙痒可局部应用炉甘石洗剂。

(2) 抗病毒治疗：阿昔洛韦、α-干扰素。继发皮肤细菌感染时加用抗菌药物。禁用糖皮质激素。

【中医辨证论治】

证型	证候	治法	方剂	组成
邪郁肺卫	微热，鼻塞流涕，偶有轻咳，疱疹壁薄，疱浆清亮，痘疹稀疏，舌淡苔薄白，脉浮数	疏风清热，解毒利湿	银翘散加减	银翘散主上焦疴，竹叶荆蒡豉薄荷，甘桔芦根凉解法
毒炽气营	壮热烦躁，口渴引饮，口舌生疮，痘疹密布，便结溲赤，舌红绛苔黄糙，脉洪数	清气凉营，化湿解毒	清胃解毒汤加减	清胃解毒升麻连，生地丹皮膏芩掺

考点52★★ 流行性腮腺炎（2020年版大纲新增考点）

【诊断】

(1) 根据流行病学史、接触史以及腮腺肿大疼痛的表现，不难诊断。

(2) 检查

①血清和尿液中淀粉酶的测定：90%患儿发病早期有血清淀粉酶和尿淀粉酶增高，有助于诊断。

②血清学检查：IgM抗体可作为近期感染的诊断依据；应用PCR技术检测腮腺炎病毒RNA，可提高可疑患者的诊断率。

(3) 病毒分离：可分离出腮腺炎病毒。

【西医治疗】

(1) 对高热患儿可采用物理降温或使用解热药。

(2) 严重头痛和并发睾丸炎者可酌情使用止痛药。

(3) 合并睾丸炎时，用丁字带托住阴囊。

(4) 对并发脑膜脑炎、心肌炎的患儿，可短期应用氢化可的松。

(5) 合并胰腺炎时应禁食，静脉输液加用抗生素，也可使用干扰素。

【中医辨证论治】

证型		证候	治法	方剂	组成
常证	邪犯少阳	轻微发热，一侧或双侧耳下腮部漫肿疼痛，边缘不清，咀嚼不便，舌红苔薄白，脉浮数	疏风清热，散结消肿	柴胡葛根汤加减	柴胡、天花粉、干葛、黄芩、桔梗、连翘、牛蒡子、石膏、甘草、升麻
	热毒蕴结	高热不退，两侧腮部肿胀疼痛，口渴引饮，烦躁不安，舌红苔黄，脉滑数	清热解毒，软坚散结	普济消毒饮加减	普济消毒芩连鼠，玄参甘桔蓝根侣，升柴马勃连翘陈，僵蚕薄荷为末咀，或加人参及大黄，大头天行力能御
变证	邪陷心肝	腮肿，壮热不退，头痛项强，嗜睡，重者昏迷，惊厥，舌绛苔黄，脉数	清热解毒，息风开窍	清瘟败毒饮加减	清瘟败毒生石膏，知母生地桔牛角，芩连栀子丹竹叶，玄参赤芍翘甘草
	毒窜睾腹	腮部肿胀渐消，男性一侧或两侧睾丸肿胀疼痛，女性一侧或两侧少腹疼痛，伴发热，舌红苔黄，脉数	清肝泻火，活血止痛	龙胆泻肝汤加减	龙胆泻肝栀芩柴，生地车前泽泻偕，木通甘草当归合，肝经湿热力能排

考点53★★ 手足口病（2020年版大纲新增考点）

【诊断】

（1）病前1~2周有手足口病接触史。急性起病，发热，口腔黏膜出现散在疱疹，手、足和臀部出现斑丘疹、疱疹，疱疹周围可有炎性红晕，疱内液体较少。伴咳嗽、流涕、食欲不振等。部分病例仅表现为皮疹或疱疹性咽峡炎。当患儿出现持续高热不退，精神差，呕吐，肢体抖动，倦怠乏力，呼吸、心率增快，出冷汗，末梢循环不良时即为重症病例。

（2）检查

①血常规：淋巴细胞和单核细胞比值相对增高。

②病原学：肠道病毒（CoxA16、EV71等）特异性核酸检测阳性，或分离出肠道病毒。

③血清学：急性期与恢复期血清 CoxA16、EV71 等肠道病毒抗体有4倍以上升高。

【西医治疗】

（1）普通病例：①注意隔离，避免交叉感染。适当休息，清淡饮食，做好口腔和皮肤护理。②对症治疗：高热者给予物理降温，必要时给予解热镇痛剂。

（2）重症病例

①神经系统受累：控制颅高压；糖皮质激素治疗（甲基泼尼松龙、氢化可的松）；静脉注射丙种球蛋白；降温、镇静、止惊。

②呼吸、循环衰竭：保持呼吸道通畅，吸氧；监测呼吸、心率、血压和血氧饱

度；机械通气；米力农、多巴胺、多巴酚丁胺等药物治疗；酌情应用利尿剂。

【中医辨证论治】

证型	证候	治法	方剂	组成
邪犯肺脾	流涕咳嗽，纳差恶心，口腔内有疱疹，手足心部斑丘疹、疱疹，疹色红润，疱液清亮，舌红苔薄黄腻，脉浮数	宣肺解表，清热化湿	甘露消毒丹加减	甘露消毒蔻藿香，茵陈滑石木通菖，芩翘贝母射干薄，湿热时疫是主方
湿热蒸盛	持续高热，烦躁口渴，口腔、手足、四肢、臀部疱疹，疹色紫暗，疱液混浊，舌红绛苔黄燥，脉滑数	清热凉营，解毒祛湿	清瘟败毒饮加减	清瘟败毒生石膏，知母生地桔牛角，芩连栀子丹竹叶，玄参赤芍翘甘草

Ⅴ 骨科疾病

考点54★★★颈椎病

【诊断】

（1）诊断要点：①有慢性劳损或外伤史，或有颈椎先天性畸形、颈椎退行性病变，多发于40岁以上的中年人、长期低头工作者，往往呈慢性发病。②颈、肩背疼痛，头痛头晕，颈部板硬，上肢麻木。③颈部活动受限，病变颈椎棘突、患侧肩胛骨内上角常有压痛，可摸到条索状硬块，可有上肢肌力减弱和肌肉萎缩。④臂丛牵拉试验阳性，颈椎间孔挤压试验阳性。⑤X线正位摄片显示钩椎关节增生，张口位可有齿状突偏歪。⑥侧位片显示颈椎曲度变直，椎间隙变窄，有骨质增生或钙化。⑦斜位片可见椎间孔变小等改变；CT和MRI检查可进行定性、定位诊断。

（2）检查

分型	X线	CT	MRI
神经根型	颈椎生理弧度平直或呈反弓，第3～7颈椎骨质增生，椎间隙变窄，项韧带钙化等；伸屈运动颈椎侧位片上会出现病变节段过度松动，斜位片上可看到骨刺突入椎间孔	颈椎间盘突出，侧隐窝狭窄，或神经根、硬膜囊受压等	颈椎某节段脊髓有压迹现象
脊髓型	颈椎生理弧度变直或向后成角，颈椎骨质增生，椎间隙狭窄，椎间孔缩小。后纵韧带骨化者，侧位片上椎体后有钙化阴影，呈点状、条状，连续型者可自颈2至颈7连成一长条	骨质增生占位在椎体后椎管前壁，使椎管明显狭窄	对脊髓、椎间盘组织显示清晰，对椎间盘脱出、脊髓受压的诊断和治疗均有帮助
椎动脉型	钩椎关节有骨质增生，向侧方隆突，以及椎间孔变小	—	—
交感神经型	与神经根型相似	与神经根型相似	与神经根型相似

【治疗方法】

（1）手法治疗：①患者坐位，头部前屈至适当的角度，医生一手用拇指按住患椎棘突，一手用肘部托住病人颏部，向前上方牵引，同时向患侧旋转头部，此时可听到整复的弹响声。②患者仰卧时，肩后用枕垫高。医生立于床头，右手紧托病人枕部，左手托住颏部，将病人头部自枕上拉起，使颈与水平面呈45°，牵引持续1~2分钟，然后轻轻将头向左右旋转和前后摆动，此时可听到整复时的弹响声。

（2）牵引治疗：①轻者采用坐位间断牵引，牵引姿势以头部略向前倾为宜，牵引悬重从3kg开始，可增至12kg。每次20~30分钟，每日1~2次，15天为1个疗程。②重者采用卧位牵引，根据患者性别、年龄、体质强弱、颈部肌肉情况和临床症状酌情处理。

（3）中药治疗

证型	证候	治法	方剂	组成
风寒湿阻	颈、肩、上肢疼痛麻木，以痛为主，头沉重，颈僵硬，活动不利，恶寒畏风，舌淡红苔薄白，脉弦紧	祛风除湿，温经通络	羌活胜湿汤加减	羌活胜湿独防风，蔓荆秦本草川芎
气滞血瘀	颈肩部、上肢刺痛，痛处固定，肢体麻木，舌质暗有瘀斑，脉弦	行气活血，化瘀通络	活血舒筋汤加减	归尾、赤芍、片姜黄、伸筋草、松节、海桐皮、落得打、路路通、羌（独）活、防风、续断、甘草
痰湿阻络	头晕目眩，头重如裹，四肢麻木，纳呆，舌苔厚腻，舌暗红，脉弦滑	除湿化痰，蠲痹通络	天麻钩藤饮加减	天麻钩藤石决明，栀杜寄生膝与芩，夜藤茯神益母草，主治眩晕与耳鸣
肝肾不足	眩晕头痛，耳鸣耳聋，失眠多梦，肢体麻木，舌红少津，少苔，脉弦	补益肝肾，活血通络	六味地黄丸加减	地八山山四，丹苓泽泻三
气血亏虚	头晕目眩，面色苍白，心悸气短，四肢麻木，倦怠乏力，舌淡苔少，脉细弱	益气养血，活血通络	黄芪桂枝五物汤加减	黄芪桂枝五物汤，芍药大枣与生姜

（4）针灸治疗：主穴为华佗夹脊、后溪。

（5）西药治疗：①非甾体类抗炎药、肌肉松弛剂及镇静剂对症治疗。②局部有固定且范围较小的压痛时，可局部封闭治疗。

（6）手术治疗

①前路椎间盘及骨刺切除、椎体间植骨融合术：适用于神经根型和脊髓型颈椎病。
②侧方减压和椎间融合术：适用于椎动脉型和神经根型颈椎病。
③颈椎后路减压术或椎管扩大术：适用于经前路手术后效果不佳，多节段椎管狭

窄者。

考点 55 ★腰椎间盘突出症

【诊断】

（1）根据有腰痛加腿痛、压痛和放射痛等症状，结合病史、临床表现与体征、配合影像学检查，可做出诊断。

（2）检查

①X 线检查：部分患者可显示腰椎间盘突出的生理前凸平浅或消失等。

②CT 扫描：可显示硬膜囊和（或）神经根受压变形、移位、消失的压迫征象等。

③MRI 检查：能清楚地显示椎间盘退变、突出状态和椎管内硬膜囊、神经根受压状态，对本病的诊断价值较大。

④肌电图检查：根据异常肌电图的分布范围，可判定受累神经根的节段及其对所支配肌群影响的程度。

【治疗方法】

（1）基础治疗：急性期、症状重者，卧床休息。慢性期或症状缓解后可与功能锻炼交替进行。

（2）手法治疗

治疗方法	操作要点
循经按揉法	患者取俯卧位，术者先以滚法沿脊柱两侧自上而下数次放松骶棘肌，力度适中，侧重腰部肌肉的放松；继以大鱼际或掌根循两侧足太阳膀胱经反复按揉 3 遍；再以双手叠掌，掌根自胸腰椎督脉向下逐次移动按压，以患者能耐受为度
穴位点压法	以两手拇指指腹对应，在腰椎横突上及秩边、环跳、殷门、承山等穴按压，至患者感觉酸胀时止，再以掌根轻柔按摩
脊柱斜扳法	患者取侧卧位，术者面向患者，术者一手按肩后部，一手按髂前上棘，两手同时做相反方向斜扳，通常可闻及一清脆的弹响声
拔伸按腰法	患者取俯卧位，嘱患者双手上举拉住床头，一助手双手握患者双踝做拔伸牵引，术者叠掌按压突出部位棘突，在助手持续拔伸牵引下骤然向上抖动时用力下压掌根，要配合默契，动作协调
屈膝屈髋法	患者仰卧位屈膝屈髋，术者两手扶患者双膝关节做正、反方向环转后用力下按，尽量使膝关节贴近胸壁，然后将患肢由屈膝屈髋位拉向伸直位，反复 3 次
俯卧扳腿法	患者俯卧位，术者一手按压突出部位棘突，一手托住患者对侧膝部，使下肢尽量后伸，双手同时协调用力，左右各 1 次
直腿抬高法	患者仰卧位，嘱尽量抬高患侧下肢，术者以一手推膝部，另一手握足前部，使踝关节尽量背伸
坐位旋转法	患者取坐位，下肢相对固定，术者一手拇指按压突出部位偏歪的棘突旁，一手穿过偏歪一侧的腋下按颈后部，双手相对用力，使脊柱做顺时针或逆时针方向旋转

（3）牵引治疗：骨盆牵引多采用仰卧、略微屈膝屈髋位，每侧牵引悬重在 10～15kg 之间，牵引方向一般在水平线向上 15°左右。

(4) 针灸治疗：以循经取穴与局部取穴为主，亦可取患椎旁华佗夹脊穴。

(5) 封闭疗法。

(6) 药物治疗：①常用身痛逐瘀汤、大活络丹、独活寄生汤等。②西药治疗：急性期，静滴塞米松与脱水剂；常用口服药有芬必得、苯丙氨酯、维生素B_{12}。

(7) 功能锻炼。

(8) 手术治疗。

Ⅵ 中医常见疾病

考点56 ★ 不寐

【诊断】

轻者入寐困难或寐而易醒，醒后不寐，连续3周以上，重者彻夜难眠，伴头痛、头昏、心悸、健忘等症。常有饮食不节，情志失常，劳倦，思虑过度，病后体虚等病史。

【辨证论治】

(1) 辨证要点

辨证首分虚实。虚证，多属阴血不足，心失所养，临床特点为体质瘦弱，面色无华，神疲懒言，心悸健忘。实证为邪热扰心，临床特点为心烦易怒，口苦咽干，便秘溲赤。次辨病位，病位主要在心。

(2) 治疗原则

治疗当以补虚泻实，调整脏腑阴阳为原则。实证泻其有余，如疏肝泻火，清化痰热，消导和中；虚证补其不足，如益气养血，健脾补肝益肾。在此基础上安神定志，如养血安神，镇惊安神，清心安神。

(3) 证治分类

证型	证候	治法	方剂	组成
肝火扰心	不寐多梦，急躁易怒，头晕头胀，口干而苦，舌红苔黄，脉弦数	疏肝泻火，镇心安神	龙胆泻肝汤加减	龙胆泻肝栀芩柴，生地车前泽泻偕，木通甘草当归合，肝经湿热力能排
痰热扰心	心烦不寐，胸闷脘痞，泛恶嗳气，口苦，舌红苔黄腻，脉滑数	清化痰热，和中安神	黄连温胆汤加减	温胆夏茹枳陈助，佐以茯草姜枣煮+黄连
心脾两虚	多梦易醒，心悸健忘，神疲食少，腹胀便溏，面色少华，舌淡苔薄，脉细无力	补益心脾，养血安神	归脾汤加减	归脾汤用术参芪，归草茯神远志随，酸枣木香龙眼肉，煎加姜枣益心脾
心肾不交	心烦不寐，心悸多梦，头晕耳鸣，腰膝酸软，潮热盗汗，五心烦热，舌红少苔，脉细数	滋阴降火，交通心肾	六味地黄丸合黄连阿胶汤	地八山山四，丹苓泽泻三；黄连阿胶鸡子黄，黄芩白芍合成方，水亏火炽烦不卧，滋阴降火自然康

续表

证型	证候	治法	方剂	组成
心胆气虚	虚烦不寐，触事易惊，胆怯心悸，气短自汗，倦怠乏力，舌淡，脉弦细	益气镇惊，安神定志	安神定志丸合酸枣仁汤加减	安神定志用远志，人参菖蒲合龙齿，茯苓茯神二皆用，心虚胆怯用此治；酸枣仁汤治失眠，川芎知草茯苓煎
心火炽盛	心烦不寐，躁扰不宁，小便短赤，口舌生疮，舌尖红苔薄黄，脉数	清心泻火，宁心安神	朱砂安神丸加减	朱砂安神东垣方，归连甘草合地黄，怔忡不寐心烦乱，养阴清热可复康

考点 57★★头痛

【诊断】

头痛是临床上常见的自觉症状，凡由外感六淫或内伤杂病引起的以头痛为主症的病证，均可称为头痛。

【辨证论治】

（1）治疗原则

初病为外感多实，治宜祛邪，以祛风散邪为主，根据不同的病因施以不同治法。久病多为内伤，病证多虚，以滋养阴血补虚为主。有虚中夹实者，如瘀血、痰浊等，当权衡主次，随证治之。

（2）证治分类

证型	证候	治法	方剂	组成
风寒头痛	痛连项背，恶风畏寒，遇风加重，口不渴，喜裹头，苔薄白，脉浮	疏散风寒	川芎茶调散加减	川芎茶调散荆防，辛芷薄荷甘草羌
风热头痛	头痛而胀，发热恶风，面红目赤，口渴喜饮，舌红苔黄，脉浮数	祛风清热	芎芷石膏汤加减	芎芷石膏汤芎芷，石膏藁本菊羌使
风湿头痛	头痛如裹，肢体困重，胸闷纳呆，便溏，苔白腻，脉濡滑	祛风胜湿	羌活胜湿汤加减	羌活胜湿独防风，蔓荆秦本草川芎
肝阳头痛	头痛而眩，心烦易怒，口苦面红，胁痛，舌红苔薄黄，脉弦细数	平肝潜阳	天麻钩藤饮加减	天麻钩藤石决明，栀杜寄生膝与芩，夜藤茯神益母草，主治眩晕与耳鸣
肾虚头痛	头痛且空，腰痛酸软，滑精带下，耳鸣少寐，舌红少苔，脉细无力	补肾填精	大补元煎加减	大补元煎益精方，人参草药培脾安，归地山萸滋真水，杜仲枸杞冲任藏
血虚头痛	头痛而晕，心悸不宁，面色少华，神疲乏力，舌淡苔薄，脉细	养血滋阴	加味四物汤加减	当归、生地、白芍、首乌、川芎、菊花、蔓荆子、五味子、远志、炒枣仁

续表

证型	证候	治法	方剂	组成
痰浊头痛	头痛昏蒙,胸脘满闷,纳呆呕恶,苔白腻,脉滑数	化痰降逆	半夏白术天麻汤加减	半夏白术天麻汤,苓草橘红枣生姜
瘀血头痛	头痛经久不愈,痛处固定,痛如锥刺,舌紫,苔薄白,脉涩	化瘀通窍	通窍活血汤加减	通窍全凭好麝香,桃红大枣老葱姜,川芎黄酒赤芍药,表里通经第一方

考点58★★眩晕

【诊断】

眩晕轻者闭目可止,重者如坐车船,旋转不定,不能站立,甚则仆倒。

【辨证论治】

(1) 治疗原则

治疗原则是补虚泻实,调整阴阳。补虚以滋肾养肝、益气补血、健脾和胃为主。泻实以燥湿祛痰、重镇潜降、清肝泻火、活血通窍为主。本证多属本虚标实之证,故一般常需标本兼顾,或者在标证缓解后,再考虑治本。

(2) 证治分类

证型	证候	治法	方剂	组成
肝阳上亢	眩晕耳鸣,头胀痛,急躁易怒,失眠多梦,口苦,舌红苔黄,脉弦数	平肝潜阳,清热息风	天麻钩藤饮或羚羊角汤加减	天麻钩藤石决明,栀杜寄生膝与芩,夜藤茯神益母草,主治眩晕与耳鸣; 龟蝉生石羚羊角,夏菊丹芍柴薄枣
气血亏虚	眩晕劳累即发,面白少华,心悸失眠,唇甲淡白,舌淡胖少苔,脉细	补益气血,健运脾胃	八珍汤加减	四君子汤＋四物汤
肾精不足	眩晕,精神萎靡,腰酸膝软,遗精,耳鸣,舌嫩红少苔,脉弱	补益肾精,充养脑髓	河车大造丸加减	河车大造膝苁蓉,二地天冬杜柏从,五味锁阳归杞子,真元虚弱此方宗
痰浊内蕴	眩晕,头重如蒙,胸闷恶心,呕吐痰涎,舌胖苔白腻,脉弦滑	燥湿祛痰,健脾和胃	半夏白术天麻汤加减	半夏白术天麻汤,苓草橘红枣生姜
瘀血阻窍	眩晕,头痛,失眠,心悸,耳鸣耳聋,面唇紫暗,舌暗有瘀斑,脉涩	祛瘀生新,活血通窍	通窍活血汤加减	通窍全凭好麝香,桃红大枣老葱姜,川芎黄酒赤芍药,表里通经第一方

考点59★★呕吐

【诊断】

呕吐是由于胃失和降、胃气上逆所致的以饮食、痰涎等胃内之物从胃中上涌,自口而出为临床特征的一种病证。有物有声谓之呕,有物无声谓之吐,无物有声谓之干呕,临床上呕与吐常同时发生。

【辨证论治】

(1) 辨证要点

应首辨虚实。实证呕吐多由外邪、饮食、情志所伤,起病较急,病程较短,呕吐量多,呕吐物多酸腐臭味。虚证呕吐,多属内伤,有气虚、阴虚之别,呕吐物不多,常伴有精神萎靡、倦怠乏力等症。

(2) 治疗原则

治疗原则为和胃降逆止呕。但应分虚实辨证论治。实者重在祛邪,分别施以解表、消食、化痰、理气、解郁之法。虚者重在扶正,分别施以益气、温阳、养阴之法。虚实并见者,当审其标本缓急主次而治之。

(3) 证治分类

	证型	证候	治法	方剂	组成
实证	外邪犯胃	突然呕吐,胸脘满闷,发热恶寒,头身疼痛,苔白腻,脉濡缓	疏邪解表,化湿和中	藿香正气散加减	藿香正气大腹苏,甘桔陈苓芷术朴,夏曲加入姜枣煎,外寒内湿均能除
	饮食停滞	呕吐酸腐,脘腹胀满,嗳气厌食,苔厚腻,脉滑实	消食化滞,和胃降逆	保和丸加减	保和山楂莱菔曲,夏陈茯苓连翘齐
	痰饮内阻	呕吐清水痰涎,脘闷不食,头眩心悸,苔白腻,脉滑	温中化饮,和胃降逆	小半夏汤合苓桂术甘汤加减	半夏、生姜;茯苓、白术、甘草、桂枝
	肝气犯胃	呕吐吞酸,嗳气频繁,胸胁胀痛,舌红苔薄腻,脉弦	疏肝理气,和胃降逆	四七汤加减	四七汤理七情气,半夏厚朴茯苓苏,姜枣煎之舒郁结,痰涎呕痛尽能纾,又有局方名四七,参桂夏草妙更殊
虚证	脾胃虚弱	食欲不振,食入难化,恶心呕吐,脘部痞闷,苔白滑,脉虚弦	健脾益气,和胃降逆	香砂六君子汤加减	四君子汤+半夏、陈皮、木香、砂仁
	脾胃阳虚	食多即吐,面白,喜暖恶寒,四肢不温,舌淡,脉濡弱	温中健脾,和胃降逆	理中汤加减	理中汤主温中阳,人参甘草术干姜,呕哕腹痛阴寒盛,再加附子更扶阳
	胃阴不足	时作干呕,饥不欲食,口燥咽干,舌红少津,脉细数	滋养胃阴,降逆止呕	麦门冬汤加减	麦门冬汤用人参,枣草粳米半夏存

考点60★★ 黄疸（2020年版大纲新增考点）

【诊断】

黄疸是指以身黄、目黄、小便发黄为特征的病证，其中目睛黄染尤为本病的重要特征。

【辨证论治】

（1）治疗原则

黄疸的辨证，应以阴阳为纲，分清阳黄与阴黄。由于黄疸是湿邪为患，故化湿邪、利小便是其重要治则。阳黄应配以清热解毒，必要时还应通利腑气；阴黄应配以健脾温化；急黄则当以清热解毒、凉营开窍为主。

（2）证治分类

	证型	证候	治法	方剂	组成
阳黄	湿热兼表	黄疸初起，轻度目黄，恶寒发热，肢体困重，咽喉红肿疼痛，苔薄腻，脉濡数	清热化湿解表	甘露消毒丹合麻黄连翘赤小豆汤	甘露消毒蔻藿香，茵陈滑石木通菖，芩翘贝母射干薄，湿热时疫是主方；麻黄连翘小豆汤，梓白杏仁枣草姜
	热重于湿	身目俱黄，色泽鲜明，口干口苦，小便黄赤，大便秘结，舌红苔黄腻，脉弦滑	清热利湿	茵陈蒿汤加减	茵陈、栀子、大黄
	湿重于热	身目俱黄，其色不甚鲜明，无发热，头重身困，胸脘痞满，舌苔厚腻微黄，脉濡缓	利湿化浊	茵陈四苓散加减	茵陈蒿、茯苓、白术、泽泻、猪苓
	胆腑郁热	身目黄染，右胁疼痛，牵引肩背，发热，舌红苔黄腻，脉弦数	清泄胆热	大柴胡汤加减	大柴胡汤用大黄，枳芩夏芍枣生姜
	热毒炽盛（急黄）	黄疸迅速加深，其色金黄鲜明，高热烦渴，神昏谵语，舌红绛苔黄燥，脉弦数	清热解毒	犀角散加减	犀角、黄连、升麻、山栀、茵陈
阴黄	寒湿困脾	身目俱黄，黄色晦暗，头重身困，脘痞腹胀，舌淡苔白腻，脉濡缓	温中散寒，健脾渗湿	茵陈术附汤加减	茵陈术附寒湿伤，乃是四逆巧梳妆，肉桂加之热更壮，此治阴黄不粗伧
	脾虚血亏	面色萎黄，身体虚弱，肌肤不荣，纳食日少，大便溏薄，舌淡瘦小，脉虚	健脾益气	黄芪建中汤加减	小建中汤芍药多，桂枝甘草姜枣和，更加饴糖补中气，虚劳腹痛服之瘥＋黄芪

考点61★★腹痛

【诊断】

以胃脘以下、耻骨毛际以上部位的疼痛为主要表现，若病因外感，突然剧痛，伴发症状明显者，属于急性腹痛；若病因内伤，起病缓慢，痛势缠绵者，则为慢性腹痛。

【辨证论治】

(1) 辨证要点

①辨腹痛性质：腹痛拘急，得热则减，为寒痛；痛在脐腹，痛处有热感，便秘，为热痛；痛处不定，嗳气后痛减，为气滞痛；少腹刺痛，痛处拒按，面色晦暗，为血瘀痛；脘腹胀痛，痛甚欲便，便后痛减，为伤食痛。

②辨腹痛部位：胁腹、两侧少腹痛多属肝经病证；大腹疼痛，多为脾胃病证；脐腹疼痛多为大小肠病证；脐以下小腹痛多属肾、膀胱、胞宫病证。

(2) 治疗原则

在通法的基础上，审证求因，标本兼治。属实证者，重在祛邪疏导；对虚痛，应温中补虚，益气养血，不可滥施攻下。对于久痛入络，绵绵不愈之腹痛，可采取辛润活血通络之法。

(3) 证治分类

证型	证候	治法	方剂	组成
寒邪内阻	腹痛拘急，遇寒痛甚，得温痛减，形寒肢冷，舌淡苔白腻，脉沉紧	散寒温里，理气止痛	良附丸合正气天香散加减	高良姜、香附；正气天香台乌，半夏香附陈苏
湿热壅滞	腹痛拒按，烦渴引饮，大便溏滞不爽，小便短黄，舌红苔黄腻，脉滑数	泄热通腑，行气导滞	大承气汤加减	大承气汤用硝黄，配伍枳朴泻力强
饮食积滞	脘腹胀满，嗳腐吞酸，痛而欲泻，泻后痛减，苔厚腻，脉滑	消食导滞，理气止痛	枳实导滞丸加减	枳实导滞重大黄，芩连白术与茯苓，泽泻蒸饼糊丸服，湿热积滞力能攘
肝郁气滞	腹痛胀闷，痛窜两胁，得矢气则舒，遇怒则剧，舌红苔薄白，脉弦	疏肝解郁，理气止痛	柴胡疏肝散加减	柴胡疏肝芍川芎，枳壳陈皮草香附
瘀血内停	腹痛较剧，痛如针刺，痛处固定，舌紫暗，脉细涩	活血化瘀，和络止痛	少腹逐瘀汤加减	少腹茴香与炒姜，元胡灵脂没芎当，蒲黄官桂赤芍药，调经种子第一方
中虚脏寒	腹痛绵绵，喜温喜按，形寒肢冷，气短懒言，舌淡苔薄白，脉沉细	温中补虚，缓急止痛	小建中汤加减	小建中汤芍药多，桂姜甘草大枣和，更加饴糖补中脏，虚劳腹冷服之瘥

考点62★★泄泻

【诊断】

以排便次数增多,粪质稀溏或完谷不化,甚至泻出如水样为主症的病证。古有将大便溏薄而势缓者称为泄,大便清稀如水而势急者称为泻,现临床一般统称泄泻。

【辨证论治】

(1) 辨证要点

①辨暴泻与久泻:暴泻者起病较急,病程较短,泄泻次数频多;久泻者起病较缓,病程较长,泄泻呈间歇性发作。

②辨寒热:便色黄褐而臭,泻下急迫,肛门灼热者,多属热证;大便清稀,或完谷不化者,多属寒证。

③辨虚实:急性暴泻,泻下腹痛,痛急拒按,泻后痛减,多属实证;慢性久泻,病程较长,反复发作,腹痛不甚,喜温喜按,神疲肢冷,多属虚证。

④辨证候特征:外感泄泻,多兼表证;食滞泄泻,以腹痛肠鸣,粪便臭如败卵,泻后痛减为特点;肝气乘脾之泄泻,每因情志郁怒而诱发,伴胸胁胀闷,嗳气食少;脾虚泄泻,大便时溏时稀,伴神疲肢倦;肾阳虚衰之泄泻,多发于五更,大便稀溏,完谷不化,伴形寒肢冷。

(2) 治疗原则

治疗原则为运脾化湿。急性泄泻多以湿盛为主,重在化湿,佐以分利,再根据寒湿和湿热的不同,分别采用温化寒湿与清化湿热之法。久泻以脾虚为主,当以健脾。中气下陷者,宜升提。久泻不止者,宜固涩。暴泻不可骤用补涩,以免关门留寇;久泻不可分利太过,以防劫其阴液。

(3) 证治分类

	证型	证候	治法	方剂	组成
暴泻	寒湿内盛	泄泻清稀,甚如水样,腹痛肠鸣,肢体酸痛,苔白,脉濡缓	芳香化湿,解表散寒	藿香正气散加减	藿香正气大腹苏,甘桔陈苓芷术朴,夏曲加入姜枣煎,外寒内湿均能除
	湿热伤中	泻下急迫,粪色黄褐,肛门灼热,烦热口渴,舌红苔黄腻,脉滑数	清热燥湿,分利止泻	葛根芩连汤加减	葛根黄芩黄连汤,甘草四般治二阳
	食滞肠胃	腹痛肠鸣,泻后痛减,脘腹胀满,嗳腐酸臭,苔厚腻,脉滑	消食导滞,和中止泻	保和丸加减	保和山楂莱菔曲,夏陈茯苓连翘齐
久泻	脾胃虚弱	时溏时泻,食后脘闷不舒,稍进油腻则大便次数增加,舌淡苔白,脉细弱	健脾益气,化湿止泻	参苓白术散加减	参苓白术扁豆陈,山药甘莲砂薏仁,桔梗上浮兼保肺,枣汤调服益脾神

续表

证型	证候	治法	方剂	组成
肾阳虚衰	黎明前脐腹痛，肠鸣即泻，完谷不化，腹部喜暖，形寒肢冷，舌淡苔白，脉沉细	温肾健脾，固涩止泻	四神丸加减	四神故纸吴茱萸，肉蔻五味四般齐，大枣生姜同煎合，五更肾泻最相宜
肝气乘脾	泄泻肠鸣，腹痛攻窜，矢气频作，情志诱发，舌淡红，脉弦	抑肝扶脾	痛泻要方加减	痛泻要方用陈皮，术芍防风共成剂

考点 63★★便秘

【诊断】

粪便在肠内滞留过久，秘结不通，排便周期延长，或周期不长，但粪质干结，排出艰难，或粪质不硬，虽有便意，但便而不畅的病证。

【辨证论治】

(1) 辨证要点

辨证当分清虚实，实者包括热秘、气秘和冷秘，虚者当辨气虚、血虚、阴虚和阳虚的不同。

(2) 治疗原则

应针对不同的病因采取相应的治法，但以通下为主。实秘以祛邪为主，治以泻热、温散、通导，使邪去便通；虚秘以扶正为先，治以益气温阳、滋阴养血，使正盛便通。

(3) 证治分类

	证型	证候	治法	方剂	组成
实秘	热秘	大便干结，腹胀腹痛，口干口臭，面红心烦，舌红苔黄燥，脉滑数	泻热导滞，润肠通便	麻子仁丸加减	麻子仁丸治脾约，枳朴大黄麻杏芍
	气秘	大便干结，肠鸣矢气，腹中胀痛，嗳气频作，苔薄腻，脉弦	顺气导滞	六磨汤加减	木香、乌药、沉香、大黄、槟榔、枳实
	冷秘	大便艰涩，胁下偏痛，手足不温，呃逆呕吐，苔白腻，脉弦紧	温里散寒，通便止痛	温脾汤合半硫丸加减	温脾附子大黄硝，当归干姜人参草；半夏、硫黄
虚秘	气虚秘	排便困难，努挣则汗出短气，便后乏力，肢倦懒言，舌淡苔白，脉弱	益气润肠	黄芪汤加减	黄芪、麻仁、白蜜、陈皮
	血虚秘	大便干结，面色无华，头晕目眩，健忘，口唇色淡，舌淡苔白，脉细	养血润燥	润肠丸加减	润肠丸用归羌活，大黄桃麻两仁合

续表

证型	证候	治法	方剂	组成
阴虚秘	便干如羊屎状，形体消瘦，头晕耳鸣，潮热盗汗，舌红少苔，脉细数	滋阴通便	增液汤加减	增液麦地与玄参
阳虚秘	便干难排，面色㿠白，四肢不温，腰膝酸冷，舌淡苔白，脉沉迟	温阳通便	济川煎加减	济川归膝肉苁蓉，泽泻升麻枳壳从

考点64★★水肿

【诊断】

以眼睑、头面、四肢、腹背，甚至全身浮肿为主症，严重者还可伴有胸水、腹水等症，多由外邪、饮食、劳倦等引起。

【辨证论治】

（1）辨证要点

首辨阳水、阴水。阳水发病急，肿多由面目开始，继及全身，肿处皮肤绷急光亮，按之凹陷即起，兼发热恶寒等表证；或烦渴，便干溲赤，皮肤疮疡等毒热证。阴水发病缓慢，肿多由足踝开始，继及全身，肿处皮肤松弛，按之凹陷不易恢复，兼见神疲便溏，腰酸冷痛等脾肾两虚之证。

（2）治疗原则

《素问·汤液醪醴论》提出"开鬼门""洁净府""去菀陈莝"三条基本原则，具体视阴阳虚实不同而异。阳水以祛邪为主，应发汗、利水或攻逐，同时配合清热解毒、理气化湿等；阴水当以扶正为主，健脾、温肾，同时配以利水、养阴、活血、祛瘀等。对于虚实夹杂者，则当兼顾，或先攻后补，或攻补兼施。

（3）证治分类

证型		证候	治法	方剂	组成
阳水	风水泛滥	全身皆肿，来势迅速，恶风发热，肢节酸楚，小便不利，舌红，脉浮滑数	散风清热，宣肺行水	越婢加术汤加减	越婢汤中有石膏，麻黄生姜加枣草，风水恶风一身肿，水道通调肿自消
	湿毒浸淫	眼睑头面浮肿，延及全身，尿少色赤，身发疮痍，舌红苔薄黄，脉浮数	宣肺解毒，利湿消肿	麻黄连翘赤小豆汤合五味消毒饮加减	麻黄连翘小豆汤，梓白杏仁枣草姜；五味消疗诸疗，银花野菊蒲公英，紫花地丁天葵子，煎加酒服效非轻

续表

证型		证候	治法	方剂	组成
	水湿浸渍	全身水肿，按之没指，身体困重，纳呆，泛恶，苔白腻，脉沉缓	健脾化湿，通阳利水	五皮饮合胃苓汤加减	五皮散用五般皮，陈茯姜桑大腹齐；术泽猪苓茯桂枝，苍术陈朴甘草施
	湿热壅盛	遍体浮肿，皮肤绷急光亮，胸脘痞闷，烦热口渴，舌红苔黄腻，脉沉数	分利湿热	疏凿饮子加减	疏凿饮子泻水方，木通泽泻与槟榔，羌艽苓腹椒商陆，赤豆姜皮退肿良
阴水	脾阳虚衰	水肿日久，脘腹胀闷，纳呆便溏，神疲乏力，舌淡苔白腻，脉沉缓	温运脾阳，以利水湿	实脾饮加减	实脾苓术与木瓜，附草木香大腹加，草果二姜兼厚朴，虚寒阴水效堪夸
	肾阳衰微	水肿日久，腰冷酸重，四肢厥冷，怯寒神疲，舌淡胖苔白，脉沉细	温肾助阳，化气行水	济生肾气丸合真武汤加减	地八山山四，丹苓泽泻三＋肉桂、附子、牛膝、车前子；真武附苓术芍姜
	瘀水互结	身肿日久，皮肤瘀斑，腰部刺痛，舌紫暗，苔白，脉沉细涩	活血祛瘀，化气行水	桃红四物汤合五苓散加减	桃仁、红花＋芎地芍归；五苓散治太阳腑，白术泽泻猪茯苓

考点 65 ★★★ 血证

【诊断】

（1）鼻衄、齿衄：血液不循经脉运行而溢于口、鼻、眼、耳诸窍者。

（2）咯血：因损伤肺及气道络脉而引起痰血相兼，唾液与血液同出。

（3）吐血：血从胃或食道而来，从口中吐出。

（4）便血：血从肛门而下，在大便前或大便后下血。

（5）尿血：从尿道尿出血液或尿中夹有血丝、血块而无疼痛。

（6）紫斑：血溢于肌肤之间，皮肤出现青紫瘀斑、瘀点。

【辨证论治】

（1）治疗原则

临证多以治火、治气和治血为基本原则。实火当清热泻火，虚火当滋阴降火；实证当清气降气，虚证当补气益气；实火亢盛，扰动血脉者当凉血止血；气虚失摄，出血不止者当补血摄血；瘀血阻滞，血难归经者当活血止血。同时在血证的不同阶段，可采用止血、祛瘀、宁血和补虚四大治法。

（2）证治分类

	证型	证候	治法	方剂	组成
鼻衄	风热伤肺	鼻燥而衄，血色鲜红，恶寒发热，口干咽燥，咳嗽痰黄，舌红苔薄黄，脉数	清肺泄热，凉血止血	桑菊饮加减	桑菊饮中桔杏翘，芦根甘草薄荷饶
	肝火上炎	鼻衄目赤，烦躁易怒，头痛晕眩，口苦耳鸣，舌红苔黄，脉弦数	清肝泻火，凉血止血	栀子清肝汤加减	栀子清肝耳疮疡，归草丹皮芩连凉，通窍菖蒲风牛蒡，柴胡引经入耳旁
	胃热炽盛	鼻衄色红，鼻燥口臭，胃脘不适，口渴引饮，便秘，舌红苔黄，脉数	清胃泻火，凉血止血	玉女煎加减	玉女石膏熟地黄，知母麦冬牛膝裹
	气血亏虚	鼻衄，血色淡红，神疲乏力，心悸气短，面白难寐，舌淡苔白，脉细	益气摄血	归脾汤加减	归脾汤用术参芪，归草茯神远志随，酸枣木香龙眼肉，煎加姜枣益心脾
齿衄	胃火炽盛	血色鲜红，齿龈红肿疼痛，口渴欲饮，舌红苔黄，脉洪数	清胃泻火，凉血止血	清胃散合泻心汤加减	清胃散用升麻连，当归生地牡丹全，或益石膏平胃热，口疮吐衄与牙宣；大黄、黄芩、黄连
	阴虚火旺	血色淡红，齿摇龈浮，头晕目眩，舌红少苔，脉细数	滋阴降火，凉血止血	知柏地黄丸合茜根散加减	地八山山四，丹苓泽泻三＋知母、黄柏；芩连地黄与地榆，栀子当归犀牛角
咯血	燥热犯肺	喉痒咳嗽，痰中带血，口干鼻燥，咳痰不爽，舌红苔薄黄，脉数	清热润肺，宁络止血	桑杏汤加减	桑叶汤中浙贝宜，沙参栀豉与梨皮
	阴虚肺热	咳嗽少痰，痰中带血，潮热盗汗，舌红少苔，脉细数	滋阴润肺，凉血止血	百合固金汤加减	百合固金二地黄，玄参贝母桔甘藏，麦冬芍药当归配，喘咳痰血肺家伤
	肝火犯肺	咳嗽阵作，痰中带血，烦躁易怒，舌红苔薄黄，脉弦数	清肝泻肺，凉血止血	泻白散合黛蛤散加减	泻白桑皮地骨皮，甘草粳米四般宜；青黛、蛤壳
吐血	胃中积热	吐血鲜红，夹食物残渣，便秘，口臭，舌红苔黄干，脉数	清胃泻热，凉血止血	泻心汤合十灰散加减	大黄、黄芩、黄连；十灰散用十般灰，柏茜茅荷丹棕随，二蓟栀黄皆妙黑，凉将止血此方推
	气虚血溢	吐血缠绵不止，体倦神疲，面色苍白，舌淡苔白，脉细弱	益气摄血	归脾汤加减	归脾汤用术参芪，归草茯神远志随，酸枣木香龙眼肉，煎加姜枣益心脾

续表

	证型	证候	治法	方剂	组成
	肝火犯胃	吐血色红，目赤口干，烦躁易怒，舌红苔黄，脉弦数	泻肝清胃，凉血止血	龙胆泻肝汤加减	龙胆泻肝栀芩柴，生地车前泽泻偕，木通甘草当归合，肝经湿热力能排
便血	肠道湿热	便血鲜红，大便不畅，口苦，舌苔黄腻，脉滑数	清热化湿，凉血止血	地榆散合槐角丸加减	地榆散方用多验，地榆茜根黄芩连，山栀茯苓六味配，清热化湿凉血专；槐角丸有地榆防，当归黄芩枳壳匡
	脾胃虚寒	便血紫暗，脘腹隐痛，喜温喜按，便溏，舌淡苔白，脉细	温阳健脾，养血止血	黄土汤加减	黄土汤中芩地黄，术附阿胶甘草尝
尿血	下焦热盛	尿血鲜红，心烦口渴，面赤口疮，舌红苔薄黄，脉数	清热泻火，凉血止血	小蓟饮子加减	小蓟生地藕蒲黄，滑竹通栀归草襄
	脾不统血	久病尿血，体倦食少，气短声低，舌淡，脉细弱	补脾益气生血	归脾汤加减	归脾汤用术参芪，归草茯神远志随，酸枣木香龙眼肉，煎加姜枣益心脾
	肾虚火旺	尿赤带血，头晕耳鸣，颧红潮热，腰膝酸软，舌红少苔，脉细数	滋阴降火，凉血止血	知柏地黄丸加减	地八山山四、丹苓泽泻三＋知母、黄柏
	肾气不固	久病尿血，头晕耳鸣，腰脊酸痛，神疲乏力，舌淡，脉弱	补益肾气，固摄止血	无比山药丸加减	局方无比山药丸，六味地黄要去丹，苁蓉菟丝仲巴戟，牛膝五味石脂全
紫斑	血热妄行	皮肤见青紫斑点，发热口渴，便秘，舌红苔薄黄，脉弦数	清热解毒，凉血止血	十灰散加减	十灰散用十般灰，柏茜茅荷丹棕随，二蓟栀黄皆妙黑，凉将止血此方推
	气不摄血	久病不愈，神疲乏力，面色苍白，舌淡苔白，脉细弱	补气摄血	归脾汤加减	归脾汤用术参芪，归草茯神远志随，酸枣木香龙眼肉，煎加姜枣益心脾
	阴虚火旺	皮肤青紫斑点，手足心热，潮热盗汗，舌红少苔，脉细数	滋阴降火，宁络止血	茜根散加减	芩连地黄与地榆，栀子当归犀牛角

考点66★★自汗盗汗

【诊断】

(1) 自汗:白昼时时汗出,动辄益甚者。

(2) 盗汗:寐中汗出,醒来自止者。

【辨证论治】

(1) 辨证要点

着重辨别阴阳虚实。

(2) 治疗原则

虚证当根据证候的不同而治以益气、养阴、补血、调和营卫;实证当清肝泄热、化湿和营;虚实夹杂者,则根据虚实的主次而适当兼顾。

(3) 证治分类

证型	证候	治法	方剂	组成
肺卫不固	汗出恶风,动则益甚,易于感冒,苔薄白,脉细弱	益气固表	桂枝加黄芪汤或玉屏风散加减	桂枝、白芍、炙甘草、生姜、大枣、黄芪;玉屏风散用防风,黄芪相畏效相成,白术益气更实卫,表虚自汗服之应
营卫不和	汗出恶风,周身酸楚,时寒时热,苔薄白,脉浮缓	调和营卫	桂枝汤加减	桂枝汤治太阳风,桂芍甘草姜枣同,解肌发表调营卫,汗出恶风此方功
心血不足	自汗或盗汗,心悸少眠,神疲气短,面色不华,舌淡苔薄,脉细	补血养心	归脾汤加减	归脾汤用术参芪,归草茯神远志随,酸枣木香龙眼肉,煎加姜枣益心脾
阴虚火旺	虚烦少眠,寐则汗出,手足心热,午后潮热,颧红,舌红少苔,脉细数	滋阴降火	当归六黄汤加减	当归六黄二地黄,芩连芪柏共煎尝,滋阴泻火兼固表,阴虚火旺盗汗良
热郁于内	蒸蒸汗出,发热面赤,烦躁不安,大便干结,舌红苔黄厚,脉洪大	清泄里热	竹叶石膏汤加减	竹叶石膏汤人参,麦冬半夏甘草临,再加粳米同煎服,暑烦热渴脉虚寻

考点67★★内伤发热

【诊断】

起病缓,病程长,以发热为主症,多为低热或自觉发热而体温并不升高。

【辨证论治】

证型	证候	治法	方剂	组成
阴虚发热	午后潮热，或夜间发热，不欲近衣，手足心热，舌红少苔，脉细数	滋阴清热	清骨散加减	清骨散用银柴胡，胡连秦艽鳖甲辅，地骨青蒿知母草，骨蒸劳热保无虞
血虚发热	低热，头晕眼花，体倦乏力，面白少华，唇甲色淡，舌淡，脉细弱	益气养血	归脾汤加减	归脾汤用术参芪，归草茯神远志随，酸枣木香龙眼肉，煎加姜枣益心脾
气虚发热	劳累后发热，倦怠乏力，气短懒言，自汗，易感冒，舌淡苔薄白，脉细弱	益气健脾，甘温除热	补中益气汤加减	补中益气芪术陈，升柴参草当归身
阳虚发热	发热而欲近衣，形寒怯冷，四肢不温，腰膝酸软，舌淡胖苔白润，脉沉细无力	温补阳气，引火归元	金匮肾气丸加减	肾气丸补肾阳虚，地黄山药及茱萸，苓泽丹皮合桂附，水中生火在温煦
气郁发热	热势随情绪波动起伏，胁肋胀满，烦躁易怒，口干而苦，舌红苔黄，脉弦数	疏肝理气，解郁泄热	丹栀逍遥散加减	逍遥散+牡丹皮、栀子
痰湿郁热	午后热甚，心内烦热，胸闷脘痞，纳呆，渴不欲饮，苔白腻，脉濡数	燥湿化痰，清热和中	黄连温胆汤合中和汤加减	温胆夏茹枳陈助，佐以茯草姜枣煮+黄连；四君子汤（参术苓草）+厚朴、黄芪
血瘀发热	夜晚发热，口干不多饮，肢体痛有定处，舌质青紫，脉涩	活血化瘀	血府逐瘀汤加减	血府逐瘀生地桃，红花当归草赤芍，桔梗枳壳柴芎膝

附：中西医病名对应表

西医病名	中医病名
急性上呼吸道感染	感冒
慢性支气管炎	咳嗽，喘证
慢性阻塞性肺疾病	喘证
慢性肺源性心脏病	心悸，肺胀，喘证，水肿
支气管哮喘	哮病
肺炎	咳嗽，喘证，支饮
肺结核	肺痨
慢性呼吸衰竭	喘证，喘脱，厥证

续表

西医病名	中医病名
心力衰竭	急性心力衰竭：喘脱，心水，水肿，亡阳，厥脱；慢性心力衰竭：心悸，怔忡，喘证，水肿，心水
心律失常	心悸、怔忡、胸痹、喘证、眩晕、厥证
原发性高血压	眩晕，头痛
冠状动脉硬化性心脏病	心绞痛：胸痹，心痛；心肌梗死：真心痛
慢性胃炎	胃痛，痞满，嘈杂
消化性溃疡	胃脘痛，反酸
上消化道出血	呕血，黑便，便血
肝硬化	单腹胀，鼓胀
急性胰腺炎	腹痛，胃脘痛，结胸，胁痛
慢性肾小球肾炎	水肿，虚劳，腰痛，尿血
尿路感染	淋证，虚劳，腰痛
慢性肾衰竭	癃闭，关格，溺毒，肾劳
缺铁性贫血	萎黄，黄胖，虚劳
再生障碍性贫血	虚劳，血虚，血证
原发免疫性血小板减少症	血证，阴阳毒，发斑，肌衄，葡萄疫，紫癜，紫斑
甲状腺功能亢进症	瘿病，心悸，瘿瘤
糖尿病	消渴
血脂异常	脂浊
类风湿关节炎	痛痹，痛风，历节
脑梗死	类中风，中风
脑出血	中风
癫痫	痫证
病毒性肝炎	黄疸，胁痛，郁证，鼓胀，癥积
乳腺增生病	乳癖
急性乳腺炎	乳痈
急性阑尾炎	肠痈
肠梗阻	关格，腹痛，肠结
胆石症	胆胀，胁痛，结胸，黄疸
下肢深静脉血栓形成	股肿
直肠癌	脏毒，肠蕈，积聚，锁肛痔
湿疹	湿疮

续表

西医病名	中医病名
荨麻疹	瘾疹
甲状腺腺瘤	肉瘿
排卵障碍性异常子宫出血	无排卵性：崩漏；有排卵性：月经不调
阴道炎症	阴痒，带下病
盆腔炎性疾病	带下病，妇人腹痛，癥瘕，不孕，产后发热
先兆流产	胎漏，胎动不安，滑胎
子宫肌瘤	癥瘕
小儿肺炎	肺炎喘嗽
小儿腹泻病	小儿泄泻
流行性腮腺炎	痄腮
颈椎病	痹证
腰椎间盘突出症	腰痛，痹证

（三）实战演练

1.（2019、2017）吕某，女，5岁。2016年6月3日初诊。

患儿4天前出现发热，3天前出现皮肤皮疹。现症：高热烦躁，口渴引饮，面赤唇红，口舌生疮，全身可见丘疹、疱疹，疹色紫暗，疱浆混浊，大便干结，小便黄赤。

查体：T：38.6℃，P：118次/分，R：28次/分。全身皮肤可见丘疹、疱疹，结痂等多种疹形，呈向心性分布，心肺听诊（－），腹软，肝脾未触及。舌质红绛，舌苔黄糙而干，脉洪数。

辅助检查：血常规：白细胞7.0×10^9/L，中性粒细胞69%，淋巴细胞28%。

要求：根据上述摘要，在答题卡上完成书面分析。

【参考答案】

中医疾病诊断：水痘。

中医证候诊断：毒炽气营证。

西医诊断：水痘。

西医诊断依据：①患儿4天前出现发热，3天前出现皮肤皮疹。②高热烦躁，口舌生疮，全身皮肤可见丘疹、疱疹，结痂等多种疹形，呈向心性分布，心肺听诊（－），腹软，肝脾未触及。③血常规：白细胞7.0×10^9/L，中性粒细胞69%，淋巴细胞28%。

中医治法：清气凉营，化湿解毒。

方剂：清胃解毒汤。

药物组成、剂量及煎服法：当归12g，黄连12g，生地黄12g，天花粉12g，连翘12g，升麻12g，牡丹皮12g，赤芍药12g，生石膏30g（先煎）。三剂，水煎服。日一剂，早晚分服。

西医治疗原则及方法：①对症治疗。②抗病毒治疗：首选阿昔洛韦，每次10mg/kg静脉滴注，每8小时一次，疗程7～10天；早期应用α-干扰素促进疾病恢复。

2.（2019、2016、2014）朱某，女，38岁，已婚，工人。2015年6月9日初诊。

患者6个月前出现咳嗽、咯血，低热，盗汗等症状。曾静脉点滴左氧氟沙星治疗，症状有所减轻。现症：咳嗽无力，少痰，时有痰中带血，血色淡红，咳声低微，伴气短，自汗、盗汗，午后潮热，神疲乏力，畏风怕冷。

查体：T：37.6℃，P：78次/分，R：20次/分，BP：120/80mmHg。心率78次/分，律齐，未闻及杂音，左上肺呼吸音粗。舌淡边有齿痕，苔薄，脉细弱而数。

辅助检查：胸部X线片示：左上肺密度较低的片状阴影。痰涂片：抗酸杆菌阳性。

要求：根据上述摘要，在答题卡上完成书面分析。

【参考答案】

中医疾病诊断：肺痨。

中医证候诊断：气阴耗伤证。

西医诊断：肺结核。

西医诊断依据：①咳嗽、咯血，低热，盗汗，用左氧氟沙星治疗，症状有所减轻。②心脏听诊未闻及杂音，左上肺呼吸音粗。③胸部X线片示：左上肺密度较低的片状阴影。痰涂片：抗酸杆菌阳性。

中医治法：益气养阴。

方剂：保真汤加减。

药物组成、剂量及煎服法：当归2g，生地黄2g，熟地黄2g，黄芪2g，人参2g，白术2g，甘草2g，白茯苓2g，天门冬3g，麦门冬3g，白芍药3g，黄柏3g，知母3g，五味子3g，软柴胡3g，地骨皮3g，陈皮3g，莲心2g，生姜3片，大枣1枚。三剂，水煎服。日一剂，早晚分服。

西医治疗原则及方法：（1）休息。（2）抗结核化学药物治疗：①早期、联合、适量、规律和全程使用敏感药物。②常用药：第一线杀菌药物异烟肼、利福平、链霉素、吡嗪酰胺，第二线抑菌药物乙胺丁醇、对氨基水杨酸钠。（3）对症治疗：①发热、盗汗等毒性症状：抗结核治疗，高热时可给小量退热药口服或物理降温等，睡前服阿托品。②痰中带血：维生素K、卡巴克络等。

3.（2019、2018、2016、2014）焦某，女，38岁，已婚，工人。2015年3月12日初诊。

患者1周前因劳累出现尿急，尿痛，尿频，小腹及腰部疼痛。现症：发热，小便频数，灼热刺痛，色黄赤，小腹拘急胀痛，口苦，大便秘结。

查体：T：38.9℃，P：98 次/分，R：18 次/分，BP：120/80mmHg。双肾区叩痛（+）。舌红，苔薄黄腻，脉滑数。

辅助检查：血常规：白细胞 12.0×10^9/L，中性粒细胞 75%。尿常规：白细胞 15~30 个/高倍视野，红细胞 5~10 个/高倍视野，尿蛋白（+）。尿培养：菌落计数 $>10^5$/mL。

要求：根据上述摘要，在答题卡上完成书面分析。

【参考答案】

中医疾病诊断：淋证。

中医证候诊断：膀胱湿热证。

西医诊断：尿路感染（急性肾盂肾炎）。

西医诊断依据：①尿急，尿痛，尿频，小腹及腰部疼痛。②双肾区叩痛（+）。③血常规：白细胞 12.0×10^9/L，中性粒细胞 75%。尿常规：白细胞 15~30 个/高倍视野，红细胞 5~10 个/高倍视野，尿蛋白（+）。尿培养：菌落计数 $>10^5$/mL。

中医治法：清热利湿通淋。

方剂：八正散加减。

药物组成、剂量及煎服法：车前子 9g（包煎），瞿麦 9g，萹蓄 9g，滑石 9g（先煎），山栀子仁 9g，甘草 9g，木通 9g，大黄 9g。三剂，水煎服。日一剂，早晚分服。

西医治疗原则及方法：①一般治疗：休息，多饮水，勤排尿。②碱化尿液：口服碳酸氢钠 1.0g，每日 3 次。③抗感染治疗：单剂量疗法（常用羟氨苄青霉素、环丙沙星、氧氟沙星、复方新诺明、阿莫西林）；3 日疗法（磺胺类、喹诺酮类、半合成青霉素或头孢类等抗生素，任选一种药物，连用 3 天）。

4.（2019、2016）李某，女，13 岁，学生。2015 年 2 月 28 日初诊。

患者一直饮食量少、偏食，近 2 个月来感神疲乏力，头晕，恶心呕吐，食少便溏，爪甲无泽，面色萎黄，口唇色淡，遂来就诊。

查体：T：36.5℃，BP：90/65mmHg。贫血貌，心率 88 次/分，律齐，未及心脏杂音，两肺听诊（−），肝脾无肿大。舌质淡，苔薄白，脉细弱。

辅助检查：血常规：白细胞 8.2×10^9/L，红细胞 3.5×10^{12}/L，血红蛋白 80g/L，红细胞平均血红蛋白量（MCH）25pg，红细胞平均血红蛋白浓度（MCHC）24%，红细胞平均体积（MCV）70fL。血清铁 7.5μmol/L，总铁结合力 70.5μmol/L，血清铁蛋白 10μg/L，转铁蛋白饱和度 12%。

要求：根据上述摘要，在答题卡上完成书面分析。

【参考答案】

中医疾病诊断：虚劳。

中医证候诊断：脾胃虚弱证。

西医诊断：缺铁性贫血。

西医诊断依据：①患者饮食量少、偏食。②贫血貌，心脏听诊未及心脏杂音，两肺听诊（－），肝脾无肿大。③血常规：白细胞 8.2×10^9/L，红细胞 3.5×10^{12}/L，血红蛋白 80g/L，MCH25pg，MCHC24%，MCV70fL。血清铁 7.5μmol/L，总铁结合力 70.5μmol/L，血清铁蛋白 10μg/L，转铁蛋白饱和度 12%。

中医治法：健脾和胃，益气养血。

方剂：香砂六君子汤合当归补血汤加减。

药物组成、剂量及煎服法：人参3g，白术6g，甘草2g，茯苓6g，陈皮2.5g，半夏3g，砂仁2.5g（后下），木香2g，生姜6g，黄芪30g，当归6g。三剂，水煎服。日一剂，早晚分服。

西医治疗原则及方法：①病因治疗：防治寄生虫、驱除钩虫；积极治疗慢性失血；积极治疗慢性胃肠疾病；改变偏食习惯。②铁剂治疗：口服铁剂（硫酸亚铁片、多糖铁复合物、富马酸亚铁片）、注射铁剂（右旋糖酐铁或山梨醇枸橼酸铁）。③辅助治疗：加用维生素E；补充高蛋白及含铁丰富的饮食。

5.（2019、2016）孙某，男，50岁，已婚，干部。2015年1月5日初诊。

患者间断鼻出血半年。1周前患外感，发热，头痛等，服用"感冒药"无明显好转。现症：壮热，口渴，咽痛，鼻衄，皮下紫癜，瘀斑，心悸。

查体：T：39℃，P：92次/分，R：20次/分，BP：100/80mmHg。肢体、躯干散在皮下瘀斑，心肺（－），肝脾未触及。舌红而干，苔黄，脉洪数。

辅助检查：血常规：血红蛋白59g/L，白细胞 3.1×10^9/L，血小板 40×10^9/L，网织红细胞0.1%。骨穿：骨髓增生减低，粒系及红系减少，巨核细胞未见。酸化血清溶血试验（－），尿含铁血黄素（－）。

要求：根据上述摘要，在答题卡上完成书面分析。

【参考答案】

中医疾病诊断：血证。

中医证候诊断：热毒壅盛证。

西医诊断：再生障碍性贫血。

西医诊断依据：①患者间断鼻出血半年，有上呼吸道感染史。②肢体、躯干散在皮下瘀斑，心肺（－），肝脾未触及。③血常规：血红蛋白59g/L，白细胞 3.1×10^9/L，血小板 40×10^9/L，网织红细胞0.1%。骨穿：骨髓增生减低，粒系及红系减少，巨核细胞未见。酸化血清溶血试验（－），尿含铁血黄素（－）。

中医治法：清热凉血，解毒养阴。

方剂：清瘟败毒饮加减。

药物组成、剂量及煎服法：生石膏30g（先煎），生地12g，犀角（水牛角代）12g（先煎），川连4.5g，生栀子6g，桔梗6g，黄芩6g，知母6g，赤芍6g，玄参6g，连翘6g，竹叶6g，甘草6g，丹皮6g。三剂，水煎服。日一剂，早晚分服。

西医治疗原则及方法：（1）一般治疗：防止患者与任何对骨髓造血有毒性的物质

接触，禁用对骨髓有抑制作用的药物，注意休息，防止交叉感染等。（2）支持疗法：控制感染、止血、输血。（3）刺激骨髓造血功能的药物：①雄激素：丙酸睾酮、司坦唑。②免疫调节剂：左旋咪唑。③免疫抑制剂：抗胸腺球蛋白和抗淋巴细胞球蛋白、环孢素A、大剂量丙种球蛋白。④骨髓移植。

6. （2019、2016）孙某，女，5岁。2014年1月19日初诊。

患儿4天前受凉后出现喷嚏，流涕，咳嗽，家长未予重视，自服急支糖浆治疗，昨日起患儿咳嗽加重，出现发热，气喘，遂来就诊。现症：发热，咳嗽，气喘，喉间痰鸣，气急鼻扇，面赤口渴，大便干结。

查体：T：39.3℃，P：130次/分，R：30次/分。急性病容，口唇轻微发绀，咽部充血，扁桃体肿大Ⅱ度，双肺呼吸音粗，右下肺可闻及湿啰音；心率130次/分，律齐；腹检无明显异常。舌质红，苔黄腻，脉弦滑。

辅助检查：血常规：白细胞$16.5 \times 10^9/L$，中性粒细胞78%，淋巴细胞20%。胸部X线片示：右下肺可见斑片状阴影。

要求：根据上述摘要，在答题卡上完成书面分析。

【参考答案】

中医疾病诊断：肺炎喘嗽。

中医证候诊断：痰热闭肺证。

西医诊断：小儿肺炎。

西医诊断依据：①患儿4天前有喷嚏，流涕，咳嗽等上呼吸道感染史。②咳嗽，发热，气喘。急性病容，口唇轻微发绀，咽部充血，扁桃体肿大Ⅱ度，双肺呼吸音粗，右下肺可闻及湿啰音；心率130次/分，律齐；腹检无明显异常。③血常规：白细胞$16.5 \times 10^9/L$，中性粒细胞78%，淋巴细胞20%。胸部X线片示：右下肺可见斑片状阴影。

中医治法：清热涤痰，开肺定喘。

方剂：五虎汤合葶苈大枣泻肺汤加减。

药物组成、剂量及煎服法：麻黄9g，杏仁9g，石膏15g，甘草3g，桑白皮3g，生姜3片，细辛3g，葶苈子9g，大枣4枚。三剂，水煎服。日一剂，早晚分服。

西医治疗原则及方法：（1）病因治疗：青霉素或羟氨苄青霉素。（2）对症治疗：①氧疗：鼻前庭给氧，氧流量为0.5～1L/min，氧浓度不超过40%。②保持呼吸道通畅：及时清除鼻咽分泌物和吸痰，使用祛痰剂，雾化吸入。

7. （2019、2016）马某，男，36岁，未婚，职员。2015年10月26日初诊。

患者上腹疼痛反复发作3年，空腹明显，进食后缓解。近2日出现胃脘灼热疼痛，泛酸，嗳气，口苦口干，胸胁胀满，烦躁易怒，大便秘结。

查体：T：36.8℃，P：98次/分，R：18次/分，BP：110/80mmHg。腹软，剑突下偏右侧压痛，无反跳痛及肌紧张。舌红苔黄，脉弦数。

辅助检查：上消化道钡餐检查：十二指肠球部龛影，位于十二指肠轮廓之外，周围有亮带。^{13}C 呼气试验示幽门螺杆菌（+）。

要求：根据上述摘要，在答题卡上完成书面分析。

【参考答案】

中医疾病诊断：胃脘痛。

中医证候诊断：肝胃郁热证。

西医诊断：消化性溃疡（十二指肠溃疡）。

西医诊断依据：①患者上腹疼痛反复发作 3 年，空腹明显，进食后缓解。②腹软，剑突下偏右侧压痛，无反跳痛及肌紧张。③上消化道钡餐检查：十二指肠球部龛影，位于十二指肠轮廓之外，周围有亮带。^{13}C 呼气试验示幽门螺杆菌（+）。

中医治法：清胃泄热，疏肝理气。

方剂：化肝煎合左金丸加减。

药物组成、剂量及煎服法：白芍6g，贝母6g，青皮6g，陈皮6g，丹皮4.5g，炒栀子4.5g，郁金6g，香附6g，泽泻4.5g，白芥子3g，黄连18g，吴茱萸3g。三剂，水煎服。日一剂，早晚分服。

西医治疗原则及方法：①一般治疗：注意饮食和休息，精神放松，避免服用对胃肠黏膜有损害药物。②根除幽门螺杆菌：三联疗法、四联疗法。③抗酸药物治疗：H_2受体拮抗剂（西咪替丁、雷尼替丁等）、质子泵抑制剂（奥美拉唑、兰索拉唑等）。④保护胃黏膜：硫糖铝、胶体次枸橼酸铋和前列腺素类药物。

8.（2019、2016、2014）崔某，女，31 岁，已婚，教师。2016 年 1 月 28 日初诊。

患者平素月经正常，喜食辛辣。末次月经2015 年11 月20 日，停经后早孕反应明显，自测尿妊娠试验阳性，近 1 周少量阴道出血，色深红，腰腹部坠胀作痛，不喜温、按，心烦少寐，渴喜冷饮，手足心热，便秘溲赤。

查体：T：36.2℃，P：80 次/分，R：21 次/分，BP：112/84mmHg。舌红苔黄，脉滑数。

辅助检查：B 超示：宫内妊娠，胚胎存活。

要求：根据上述摘要，在答题卡上完成书面分析。

【参考答案】

中医疾病诊断：胎动不安。

中医证候诊断：血热证。

西医诊断：先兆流产。

西医诊断依据：①停经，妊娠期间少量阴道出血，腰腹部坠胀作痛。②B 超示：宫内妊娠，胚胎存活。

中医治法：清热养血，固冲安胎。

方剂：保阴煎。

药物组成、剂量及煎服法：生地黄4.5g，熟地黄4.5g，黄芩4.5g，黄柏4.5g，白芍 4.5g，山药 4.5g，续断 4.5g，甘草 3g，桑寄生 10g，苎麻根 10g。三剂，水煎服。日一剂，早晚分服。

西医治疗原则及方法：①适当休息，禁止性生活。②黄体酮肌注每日一次，每次 20mg；绒毛膜促性腺激素注射，隔日一次，每次 2000U；也可口服维生素 E。③经治疗症状不缓解或加重者，应进行 B 超及血 HCG 测定，根据情况给予相应处理。

9.（2018、2017）李某，女，28 岁，已婚，教师。2015 年 12 月 25 日初诊。

患者既往月经正常，3 年前婚后月经紊乱，周期 15～20 天，经行时间长短不一。有时量多如崩，有时量少淋漓。末次月经：2015 年 12 月 15 日，量少，色鲜红，质黏稠，伴头晕耳鸣，腰膝酸软。

查体：T：36.3℃，P：76 次/分，R：19 次/分，BP：110/76mmHg。基础体温呈单相型。舌质红，苔少，脉细数。

辅助检查：血常规：血红蛋白 123g/L。B 超检查：子宫附件未见明显异常。经前诊刮病理提示：子宫内膜简单型增生过长。尿妊娠试验阴性。

要求：根据上述摘要，在答题卡上完成书面分析。

【参考答案】

中医疾病诊断：崩漏。

中医证候诊断：肾阴虚证。

西医诊断：排卵障碍性异常子宫出血（无排卵性异常子宫出血）。

西医诊断依据：①月经紊乱 3 年，周期 15～20 天，经行时间长短不一，经量不一。②基础体温呈单相型。③血常规：血红蛋白 123g/L。B 超检查：子宫附件未见明显异常。经前诊刮病理提示：子宫内膜简单型增生过长。尿妊娠试验阴性。

中医治法：滋肾养阴，调经止血。

方剂：左归丸去牛膝合二至丸。

药物组成、剂量及煎服法：熟地黄 24g，山药 12g，枸杞 12g，山茱萸 12g，鹿角胶 12g（烊化兑服），龟板胶 12g（烊化兑服），菟丝子 12g，墨旱莲 60g，女贞子 60g，冬青子 60g。蜜丸，每服 9g，日 2～3 次；亦可做汤剂，三剂，水煎服。日一剂，早晚分服。

西医治疗原则及方法：①治疗原则：以止血，调整周期和促排卵为主。②一般治疗：补充铁剂、维生素 C、蛋白质。加强营养，注意休息。给予抗生素预防感染。③促进卵泡发育（低剂量雌激素如妊马雌酮或戊酸雌二醇）、氯米芬；促进 LH 峰形成（肌注 HCG）；黄体功能刺激疗法（肌注 HCG）；黄体功能替代疗法（肌注黄体酮）；黄体功能不足合并高催乳素血症的治疗（溴隐亭）。

10.（2018、2017、2016、2015、2014）侯某，男，30 岁，干部。2015 年 1 月 18 日初诊。

患者进食大量油腻食物 2 小时后出现右上腹持续性胀痛并向右肩背部放射。现症：胁腹疼痛难忍，伴恶心呕吐，发热恶寒，口苦咽干，皮肤黄染，便秘尿赤。

查体：T：38.5℃，P：80次/分，R：20次/分，BP：115/75mmHg。右上腹压痛及肌紧张，可摸到肿大之胆囊，墨菲征阳性。舌质红，苔黄腻，脉弦滑。

辅助检查：血常规：白细胞12.5×10^9/L，中性粒细胞82%。血清转氨酶轻度升高，B超示胆囊增大、囊壁增厚，胆囊内多个强回声光团伴声影。

要求：根据上述摘要，在答题卡上完成书面分析。

【参考答案】

中医疾病诊断：胁痛。

中医证候诊断：肝胆湿热证。

西医诊断：胆石症（胆囊结石）。

西医诊断依据：①进食油腻食物后出现右上腹持续性胀痛并向右肩背部放射。②高热。右上腹压痛及肌紧张，可摸到肿大之胆囊，墨菲征阳性。③血清转氨酶轻度升高，B超示胆囊增大、囊壁增厚，胆囊内多个强回声光团伴声影。

中医治法：疏肝利胆，清热利湿。

方剂：茵陈蒿汤合大柴胡汤加减。

药物组成、剂量及煎服法：茵陈18g，栀子12g，大黄12g，柴胡24g，黄芩9g，芍药9g，半夏9g，枳实9g，大枣4枚，生姜15g。三剂，水煎服。日一剂，早晚分服。

西医治疗原则及方法：①手术治疗：腹腔镜胆囊切除术。②非手术治疗：解痉，止痛，消炎利胆，应用抗生素，纠正水、电解质紊乱及酸碱失衡等。

11．（2018、2016）陈某，女，8岁。2015年1月9日初诊。

2天前患儿出现发热，鼻塞流涕，偶咳，自服感冒冲剂效果不佳，1天前发现头面部及胸背部皮疹，瘙痒，部分结痂。

查体：T：38.2℃，P：96次/分，R：24次/分。精神可，面红润，躯干部可见散在红色丘疹及疱疹，疱浆清亮，少许结痂，全身淋巴结无肿大，咽充血，双侧扁桃体Ⅰ度肿大，心肺未见异常，腹软，肝脾未触及。舌质淡，苔薄白，脉浮数。

辅助检查：血常规：白细胞4.6×10^9/L，中性粒细胞45%，淋巴细胞53%。

要求：根据上述摘要，在答题卡上完成书面分析。

【参考答案】

中医疾病诊断：水痘。

中医证候诊断：邪郁肺卫证。

西医诊断：水痘。

西医诊断依据：①发热，鼻塞流涕，偶咳2天。②躯干部可见散在红色丘疹及疱疹，疱浆清亮，少许结痂，全身淋巴结无肿大，咽充血，双侧扁桃体Ⅰ度肿大，心肺未见异常，腹软，肝脾未触及。③血常规：白细胞4.6×10^9/L，中性粒细胞45%，淋巴细胞53%。

中医治法：疏风清热，解毒利湿。

方剂：银翘散加减。

药物组成、剂量及煎服法：连翘30g，银花30g，苦桔梗18g，薄荷18g（后下），竹叶12g，生甘草15g，荆芥穗12g，淡豆豉15g，牛蒡子18g。三剂，水煎服。日一剂，早晚分服。

西医治疗原则及方法：①对症治疗：胸背部瘙痒处用炉甘石洗剂。②抗病毒治疗：首选阿昔洛韦，每次10mg/kg静脉滴注，每8小时一次，疗程7~10天；早期应用α-干扰素促进疾病恢复。

12.（2017、2016、2015）丁某，女，49岁，已婚，农民。2016年12月17日初诊。

患者1年前突然出现意识丧失，伴四肢抽搐，口中有声，口吐白沫，历时5分钟后逐渐恢复。此后常反复发作，近1个月发作频繁，收住院治疗。现症：头晕目眩，两目干涩，心烦失眠，腰膝酸软。

查体：T：36.2℃，P：90次/分，R：20次/分，BP：110/70mmHg。神清，生理反射存在，病理反射未引出。舌红少苔，脉细数。

辅助检查：脑电图可见棘波、尖波；头颅CT：未见异常。

要求：根据上述摘要，在答题卡上完成书面分析。

【参考答案】

中医疾病诊断：痫证。

中医证候诊断：肝肾阴虚证。

西医诊断：癫痫。

西医诊断依据：①意识丧失，四肢抽搐，口中有声，口吐白沫，历时5分钟后逐渐恢复。反复发作1年。②生理反射存在，病理反射未引出。③脑电图可见棘波、尖波；头颅CT未见异常。

中医治法：补益肝肾，育阴息风。

方剂：左归丸加减。

药物组成、剂量及煎服法：熟地黄24g，山药12g，枸杞12g，山茱萸12g，川牛膝9g，鹿角胶12g（烊化兑服），龟板胶12g（烊化兑服），菟丝子12g。三剂，水煎服。日一剂，早晚分服。

西医治疗原则及方法：①药物控制：苯妥英钠、卡马西平。②神经外科治疗。

13.（2017）李某，男，14岁，学生。2016年4月18日初诊。

患者疲乏无力，阵发性腹痛，嗜食生米1年。现症：面色萎黄少华，腹胀，善食易饥，恶心呕吐，神疲肢软，气短头晕。

查体：贫血貌。肝脾未及。舌淡，苔白，脉虚弱。

辅助检查：红细胞$3.08×10^{12}$/L，血红蛋白86g/L，白细胞$7×10^9$/L，血小板$180×10^9$/L。血涂片可见红细胞淡染区扩大。网织红细胞计数0.005，血清铁蛋白10μg/L。

要求：根据上述摘要，在答题卡上完成书面分析。

【参考答案】

中医疾病诊断：虚劳。

中医证候诊断：虫积证。

西医诊断：缺铁性贫血。

西医诊断依据：①疲乏无力，阵发性腹痛，嗜食生米1年。②贫血貌。肝脾未及。③红细胞3.08×10^{12}/L，血红蛋白86g/L，白细胞7×10^9/L，血小板180×10^9/L。血涂片可见红细胞淡染区扩大。网织红细胞计数0.005，血清铁蛋白10μg/L。

中医治法：杀虫消积，补益气血。

方剂：化虫丸合八珍汤加减。

药物组成、剂量及煎服法：人参10g，白术10g，白茯苓10g，当归10g，川芎10g，白芍药10g，熟地黄10g，甘草5g，生姜3片，大枣5枚，胡粉15g，鹤虱15g，槟榔15g，苦楝根15g，白矾3g。化虫丸每服6~9g，日1次，空腹米汤送下。八珍汤三剂，水煎服。日一剂，早晚分服。

西医治疗原则及方法：①病因治疗：防治寄生虫、驱除钩虫；积极治疗慢性失血；积极治疗慢性胃肠疾病；改变偏食习惯。②铁剂治疗：口服铁剂（硫酸亚铁片、多糖铁复合物、富马酸亚铁片）、注射铁剂（右旋糖酐铁或山梨醇枸橼酸铁）。③辅助治疗：加用维生素E；补充高蛋白及含铁丰富的饮食。

14. (2017、2016) 黄某，男，35岁，已婚，警察。2016年9月19日初诊。

患者2天前因旅途劳累，饮食不节，时觉中上腹胀痛不适，自服藿香正气水后无明显缓解。昨晚进食后上腹胀痛加重，持续不止，今晨腹痛转移至右下腹，急来就诊。现症：右下腹痛，痛势剧烈，按之尤甚，腹胀，壮热，恶心纳差，大便秘结。小便短赤。

查体：T：39.4℃，P：110次/分，R：25次/分，BP：125/85mmHg。神清，心率110次/分，律齐，两肺呼吸音清，未闻及干、湿啰音。右下腹麦氏点压痛（+），反跳痛，腹肌紧张。舌红，苔黄腻，脉弦数。

辅助检查：血常规：白细胞总数13.5×10^9/L，中性粒细胞85%。

要求：根据上述摘要，在答题卡上完成书面分析。

【参考答案】

中医疾病诊断：肠痈。

中医证候诊断：湿热证。

西医诊断：急性阑尾炎。

西医诊断依据：①转移性右下腹疼痛，高热。②两肺呼吸音清，未闻及干、湿啰音。右下腹麦氏点压痛（+），反跳痛，腹肌紧张。③血常规：白细胞总数13.5×10^9/L，中性粒细胞85%。

中医治法：通腑泄热，利湿解毒。

方剂：大黄牡丹汤合红藤煎剂加败酱草、白花蛇舌草、蒲公英。

药物组成、剂量及煎服法：大黄12g，丹皮3g，桃仁9g，冬瓜仁30g，芒硝9g（冲服），红藤6g，紫花地丁3g，乳香9g，没药9g，连翘12g，玄胡6g，甘草3g，银花12g，败酱草6g，白花蛇舌草6g，蒲公英6g。三剂，水煎服。日一剂，早晚分服。

西医治疗原则及方法：①一般治疗：卧床休息、清淡饮食，养成良好的排便习惯，避免饮食不节及食后剧烈运动。②对症治疗。③手术治疗：阑尾切除术。

15.（2017、2014、2013）田某，男，55岁，自由职业。2016年3月17日初诊。

患者平素嗜食烟酒、肥甘厚味。近半年来，口干多饮，多食易饥，四肢沉重，胸闷腹胀，困倦。

查体：T：36.8℃，P：78次/分，R：16次/分，BP：130/70mmHg。舌暗，苔厚腻，脉滑。

辅助检查：空腹血糖9.1mmol/L，餐后2小时血糖12.1mmol/L。

要求：根据上述摘要，在答题卡上完成书面分析。

【参考答案】

中医疾病诊断：消渴。

中医证候诊断：痰瘀互结证。

西医诊断：糖尿病。

西医诊断依据：①患者平素嗜食烟酒、肥甘厚味。②口干多饮，多食易饥半年。③空腹血糖9.1mmol/L，餐后2小时血糖12.1mmol/L。

中医治法：活血化瘀祛痰。

方剂：平胃散合桃红四物汤加减。

药物组成、剂量及煎服法：苍术120g，厚朴90g，陈橘皮60g，甘草30g，桃仁9g，红花6g，当归9g，川芎6g，白芍9g，熟地黄15g。三剂，水煎服。日一剂，早晚分服。

西医治疗原则及方法：①饮食治疗：补充足够的热量，碳水化合物、蛋白质、脂肪合理分配。②口服药治疗：磺脲类（格列本脲、格列吡嗪、格列齐特、格列喹酮等）等。③若口服药治疗无效则用胰岛素治疗。

16.（2017）梁某，女，38岁，已婚，工人。2016年5月28日初诊。

患者于1年前无明显诱因自觉体力下降，曾于某医院检查后诊断为贫血（具体诊断不详），近日乏力加重，今晨出现齿衄鼻衄，遂来初诊。现症：面色苍白，唇甲色淡，心悸乏力，头晕耳鸣，手足心热，腰膝酸软，畏寒肢冷。

查体：T：37.0℃，P：108次/分，R：21次/分，BP：110/70mmHg。面色苍白，两颧潮红，眼结膜苍白，唇淡，肝脾未及，下肢不肿。舌质淡，苔薄白，脉细数无力。

辅助检查：血常规：白细胞3.05×10^9/L，血红蛋白56g/L，红细胞1.68×10^{12}/L，血小板23×10^9/L，平均红细胞体积（MCV）85fL，网织红细胞计数0.15%。骨髓象：骨髓增生重度减低。粒细、红系、巨核系三系减少。

要求：根据上述摘要，在答题卡上完成书面分析。

【参考答案】

中医疾病诊断：血证。

中医证候诊断：肾阴阳两虚证。

西医诊断：再生障碍性贫血。

西医诊断依据：①体力下降，贫血，齿衄鼻衄。②面色苍白，两颧潮红，眼结膜苍白，唇淡，肝脾未及，下肢不肿。③血常规：白细胞3.05×10^9/L，血红蛋白56g/L，红细胞1.68×10^{12}/L，血小板23×10^9/L，平均红细胞体积（MCV）85fL，网织红细胞计数0.15%。骨髓象：骨髓增生重度减低。粒细、红系、巨核系三系减少。

中医治法：滋阴助阳，益气补血。

方剂：左归丸、右归丸合当归补血汤加减。

药物组成、剂量及煎服法：熟地黄24g，山药12g，枸杞12g，山茱萸12g，川牛膝9g，鹿角胶12g（烊化兑服），龟板胶12g（烊化兑服），菟丝子12g，杜仲12g，肉桂6g，当归9g，制附子6g（先煎），黄芪30g。三剂，水煎服。日一剂，早晚分服。

西医治疗原则及方法：（1）一般治疗：防止患者与任何对骨髓造血有毒性的物质接触，禁用对骨髓有抑制作用的药物，注意休息，防止交叉感染等。（2）支持疗法：控制感染、止血、输血。（3）刺激骨髓造血功能的药物：①雄激素：丙酸睾酮、司坦唑。②免疫调节剂：左旋咪唑。③免疫抑制剂：抗胸腺球蛋白和抗淋巴细胞球蛋白、环孢素A、大剂量丙种球蛋白。④骨髓移植。

17.（2017）李某，男，2岁。2016年5月12日初诊。

患儿2天前进食较多肉食和饮料，昨日起不思饮食，腹痛腹泻，3~4次/日，大便稀溏，夹有食物残渣，气味酸臭，脘腹胀满，便前腹痛拒按，泻后痛减。

查体：T：37.0℃，P：98次/分，R：28次/分。腹软，脐周压痛，麦氏点压痛（-）。舌淡红，舌苔厚腻，脉滑实，指纹滞。

辅助检查：血常规：白细胞6.1×10^9/L，中性粒细胞65%，淋巴细胞31%。大便常规：粪便培养（++）。

要求：根据上述摘要，在答题卡上完成书面分析。

【参考答案】

中医疾病诊断：小儿泄泻。

中医证候诊断：伤食泻。

西医诊断：小儿腹泻病。

西医诊断依据：①患儿饮食不节，出现腹痛腹泻，3~4次/日。②腹软，脐周压痛，麦氏点压痛（-）。③血常规：白细胞6.1×10^9/L，中性粒细胞65%，淋巴细胞31%。大便常规：粪便培养（++）。

中医治法：消食化滞，运脾和胃。

方剂：保和丸加减。

药物组成、剂量及煎服法：山楂18g，神曲6g，半夏9g，茯苓9g，陈皮3g，莱菔子3g。三剂，水煎服。日一剂，早晚分服。

西医治疗原则及方法：①饮食疗法：半流质易消化饮食。②及时补液，纠正水、电解质紊乱及酸碱失衡。③药物治疗：选用微生态制剂和肠黏膜保护剂、补锌。

18.（2017、2015）辛某，男，60岁，已婚，经理。2016年3月11日初诊。

患者1年前劳累后出现心悸、气急。近半月来出现气喘伴下肢浮肿，于今日来诊。现症：喘息不得卧，气短，畏寒肢冷，尿少腹胀，乏力，食欲减退。既往有高血压病史20年。

查体：T：36.8℃，P：100次/分，R：26次/分，BP：150/70mmHg。慢性病容，口唇青紫，半卧位。颈静脉怒张，两肺底可闻及湿啰音，心浊音界向两侧扩大，以向左下扩大为主，心率100次/分，心音弱，律齐，腹软，肝肋下3cm，剑突下5cm，表面光滑，轻触痛，肝颈静脉回流征阳性，双下肢指凹性水肿。舌暗淡，舌苔白滑，脉细弱数。

辅助检查：血常规：红细胞4×10^{12}/L，血红蛋白8.5×10^9/L，中性粒细胞61%，淋巴细胞37%，单核细胞2%。胸部X线胸片示：心影增大，肺内有明显淤血征象，肺动脉圆锥突出。心脏彩超示：心脏扩大。LVEF25%。

要求：根据上述摘要，在答题卡上完成书面分析。

【参考答案】

中医疾病诊断：心悸。

中医证候诊断：阳虚水泛证。

西医诊断：心力衰竭（慢性心力衰竭）。

西医诊断依据：①既往有高血压病史20年。②心悸，气急，下肢浮肿。颈静脉怒张，两肺底可闻及湿啰音，心浊音界向两侧扩大，以向左下扩大为主，腹软，肝肋下3cm，剑突下5cm，表面光滑，轻触痛，肝颈静脉回流征阳性，双下肢指凹性水肿。③血常规：红细胞4×10^{12}/L，血红蛋白8.5×10^9/L，中性粒细胞61%，淋巴细胞37%，单核细胞2%。胸部X线胸片示心影增大，肺内有明显淤血征象，肺动脉圆锥突出。心脏彩超示心脏扩大。LVEF25%。

中医治法：温阳利水。

方剂：参附汤、五苓散合葶苈大枣泻肺汤、丹参饮加减。

药物组成、剂量及煎服法：人参12g，附子（先煎）9g，猪苓9g，泽泻15g，白术9g，茯苓9g，桂枝6g，葶苈子9g，大枣4枚，丹参30g，檀香4.5g，砂仁4.5g（后下）。三剂，水煎服。日一剂，早晚分服。

西医治疗原则及方法：（1）一般治疗：去除或缓解基本病因；改善生活方式等。（2）药物治疗：①抑制神经内分泌激活：ACEI、β受体阻滞剂。②改善血流动力学：利尿剂、地高辛。③其他药物：醛固酮受体拮抗剂。（3）非药物治疗：心脏再同步化治疗、埋藏式心律转复除颤器。

19. (2017) 孙某，男，36 岁，工人。2016 年 10 月 19 日初诊。

患者 2 日前因过食油腻，出现纳呆、恶心、呕吐，脐周持续性疼痛，阵发性加剧，1 天后转移至右下腹疼痛。现症：高热寒战，腹痛剧烈，以右下腹为著，小便色黄，大便秘结。

查体：T：39.8℃，P：110 次/分，R：28 次/分，BP：130/80mmHg。心肺（－），右下腹肌紧张，麦氏点压痛，反跳痛阳性，肠鸣音减弱。舌红绛，苔黄厚，脉洪数。

辅助检查：血常规：白细胞 $18.6 \times 10^9/L$，中性粒细胞 88%。立位 X 线腹平片未见膈下游离气体。

要求：根据上述摘要，在答题卡上完成书面分析。

【参考答案】

中医疾病诊断：肠痈。

中医证候诊断：热毒证。

西医诊断：急性阑尾炎。

西医诊断依据：①过食油腻后出现纳呆、恶心、呕吐，脐周持续性疼痛，阵发性加剧，1 天后转移至右下腹疼痛。②高热。心肺（－），右下腹肌紧张，麦氏点压痛，反跳痛阳性，肠鸣音减弱。③血常规：白细胞 $18.6 \times 10^9/L$，中性粒细胞 88%。立位 X 线腹平片未见膈下游离气体。

中医治法：通腑排毒，养阴清热。

方剂：大黄牡丹汤合透脓散加减。

药物组成、剂量及煎服法：大黄 12g，丹皮 3g，桃仁 9g，冬瓜仁 30g，芒硝 9g（冲服），黄芪 12g，当归 6g，穿山甲（炒）3g，皂角刺 4.5g，川芎 9g。三剂，水煎服。日一剂，早晚分服。

西医治疗原则及方法：①一般治疗：卧床休息、清淡饮食，养成良好的排便习惯，避免饮食不节及食后剧烈运动。②对症治疗。③手术治疗：阑尾切除术。

20.（2017、2015）白某，男，33 岁，已婚，工人。2016 年 10 月 13 日初诊。

患者前天出现发热，恶风，鼻塞，咳嗽，自服感冒药、止咳化痰药物，症状不减。昨日咳嗽、咳痰加重来诊。现症：咳嗽频剧、气粗，痰黄稠，咳吐不爽，口微渴，无汗，发热重，恶寒轻，头痛，鼻塞。

查体：T：39℃，P：100 次/分，R：22 次/分，BP：120/75mmHg。急性病容，右下肺叩诊浊音，听诊呼吸音减低，可闻及湿啰音。舌边尖红，苔薄白，脉浮数。

辅助检查：血常规：白细胞 $12 \times 10^9/L$，中性粒细胞 80%。胸部 X 线片示：右下肺片状阴影。

要求：根据上述摘要，在答题卡上完成书面分析。

【参考答案】

中医疾病诊断：咳嗽。

中医证候诊断：邪犯肺卫证。

西医诊断：肺炎（肺炎链球菌肺炎）。

西医诊断依据：①患者发热、咳嗽、咳痰。②急性病容，右下肺叩诊浊音，听诊呼吸音减低，可闻及湿啰音。③血常规：白细胞 $12\times10^9/L$，中性粒细胞80%。胸部X线片示：右下肺片状阴影。

中医治法：疏风清热，宣肺止咳。

方剂：桑菊饮加减。

药物组成、剂量及煎服法：桑叶7.5g，菊花3g，连翘5g，薄荷2.5g，苦桔梗6g，生甘草2.5g，苇根6g。三剂，水煎服。日一剂，早晚分服。

西医治疗原则及方法：①一般治疗：注意休息，高蛋白饮食，保持空气流通，注意隔离消毒，多饮水。②病因治疗：首选青霉素G。③支持疗法：适当用止咳化痰药。④局部治疗：雾化吸入。

21.（2016）张某，女，45岁，干部。2015年3月18日初诊。

患者有腹腔手术史。2天前因过食辛辣厚味，开始腹痛腹胀，痞满拒按，恶心呕吐，呕出物为胃内容物，口渴，小便黄赤，严重时谵语，无排气排便。月经史无异常。

查体：T：39.2℃，P：100次/分，R：25次/分，BP：100/75mmHg。痛苦面容，墨菲征（-）。腹部稍膨隆，未及包块，肝脾肋下未及，脐周压痛，拒按。舌质红，苔黄燥，脉滑数。

辅助检查：血常规：白细胞总数 $12\times10^9/L$，中性粒细胞82%。X线检查：小肠扩张积气，有大小不等的阶梯状气液平面。

要求：根据上述摘要，在答题卡上完成书面分析。

【参考答案】

中医疾病诊断：腹痛。

中医证候诊断：肠腑热结证。

西医诊断：肠梗阻。

西医诊断依据：①患者有腹腔手术史。②饮食不节致腹痛腹胀，恶心呕吐。痛苦面容，墨菲征（-）。腹部稍膨隆，未及包块，肝脾肋下未及，脐周压痛，拒按。③血常规：白细胞总数 $12\times10^9/L$，中性粒细胞82%。X线检查：小肠扩张积气，有大小不等的阶梯状气液平面。

中医治法：活血清热，通里攻下。

方剂：复方大承气汤加减。

药物组成、剂量及煎服法：炒莱菔子30g，桃仁9g，赤芍15g，厚朴15g，枳实9g，生大黄9g（后下），芒硝9g（冲服）。三剂，水煎服。日一剂，早晚分服。

西医治疗原则及方法：①禁食与胃肠减压。②纠正水、电解质紊乱及酸碱失衡。③防治感染和脓毒症。④灌肠疗法。⑤颠簸疗法。⑥穴位注射阿托品，嵌顿疝的手法复位回纳，腹部推拿按摩等。

22.（2016）朱某，男，28岁，已婚，农民。2015年1月14日初诊。

患者反复发作喉中哮鸣8年。3天前因气温骤降，喘息又作并逐渐加重，喉中痰鸣，胸膈满闷如塞，形寒畏冷，痰少稀白，面色晦滞带青，口不渴。

查体：T：37℃，P：120次/分，R：28次/分，BP：120/80mmHg。呼吸急促，双肺叩诊过清音，听诊满布哮鸣音，呼气延长。舌苔白滑，脉弦紧。

辅助检查：血常规：白细胞$7.9 \times 10^9/L$，中性粒细胞65%。胸部X线片示：双肺透亮度增加，呼吸功能检查支气管舒张试验阳性。

要求：根据上述摘要，在答题卡上完成书面分析。

【参考答案】

中医疾病诊断：哮病。

中医证候诊断：寒哮证。

西医诊断：支气管哮喘。

西医诊断依据：①患者反复发作喉中哮鸣8年。②气温骤降致喘息。呼吸急促，双肺叩诊过清音，听诊满布哮鸣音，呼气延长。③血常规：白细胞$7.9 \times 10^9/L$，中性粒细胞65%。胸部X线片示：双肺透亮度增加，呼吸功能检查支气管舒张试验阳性。

中医治法：温肺散寒，化痰平喘。

方剂：射干麻黄汤加减。

药物组成、剂量及煎服法：射干9g，麻黄9g，生姜12g，细辛3g，紫菀9g，款冬花9g，大枣3g，半夏9g，五味子9g。三剂，水煎服。日一剂，早晚分服。

西医治疗原则及方法：常用药物：①β_2受体激动剂：沙丁胺醇、沙美特罗。②白三烯受体拮抗剂：扎鲁司特、孟鲁司特。③茶碱类：氨茶碱口服或静脉点滴。④抗胆碱药物：溴化异丙托品溶液雾化吸入。⑤糖皮质激素：口服泼尼松龙。

23.（2016）孙某，女，45岁，已婚，干部。2015年9月18日初诊。

患者既往有右上腹反复疼痛病史。2天前又出现右上腹疼痛，逐渐加重，今晨起出现畏寒发热而前来就诊。现症：右上腹硬满灼痛，痛而拒按，不能进食，大便干燥，小便黄赤，四肢厥冷。

查体：T：39.5℃，P：108次/分，R：25次/分，BP：110/60mmHg。神清淡漠，巩膜及皮肤黄染，上腹饱满，右上腹压痛拒按，可触及肿大的胆囊，墨菲征阳性。舌质红绛，苔黄燥，脉弦数。

辅助检查：血常规：白细胞$21.0 \times 10^9/L$，中性粒细胞90%；肝功：血清总胆红素86μmol/L，间接胆红素36μmol/L，直接胆红素50μmol/L。B超：提示胆囊增大，胆囊壁增厚，不光滑，胆囊内多个强回声光团伴声影，胆总管扩张，远端梗阻。

要求：根据上述摘要，在答题卡上完成书面分析。

【参考答案】

中医疾病诊断：胁痛。

中医证候诊断：肝胆脓毒证。

西医诊断：胆石症（肝外胆管结石）。

西医诊断依据：①右上腹反复疼痛病史。②巩膜及皮肤黄染，上腹饱满，右上腹压痛拒按，可触及肿大的胆囊，墨菲征阳性。③血常规：白细胞 21.0×10^9/L，中性粒细胞 90%。肝功：血清总胆红素 86μmol/L，间接胆红素 36μmol/L，直接胆红素 50μmol/L。B 超提示胆囊增大，胆囊壁增厚，不光滑。胆囊内多个强回声光团伴声影，胆总管扩张，远端梗阻。

中医治法：泻火解毒，养阴利胆。

方剂：茵陈蒿汤合黄连解毒汤加减。

药物组成、剂量及煎服法：茵陈 18g，栀子 12g，大黄 6g，黄连 9g，黄芩 6g，黄柏 6g。三剂，水煎服。日一剂，早晚分服。

西医治疗原则及方法：①非手术治疗：解痉，止痛，消炎利胆，应用抗生素，纠正水、电解质紊乱及酸碱失衡等。②手术治疗：胆肠吻合术、胆囊切除术。

24.（2016）许某，女，46 岁，已婚，教师。2015 年 10 月 22 日初诊。

患者既往月经正常，2 年前从外地移居本地后月经紊乱，周期 20～90 天，经期 5～20 天，经量多，末次月经：2015 年 10 月 15 日，量多，色深红，质黏稠，口渴烦热，小便黄，大便干结。

查体：T：36.6℃，P：72 次/分，R：18 次/分，BP：110/78mmHg。舌红，苔黄，脉洪数。

辅助检查：血常规：血红蛋白 112g/L。B 超检查：子宫附件未见明显异常。经前子宫内膜诊刮病理提示：子宫内膜简单型增生过长。

要求：根据上述摘要，在答题卡上完成书面分析。

【参考答案】

中医疾病诊断：崩漏。

中医证候诊断：血热（实热）证。

西医诊断：排卵障碍性异常子宫出血（无排卵性异常子宫出血）。

西医诊断依据：①月经紊乱，周期不规则，经期延长，经量过多。②血常规：血红蛋白 112g/L。B 超检查：子宫附件未见明显异常。经前子宫内膜诊刮病理提示：子宫内膜简单型增生过长。

中医治法：清热凉血，止血调经。

方剂：清热固经汤加沙参、麦冬。

药物组成、剂量及煎服法：炙龟板 24g（先煎），牡蛎粉 15g（包煎），清阿胶 15g（陈酒炖冲），生地 15g，地骨皮 15g，焦山栀 12g，生黄芩 9g，地榆 15g，陈棕炭 9g，生藕节 15g，生甘草 3g，沙参 9g，麦冬 9g。三剂，水煎服。日一剂，早晚分服。

西医治疗原则及治疗方法：（1）治疗原则：以止血、调整周期、减少经量、防止子宫内膜病变为原则。（2）一般治疗：给予抗生素预防感染。出血期间应加强营养，避免过劳,保证充分休息。(3)药物治疗:①止血:性激素联合用药,雄激素等。②调整月经周期:雌、孕激素联合法,后半周期疗法等。(4)手术治疗。

25. (2016)杨某,女,61岁,已婚,退休。2015年10月9日初诊。

患者近2年经常小便不畅,排尿时疼痛,时轻时重。近2周因劳累过度出现小腹坠胀,小便淋沥不已,尿热,尿痛,经治疗好转,现腰膝酸软,神疲乏力,食欲不振,少气懒言,口干不欲饮水。

查体:T:36.9℃,P:80次/分,R:19次/分,BP:130/80mmHg。面色无华,肾区叩痛(-)。舌淡,苔薄白,脉沉细。

辅助检查:血常规:白细胞$7.1×10^9$/L,中性粒细胞75%。尿常规:白细胞2~5个/高倍视野,红细胞2~6个/高倍视野,尿蛋白(+),尿潜血(+)。尿培养:细菌数大于10^5/mL。静脉肾盂造影见两肾大小不等,肾盂肾盏变形。

要求:根据上述摘要,在答题卡上完成书面分析。

【参考答案】

中医疾病诊断:淋证。

中医证候诊断:脾肾亏虚,湿热屡犯证。

西医诊断:尿路感染(慢性肾盂肾炎)。

西医诊断依据:①小便不畅,尿痛2年。②面色无华,肾区叩痛(-)。③尿常规:白细胞2~5个/高倍视野,红细胞2~6个/高倍视野,尿蛋白(+),尿潜血(+)。尿培养:细菌数大于10^5/mL。静脉肾盂造影见两肾大小不等,肾盂肾盏变形。

中医治法:健脾补肾。

方剂:无比山药丸加减。

药物组成、剂量及煎服法:山药6g,肉苁蓉12g,五味子18g,菟丝子9g,杜仲9g,牛膝3g,泽泻3g,干地黄3g,山茱萸3g,茯神3g,巴戟天3g,赤石脂3g(先煎)。三剂,水煎服。日一剂,早晚分服。

西医治疗原则及方法:①一般治疗:休息,多饮水,勤排尿。②碱化尿液:口服碳酸氢钠1.0g,每日3次。③抗感染治疗:单剂量疗法(常用羟氨苄青霉素、环丙沙星、氧氟沙星、复方新诺明、阿莫西林);3日疗法(磺胺类、喹诺酮类、半合成青霉素或头孢类等抗生素,任选一种药物,连用3天)。

26. (2016)赵某,女,39岁,已婚,农民。2016年1月14日初诊。

患者于2个月前行人流术,术后出现发热,带下增多,两侧少腹部痛,时作时止。近1个月下腹部胀痛及肛门坠胀发作加重,遂来就诊。现症:带下增多,少腹胀痛,拒按,经行腹痛,情志抑郁,经前乳胀,喜太息。末次月经:2016年1月4日,持续6天,经来夹血块,血块得下则腹痛减。

查体:T:36.5℃,P:74次/分,R:20次/分,BP:100/70mmHg。下腹部压痛。舌暗滞,有瘀点,苔薄,脉弦。

妇科检查:外阴发育正常,阴道通畅,分泌物量中,色正常,无异味,宫颈光滑，子宫后位，大小正常，质中，活动度差，压痛明显，双侧附件增厚伴压痛。

辅助检查：血常规：正常。

要求：根据上述摘要，在答题卡上完成书面分析。

【参考答案】

中医疾病诊断：带下病。

中医证候诊断：气滞血瘀证。

西医诊断：盆腔炎性疾病。

西医诊断依据：①患者有人流术史。②发热，带下增多，下腹胀痛，肛门坠胀，下腹部压痛。③妇科检查：外阴发育正常，阴道通畅，分泌物量中，色正常，无异味，宫颈光滑，子宫后位，大小正常，质中，活动度差，压痛明显，双侧附件增厚伴压痛。血常规：正常。

中医治法：理气活血，消癥散结。

方剂：膈下逐瘀汤。

药物组成、剂量及煎服法：灵脂6g（包煎），当归9g，川芎6g，桃仁9g，丹皮6g，赤芍6g，乌药9.6g，延胡索3g，甘草9g，香附4.5g，红花9g，枳壳4.5g。三剂，水煎服。日一剂，早晚分服。

西医治疗原则及方法：①药物治疗：抗生素。②物理疗法：常用的有短波疗法、超短波疗法、离子透入疗法、蜡疗等。

27.（2016）刘某，女，30岁，已婚，演员。2015年3月16日初诊。

患者1年前手术后，逐渐出现白带增多，伴下腹痛，未经治疗。末次月经2015年3月4日，持续6天。现症：带下量多，下腹疼痛，痛连腰骶，经行加重，经量多，有块，精神不振，疲乏无力，食少纳呆。

查体：T：36.5℃，P：79次/分，R：18次/分，BP：120/80mmHg。下腹压痛，无肌紧张及反跳痛。舌体暗红，有瘀点，苔白，脉弦涩无力。

妇科检查：阴道分泌物量多，色白，子宫后倾，有压痛，活动不良，两侧附件增厚，压痛，子宫骶骨韧带压痛。

辅助检查：B超示：子宫两侧可见包块。

要求：根据上述摘要，在答题卡上完成书面分析。

【参考答案】

中医疾病诊断：带下病。

中医证候诊断：气虚血瘀证。

西医诊断：盆腔炎性疾病。

西医诊断依据：①患者有手术史。②白带增多，下腹压痛，无肌紧张及反跳痛。③妇科检查：阴道分泌物量多，色白，子宫后倾，有压痛，活动不良，两侧附件增厚，压痛，子宫骶骨韧带压痛。B超示：子宫两侧可见包块。

中医治法：益气健脾，化瘀散结。

方剂：理冲汤。

药物组成、剂量及煎服法：生黄芪9g，党参6g，白术6g，生山药2g，天花粉12g，知母12g，莪术9g，生鸡内金9g。三剂，水煎服。日一剂，早晚分服。

西医治疗原则及方法：①药物治疗：抗生素。②物理疗法：常用的有短波疗法、超短波疗法、离子透入疗法、蜡疗等。

28．（2016、2015）白某，男，58岁，已婚，工人。2015年3月24日初诊。

患者平素急躁易怒，头晕目眩。昨日晨起有左侧肢体活动欠利，今日下午加重而被家人送至医院。现症：左侧半身不遂伴感觉麻木，口眼歪斜，舌强语謇，躁动不安，头晕目眩。

查体：T：37.7℃，P：92次/分，R：18次/分，BP：135/85mmHg。意识模糊，躁动不安，语言不利，面色红赤；双瞳孔等大等圆，对光反射存在；左鼻唇沟变浅，口角右偏；双肺呼吸音粗，腹平软。左侧肢体肌力Ⅱ级，皮肤痛觉减弱，左侧巴氏征（+）。舌质红苔黄，脉弦。

辅助检查：急查颅脑CT：右侧内囊见低密度灶。心电图：正常心电图。

要求：根据上述摘要，在答题卡上完成书面分析。

【参考答案】

中医疾病诊断：中风。

中医证候诊断：肝阳暴亢，风火上扰证。

西医诊断：脑梗死（动脉硬化性脑梗死）。

西医诊断依据：①患者平素急躁易怒，头晕目眩。②高血压。意识模糊，躁动不安，语言不利，面色红赤；双瞳孔等大等圆，对光反射存在；左鼻唇沟变浅，口角右偏；双肺呼吸音粗，腹平软。左侧肢体肌力Ⅱ级，皮肤痛觉减弱，左侧巴氏征（+）。③颅脑CT：右侧内囊见低密度灶。心电图：正常心电图。

中医治法：平肝潜阳，活血通络。

方剂：天麻钩藤饮加减。

药物组成、剂量及煎服法：天麻9g，钩藤12g（后下），石决明18g，山栀9g，黄芩9g，川牛膝12g，杜仲9g，益母草9g，桑寄生9g，夜交藤9g，朱茯神9g。三剂，水煎服。日一剂，早晚分服。

西医治疗原则及方法：①一般治疗：卧床休息，监测生命体征，吸氧与呼吸支持，进行心电监护。②抗凝治疗：常用肝素、低分子肝素。③脑保护治疗：钙离子通道阻滞剂、镁离子等。④降纤治疗：降纤酶、巴曲酶等。⑤抗血小板聚集治疗：阿司匹林。⑥手术治疗。⑦康复治疗。

29．（2016）李某，女，28岁，职员。2015年4月25日初诊。

患者平素月经正常，现停经53天，阴道不规则出血3天。末次月经2015年3月8日。停经后明显有早孕反应，3天前阴道有少量出血，色淡红，质稀薄，曾服安络血效果不明显。现症：停经53天，阴道少量出血，小腹空坠隐痛，腰酸，神疲肢倦，心悸气短。

查体：T：36.6℃，P：86次/分，R：21次/分，BP：122/80mmHg。面色㿠白，舌质淡，苔薄白，脉细滑无力。

辅助检查：尿妊娠试验：阳性。B超示：宫内妊娠，胚胎存活。

要求：根据上述摘要，在答题卡上完成书面分析。

【参考答案】

中医疾病诊断：胎动不安。

中医证候诊断：气血虚弱证。

西医诊断：先兆流产。

西医诊断依据：①停经，阴道不规则出血，停经后有早孕反应。②尿妊娠试验：阳性。B超示：宫内妊娠，胚胎存活。

中医治法：益气养血，固肾安胎。

方剂：胎元饮。

药物组成、剂量及煎服法：人参6g，当归6g，杜仲6g，芍药6g，熟地6g，白术9g，炙甘草3g，陈皮3g，黄芪3g。三剂，水煎服。日一剂，早晚分服。

西医治疗原则及方法：①适当休息，禁止性生活。②黄体酮肌注每日一次，每次20mg；绒毛膜促性腺激素注射，隔日一次，每次2000U；也可口服维生素E。③经治疗症状不缓解或加重者，应进行B超及血HCG测定，根据情况给予相应处理。

30.（2016）丰某，女，25岁，已婚，工人。2015年12月21日初诊。

患者平素月经正常，既往有输卵管炎病史，素性抑郁寡欢，经前乳房胀痛。末次月经：2015年11月11日，7天前阴道少量出血，较平日经量明显减少，色暗红，淋漓至今，劳累后出现左侧腹隐痛。

查体：T：36.9℃，P：86次/分，R：22次/分，BP：112/80mmHg。左侧下腹部压痛（+），脉弦滑。

妇科检查：阴道可见暗红色分泌物，子宫体：软，稍大，左侧附件区可触及软性包块（阳性）。

辅助检查：血HCG：1900U/L；B超示：宫腔内未见孕囊，左侧附近区可见一大面积的包块。尿妊娠试验：阳性。

要求：根据上述摘要，在答题卡上完成书面分析。

【参考答案】

中医疾病诊断：异位妊娠。

中医证候诊断：未破损期。

西医诊断：异位妊娠。

西医诊断依据：①既往有输卵管炎病史，素性抑郁寡欢，经前乳房胀痛。②阴道少量出血，左侧下腹部压痛（+）。③妇科检查：阴道可见暗红色分泌物，子宫体：软，稍大，左侧附件区可触及软性包块（阳性）。血HCG：1900U/L；B超示：宫腔内未见孕囊，左侧附近区可见一大面积的包块。尿妊娠试验：阳性。

中医治法：活血祛瘀，消癥杀胚。

方剂：宫外孕Ⅱ号方加紫草、蜈蚣、水蛭、天花粉。

药物组成、剂量及煎服法：丹参15g，赤芍15g，桃仁9g，三棱6g，莪术6g，蜈蚣5g，全蝎5g，紫草5g，水蛭3g，天花粉6g。三剂，水煎服。日一剂，早晚分服。

西医治疗原则及方法：①手术治疗。②药物治疗：常用甲氨蝶呤。常用剂量0.4mg/（kg·d），肌肉注射，5天一疗程。③对症治疗。④积极治疗输卵管炎等疾病，卧床休息，少活动，清淡饮食，保持情绪稳定。

31.（2016）关某，男，35岁，已婚，职员。2015年12月19日初诊。

患者近1年来经常出现上腹部胀满不适、疼痛，未系统治疗。现症：胃脘隐隐作痛，嘈杂，口干咽燥，五心烦热，大便干结。

查体：T：36.9℃，P：78次/分，R：20次/分，BP：110/80mmHg。全腹软无包块，中上腹轻压痛，无肌紧张及反跳痛，肝脾肋下未及，墨菲征（-）。舌淡红，苔红少津，脉细。

辅助检查：胃镜：胃黏膜淡红，间有灰色，黏膜变薄，部分黏膜下血管暴露。幽门螺杆菌（+）。

要求：根据上述摘要，在答题卡上完成书面分析。

【参考答案】

中医疾病诊断：胃痛。

中医证候诊断：胃阴不足证。

西医诊断：慢性胃炎（萎缩性胃炎）。

西医诊断依据：①患者上腹部胀满不适、疼痛。②全腹软无包块，中上腹轻压痛，无肌紧张及反跳痛，肝脾肋下未及，墨菲征（-）。③胃镜：胃黏膜淡红，间有灰色，黏膜变薄，部分黏膜下血管暴露。幽门螺杆菌（+）。

中医治法：养阴益胃，和中止痛。

方剂：益胃汤加减。

药物组成、剂量及煎服法：沙参9g，麦冬15g，冰糖3g，细生地15g，玉竹4.5g。三剂，水煎服。日一剂，早晚分服。

西医治疗原则及方法：①根除幽门螺杆菌。②对症治疗：胃痛明显时用抑酸分泌药物（H_2受体拮抗剂，如 H_2RA；质子泵抑制剂，如 PPI）或碱性抗酸药（氢氧化铝等）。③胃黏膜保护药：胶体次枸橼酸铋、硫糖铝等。④定期随访，注意休息，清淡饮食。

32.（2016、2015）董某，男，45岁，已婚，职员。2015年7月9日初诊。

患者上腹疼痛反复发作2年，未系统治疗。现症：胃脘灼热胀痛，嘈杂，脘腹痞闷，口干口苦，渴不欲饮，不思饮食，身重肢倦，尿黄，大便不爽。

查体：T：36.5℃，P：80次/分，R：19次/分，BP：130/80mmHg。全腹软，

剑突下压痛，无肌紧张及反跳痛，墨菲征（-），麦氏点无压痛。舌质红，苔黄腻，脉滑。

辅助检查：腹部B超：未见异常。胃镜示：胃窦黏膜充血，水肿，红白相间，黏膜粗糙不平，可见小灶性糜烂，幽门螺杆菌检查（+）。

要求：根据上述摘要，在答题卡上完成书面分析。

【参考答案】

中医疾病诊断：胃痛。

中医证候诊断：脾胃湿热证。

西医诊断：慢性胃炎（浅表性胃炎）。

西医诊断依据：①患者上腹疼痛反复发作2年。②全腹软，剑突下压痛，无肌紧张及反跳痛，墨菲征（-），麦氏点无压痛。③腹部B超：未见异常。胃镜示：胃窦黏膜充血，水肿，红白相间，黏膜粗糙不平，可见小灶性糜烂，幽门螺杆菌检查（+）。

中医治法：清利湿热，醒脾化浊。

方剂：三仁汤加减。

药物组成、剂量及煎服法：杏仁15g，飞滑石18g（先煎），白通草6g，白蔻仁6g，竹叶6g，厚朴6g，生薏苡仁18g，半夏15g。三剂，水煎服。日一剂，早晚分服。

西医治疗原则及方法：①根除幽门螺杆菌。②对症治疗：胃痛明显时用抑酸分泌药物（H_2受体拮抗剂，如H_2RA；质子泵抑制剂，如PPI）或碱性抗酸药（氢氧化铝等）。③胃黏膜保护药：胶体次枸橼酸铋、硫糖铝等。④定期随访，注意休息，清淡饮食。

33.（2016）患儿，女，4岁。2015年11月5日初诊。

患儿2周前出现腹泻，每日十余次，呈稀水样泻，自服止泻药，症状略有缓解，现症：久泻不止，每日3~4次，大便清稀，完谷不化，睡时露睛，畏寒，四肢欠温，小便正常。

查体：T：36.5℃，P：110次/分，R：35次/分。精神略差，面色㿠白，皮肤弹性可，心肺腹未见异常。舌淡，苔白，脉细弱。

辅助检查：血常规：白细胞：8.5×10^9/L，中性粒细胞55%。大便常规正常。

要求：根据上述摘要，在答题卡上完成书面分析。

【参考答案】

中医疾病诊断：小儿泄泻。

中医证候诊断：脾肾阳虚泻。

西医诊断：小儿腹泻病。

西医诊断依据：①腹泻，每日十余次，呈稀水样泻。②精神略差，面色㿠白，皮肤弹性可，心肺腹未见异常。③血常规：白细胞：8.5×10^9/L，中性粒细胞55%。大便常规正常。

中医治法：温补脾肾，固涩止泻。

方剂：附子理中汤合四神丸加减。

药物组成、剂量及煎服法：炮附子9g（先煎），人参9g，干姜9g，白术9g，肉豆蔻6g，补骨脂12g，五味子6g，吴茱萸3g，生姜6g，大枣10枚。三剂，水煎服。日一剂，早晚分服。

西医治疗原则及方法：①饮食疗法：半流质易消化饮食。②液体疗法：口服补液，纠正水、电解质紊乱及酸碱失衡。③药物治疗：选用微生态制剂和肠黏膜保护剂、补锌。

34.（2016）贾某，男，49岁，已婚，工人。2016年4月17日初诊。

患者3年来常感肝区疼痛不适，1周前因饮酒而肝区疼痛加重，遂来就诊。现症：右胁胀痛，脘腹满闷，恶心厌油，小便黄赤，大便黏滞臭秽。

查体：T：36.8℃，P：98次/分，R：17次/分，BP：120/70mmHg。腹平软，肝肋下2.5cm，质中，压痛（+）。舌苔黄腻，脉弦滑数。

辅助检查：肝功能：丙氨酸氨基转移酶（ALT）67U/L，天门冬氨酸氨基转移酶（AST）89U/L，总胆红素4.3μmol/L，HBsAg（+），抗-HBe（+），抗-HBc（+）。B超：肝大，肝区光点增粗，脾稍大。

要求：根据上述摘要，在答题卡上完成书面分析。

【参考答案】

中医疾病诊断：胁痛。

中医证候诊断：湿热中阻证。

西医诊断：病毒性肝炎（慢性肝炎）。

西医诊断依据：①患者肝区疼痛不适3年，1周前因饮酒而肝区疼痛加重。②腹平软，肝肋下2.5cm，质中，压痛（+）。③肝功能：丙氨酸氨基转移酶（ALT）67U/L，天门冬氨酸氨基转移酶（AST）89U/L，总胆红素4.3μmol/L，HBsAg（+），抗-HBe（+），抗-HBc（+）。B超：肝大，肝区光点增粗，脾稍大。

中医治法：清利湿热，凉血解毒。

方剂：茵陈蒿汤合甘露消毒丹加减。

药物组成、剂量及煎服法：茵陈18g，栀子12g，大黄6g，飞滑石15g（先煎），淡黄芩10g，石菖蒲6g，川贝母5g，木通5g，藿香4g，连翘4g，白蔻仁4g，薄荷4g（后下），射干4g。三剂，水煎服。日一剂，早晚分服。

西医治疗原则及方法：①一般治疗：休息，高蛋白、高热量、高维生素饮食，心理平衡。②病原治疗：干扰素。③免疫调节：如胸腺肽或胸腺素、转移因子、特异性免疫核糖核酸。④抗肝纤维化。⑤对症治疗：非特异性护肝药（维生素类、还原型谷胱甘肽、肝泰乐等）；降酶药（甘草甜素、联苯双酯、苦参碱等）。

35.（2016）闫某，女，2岁。2015年12月10日初诊。

患儿1天前进食较杂，夜卧不安，凌晨突然发热，呕吐1次，为胃内容物，继之腹泻，大便为水样，泻下急迫，至就诊时4小时内已大便6次，量多，气味秽臭，可见黏液，小便色黄，量少，大便前后无哭闹。

查体：T：38.2℃，P：132次/分，R：36次/分。神志清，精神可，皮肤弹性略差，眼窝凹陷，心肺听诊（-），腹软，无压痛。舌质红，苔黄腻，指纹紫滞，现于风关。

辅助检查：血常规：白细胞$7.9×10^9$/L，中性粒细胞31%，淋巴细胞61%。大便常规：镜检未见异常，脂肪球（++）。

要求：根据上述摘要，在答题卡上完成书面分析。

【参考答案】

中医疾病诊断：小儿泄泻。

中医证候诊断：湿热泻。

西医诊断：小儿腹泻病。

西医诊断依据：①患儿进食较杂后出现呕吐、腹泻，大便为水样，泻下急迫，量多次频。②皮肤弹性略差，眼窝凹陷，心肺听诊（-），腹软，无压痛。③血常规：白细胞$7.9×10^9$/L，中性粒细胞31%，淋巴细胞61%。大便常规：镜检未见异常，脂肪球（++）。

中医治法：清肠解热，化湿止泻。

方剂：葛根黄芩黄连汤加减。

药物组成、剂量及煎服法：葛根15g，甘草6g，黄芩9g，黄连9g。三剂，水煎服。日一剂，早晚分服。

西医治疗原则及方法：①饮食疗法：半流质易消化饮食。②液体疗法：静脉补液：定性、定量、定速、纠正酸中毒、钾的补充。③药物治疗：选用微生态制剂和肠黏膜保护剂、补锌。

36.（2016、2013）苏某，男，40岁，已婚，工人。2015年6月17日初诊。

患者昨晚与朋友聚会后出现上腹部疼痛伴恶心、呕吐，呕吐物为胃内容物，自服药物未效，今日来诊。现症：上腹胀痛拒按，胁痛，伴发热，恶心呕吐，目黄身黄，小便短赤。

查体：T：38.2℃，P：102次/分，R：21次/分，BP：130/80mmHg。神清，痛苦面容，心率102次/分，律齐，未闻及杂音，上腹压痛，无肌紧张及反跳痛，肝脾未触及，墨菲征（-）。舌红，苔黄腻，脉弦数。

辅助检查：白细胞$14.5×10^9$/L，中性粒细胞82%，血清淀粉酶800U/L，尿淀粉酶1800U/L。

要求：根据上述摘要，在答题卡上完成书面分析。

【参考答案】

中医疾病诊断：腹痛。

中医证候诊断：肝胆湿热证。

西医诊断：急性胰腺炎。

西医诊断依据：①上腹部疼痛伴恶心、呕吐。②发热，痛苦面容，心率102次/分，律齐，未闻及杂音，上腹压痛，无肌紧张及反跳痛，肝脾未触及，墨菲征（－）。③白细胞14.5×10^9/L，中性粒细胞82%，血清淀粉酶800U/L、尿淀粉酶1800U/L。

中医治法：清热化湿，疏肝利胆。

方剂：龙胆泻肝汤合茵陈蒿汤加减。

药物组成、剂量及煎服法：龙胆草6g，黄芩9g，栀子9g，泽泻12g，木通6g，当归3g，生地黄9g，柴胡6g，生甘草6g，车前子9g（包煎），茵陈18g。三剂，水煎服。日一剂，早晚分服。

西医治疗原则及方法：①低脂流质饮食。②止痛：哌替啶。③静脉输液。④抗生素。⑤抑酸治疗：H_2受体拮抗剂或质子泵抑制剂。

37.（2016、2014、2013）齐某，男，69岁，已婚，退休工人。2015年11月6日初诊。

患者反复眩晕5年，平素急躁易怒，曾多次测血压达145/95～150/100mmHg，未系统治疗。现症：头痛头晕，口苦口干，面红目赤，烦躁易怒，大便秘结，小便黄赤。

查体：T：37.0℃，P：88次/分，R：18次/分，BP：160/110mmHg。神清，两肺呼吸音清，心界不大，心率88次/分，律齐。腹软，肝脾肋下未及，双下肢无水肿。舌红，苔薄黄，脉弦细有力。

辅助检查：尿常规正常。双肾上腺超声未见异常。血钾正常。心电图示：左室高电压。

要求：根据上述摘要，在答题卡上完成书面分析。

【参考答案】

中医疾病诊断：眩晕。

中医证候诊断：肝阳上亢证。

西医诊断：原发性高血压。

西医诊断依据：①反复眩晕5年，平素急躁易怒，多次测血压达145/95～150/100mmHg。②BP：160/110mmHg。两肺呼吸音清，心界不大，心率88次/分，律齐。腹软，肝脾肋下未及，双下肢无水肿。③尿常规正常。双肾上腺超声未见异常。血钾正常。心电图示左室高电压。

中医治法：平肝潜阳。

方剂：天麻钩藤饮加减。

药物组成、剂量及煎服法：天麻9g，钩藤12g（后下），石决明18g，山栀9g，黄芩9g，川牛膝12g，杜仲9g，益母草9g，桑寄生9g，夜交藤9g，朱茯神9g。三剂，水煎服。日一剂，早晚分服。

西医治疗原则及方法：（1）治疗原则：①改善生活行为：减轻体重、精神压力；减少钠盐、脂肪摄入；补充钾盐；稳定情绪；增加运动。必要时补充叶酸制剂。②注意降压药物治疗的时机。③控制血压至140/90mmHg以下。（2）降压药物：①利尿剂：氢氯噻嗪和氯噻酮。②钙通道阻滞剂：硝苯地平、维拉帕米。③ACEI：卡托普利、依那普利等。④血管紧张素Ⅱ受体拮抗剂：氯沙坦、缬沙坦。⑤β受体阻滞剂：美托洛尔、阿替洛尔。（3）联合应用降压药。

38.（2016）曾某，女，10个月。2015年9月4日初诊。

患儿腹泻3天。大便日行十余次，为稀水样便，啼哭少泪，口渴多饮，无发热，无呕吐，乳食差，小便短小，口唇干。

查体：T：36.2℃，P：134次/分，R：32次/分。神志清，精神稍差，皮肤弹性差，目眶及前囟凹陷，心率134次/分，律齐，两肺未及啰音，腹软，无压痛，四肢尚温。舌红少津，苔少，指纹淡滞。

辅助检查：血常规：白细胞7.9×10^9/L，中性粒细胞31%，淋巴细胞61%。大便常规：镜检未见异常。

要求：根据上述摘要，在答题卡上完成书面分析。

【参考答案】

中医疾病诊断：小儿泄泻。

中医证候诊断：气阴两伤证。

西医诊断：小儿腹泻病。

西医诊断依据：①患儿腹泻3天，大便日行十余次，为稀水样便。②神志清，精神稍差，皮肤弹性差，目眶及前囟凹陷，心率134次/分，律齐，两肺未及啰音，腹软，无压痛，四肢尚温。③血常规：白细胞7.9×10^9/L，中性粒细胞31%，淋巴细胞61%。大便常规：镜检未见异常。

中医治法：益气养阴，酸甘敛阴。

方剂：人参乌梅汤加减。

药物组成、剂量及煎服法：人参9g，莲子（炒）15g，炙甘草6g，乌梅15g，木瓜9g，山药15g。三剂，水煎服。日一剂，早晚分服。

西医治疗原则及方法：①饮食疗法：继续母乳喂养。②液体疗法：静脉补液：定性、定量、定速、纠正酸中毒、钾的补充。③药物疗法：选用微生态制剂和肠黏膜保护剂、补锌。

39.（2016）邵某，女，35岁，已婚，文秘。2015年6月3日初诊。

患者3年来双手关节经常肿痛，阴雨天疼痛加重，得温则舒。晨起双手关节僵硬，活动后减轻，持续1~2小时。近2周症状加重，关节灼热肿痛，伴低热，乏力，形寒肢冷。

查体：T：37.5℃，P：84次/分，R：18次/分，BP：130/85mmHg。神清，形体略瘦，双手近端指间关节、掌指关节、腕关节肿胀。舌红，苔白，脉弦细。

辅助检查：抗核抗体阳性，C反应蛋白升高，类风湿因子阳性，血白细胞11.0×10^9/L，中性粒细胞70%，血沉80mm/L。手X线片示：双手近端指间关节骨质疏松，关节间隙狭窄。

要求：根据上述摘要，在答题卡上完成书面分析。

【参考答案】

中医疾病诊断：痹证。

中医证候诊断：寒热错杂证。

西医诊断：类风湿关节炎。

西医诊断依据：①双手关节肿痛3年。晨僵，活动后减轻，持续1~2小时。②神清，形体略瘦，双手近端指间关节、掌指关节、腕关节肿胀。③抗核抗体阳性，C反应蛋白升高，类风湿因子阳性，血白细胞 11.0×10^9/L，中性粒细胞70%，血沉80mm/L。手X线片示：双手近端指间关节骨质疏松，关节间隙狭窄。

中医治法：祛风散寒，清热化湿。

方剂：桂枝芍药知母汤加减。

药物组成、剂量及煎服法：桂枝12g，芍药9g，甘草6g，麻黄6g，生姜15g，白术15g，知母12g，防风12g，炮附子2枚。三剂，水煎服。日一剂，早晚分服。

西医治疗原则及方法：①药物治疗：非甾体抗炎药：布洛芬、萘普生、双氯芬酸等；改善病情的抗风湿药及免疫抑制剂：甲氨蝶呤（首选）、柳氮磺吡啶、来氟米特、抗疟药（氯喹、羟氯喹）、青霉胺、金诺芬、环孢素A；糖皮质激素；植物药制剂：雷公藤总苷、白芍总苷、青藤碱。②外科治疗：急性期采用滑膜切除术。晚期可采用关节成形术或关节置换术。

40.（2016、2014）张某，女，50岁，已婚，会计。2015年5月20日初诊。

患者近半年来经常口干口渴，伴有乏力，体重减轻7千克。现症：口渴多饮，纳少便溏，倦怠乏力，精神不振。

查体：T：36.8℃，P：78次/分，R：16次/分，BP：130/70mmHg。形体消瘦，肝脾肋下未触及，双肾叩击痛阴性。舌淡红，苔白而干，脉弱。

辅助检查：空腹血糖8.2mmol/L，餐后2小时血糖12.3mmol/L，糖化血红蛋白7.2%。

要求：根据上述摘要，在答题卡上完成书面分析。

【参考答案】

中医疾病诊断：消渴。

中医证候诊断：气阴两虚证。

西医诊断：糖尿病。

西医诊断依据：①口干口渴、乏力半年，体重减轻。②形体消瘦，肝脾肋下未触及，双肾叩击痛阴性。③空腹血糖8.2mmol/L，餐后2小时血糖12.3mmol/L，糖化血红蛋白7.2%。

中医治法：益气健脾，生津止渴。

方剂：七味白术散加减。

药物组成、剂量及煎服法：人参7g，白茯苓15g，白术15g，藿香叶15g，木香6g，甘草3g，葛根15g。三剂，水煎服。日一剂，早晚分服。

西医治疗原则及方法：①饮食治疗：补充足够的热量，碳水化合物、蛋白质、脂肪合理分配。②口服药治疗：磺脲类，餐前30分钟口服，常用格列本脲、格列吡嗪、格列齐特、格列喹酮等。③若口服药治疗无效，则用胰岛素治疗。

41.（2016）邵某，女，10个月。2015年9月7日初诊。

患儿1周前因受凉出现腹泻，现大便稀溏，为蛋花样，色淡不臭，每日3~4次，多食后作泻，时轻时重，面色萎黄，形体消瘦，神疲倦怠。

查体：T：37.8℃，P：126次/分，R：28次/分。神清，精神好，皮肤弹性可。心率126次/分，律齐。腹软，无压痛，肠鸣音稍活跃。舌淡苔白，指纹淡。

辅助检查：血常规：白细胞7.9×10^9/L，中性粒细胞68%，淋巴细胞30%。大便常规正常。脂肪球（+）。

要求：根据上述摘要，在答题卡上完成书面分析。

【参考答案】

中医疾病诊断：小儿泄泻。

中医证候诊断：脾虚泻。

西医诊断：小儿腹泻病。

西医诊断依据：①腹泻，便溏，为蛋花样，色淡不臭，每日3~4次。②神清，精神好，皮肤弹性可。腹软，无压痛，肠鸣音稍活跃。③血常规：白细胞7.9×10^9/L，中性粒细胞68%，淋巴细胞30%。大便常规正常。脂肪球（+）。

中医治法：健脾益气，助运止泻。

方剂：参苓白术散加减。

药物组成、剂量及煎服法：莲子肉9g，薏苡仁9g，缩砂仁6g（后下），桔梗6g，白扁豆12g，白茯苓15g，人参15g，甘草10g，白术15g，山药15g。三剂，水煎服。日一剂，早晚分服。

西医治疗原则及方法：①饮食疗法：继续母乳喂养。②液体疗法：静脉补液：定性、定量、定速、纠正酸中毒、钾的补充。③药物疗法：选用微生态制剂和肠黏膜保护剂、补锌。

42.（2016、2013）郭某，女，65岁，已婚，退休工人。2015年11月22日初诊。

患者十余年前于劳累后感觉心悸、胸胁满闷，并逐渐出现夜间卧位则心悸加重，需坐起后得以缓解。近日气温骤降，上述症状加重。症状：夜间不能平卧，心悸气短，倦怠乏力，活动后加重，下肢水肿，尿少，口唇青紫，肋下痞块。

查体：T：37.8℃，P：110次/分，R：26次/分，BP：130/70mmHg。慢性病容，半卧位，颈静脉怒张；两下肺闻及细湿啰音；心尖搏动弥散，心浊音界向两侧扩大，以左下为主；心率110次/分，闻及早搏10次/分，各瓣膜听诊区未闻及杂音,肝肋下8cm,肝、颈静脉回流征阳性;下肢凹陷性水肿。舌紫暗,苔薄白,脉细涩。

辅助检查:心电图示窦性心动过速,频发房性早搏,T波低平。

胸部X线片:心影普遍增大,两肺明显淤血征象,肺动脉圆锥突出。

要求:根据上述摘要,在答题卡上完成书面分析。

【参考答案】

中医疾病诊断:心悸。

中医证候诊断:气虚血瘀证。

西医诊断:心力衰竭(慢性心力衰竭)。

西医诊断依据:①心悸、胸肋满闷10年,夜卧心悸加重,坐起后缓解。②慢性病容,半卧位,颈静脉怒张;两下肺闻及细湿啰音;心尖搏动弥散;心浊音界向两侧扩大,以左下为主;心率110次/分,闻及早搏10次/分,各瓣膜听诊区未闻及杂音,肝肋下8cm,肝、颈静脉回流征阳性;下肢凹陷性水肿。③心电图示窦性心动过速,频发房性早搏,T波低平。心影普遍增大,两肺明显淤血征象,肺动脉圆锥突出。

中医治法:养心补肺,益气活血。

方剂:保元汤合桃红饮加减。

药物组成、剂量及煎服法:黄芪9g,人参3g,炙甘草3g,肉桂1.5g(后下),生姜1片,桃仁,红花,川芎,当归尾,威灵仙。三剂,水煎服。日一剂,早晚分服。

西医治疗原则及方法:①一般治疗:注意休息,避免劳累,改善生活方式,密切观察病情演变及定期随访。②药物治疗:抑制神经内分泌激活(ACEI、β受体阻滞剂);改善血流动力学(利尿剂、地高辛)。③非药物治疗:心脏再同步化治疗等。

43.(2016)患儿,女,5岁。2015年12月1日初诊。

患儿10天前无明显诱因出现发热,体温38℃左右,咳嗽,气促,就诊于附近诊所,静脉滴注抗生素8天,仍有咳嗽而来诊。现症:咳嗽无力,动则汗出,喉中痰鸣,时有低热,食欲不振,大便溏。

查体:T:37.4℃,P:112次/分,R:30次/分。面白少华,左下肺可闻及少许湿啰音。舌质淡,舌苔薄白,脉细无力。

辅助检查:血常规:白细胞12.6×10^9/L,中性粒细胞73%。胸部X线片:双肺纹理增粗,左肺内带下部可见散在斑片影。

要求:根据上述摘要,在答题卡上完成书面分析。

【参考答案】

中医疾病诊断:肺炎喘嗽。

中医证候诊断:肺脾气虚证。

西医诊断:小儿肺炎。

西医诊断依据:①发热,咳嗽,气促。②面白少华,左下肺可闻及少许湿啰音。③血常规:白细胞12.6×10^9/L,中性粒细胞73%。胸部X线片:双肺纹理增粗,左肺内带下部可见散在斑片影。

中医治法：补肺健脾，益气化痰。

方剂：人参五味子汤加减。

药物组成、剂量及煎服法：人参3g，白术5g，白茯苓3g，五味子2g，麦冬3g，炙甘草3g。三剂，水煎服。日一剂，早晚分服。

西医治疗原则及方法：①一般治疗：注意休息，多饮水。②病因治疗：青霉素或羟氨苄青霉素。③对症治疗：清热，保持呼吸道通畅，减慢心率等。

44.（2015、2014）洪某，女，58岁，教师。2014年6月13日初诊。

患者半年来经常头晕，头痛，肢体麻木。昨日洗澡后便觉左侧颜面部麻木，逐渐出现口角歪斜，左侧肢体活动不利，遂来诊。症见：手足麻木，肌肤不仁，口角歪斜流涎，半身不遂。

查体：T：36.8℃，P：96次/分，R：20次/分，BP：140/95mmHg。体型肥胖，神清，口角右偏，左侧肢体活动不利，左下肢肌力3级。巴宾斯基征（+）。舌质暗，苔薄白，脉浮数。

辅助检查：头颅CT示：右侧基底节区见片状密度降低影，脑室系统大小形态正常，中线结构居中，脑沟裂不宽。

要求：根据上述摘要，在答题卡上完成书面分析。

【参考答案】

中医疾病诊断：中风。

中医证候诊断：风痰瘀血，痹阻脉络证。

西医诊断：脑梗死（动脉硬化性脑梗死）。

西医诊断依据：①头晕，头痛，肢体麻木半年。②口角歪斜，左侧肢体活动不利，左下肢肌力3级。巴宾斯基征（+）。③头颅CT示：右侧基底节区见片状密度降低影，脑室系统大小形态正常，中线结构居中，脑沟裂不宽。

中医治法：祛风化痰通络。

方剂：真方白丸子加减。

药物组成、剂量及煎服法：半夏3g，白附子3g（先煎），天南星3g，天麻3g，川乌3g，全蝎3g，木香3g，枳壳3g。每服20丸，食后、临卧茶清热水送下，日3次。

西医治疗原则及方法：①一般治疗：卧床休息，监测生命体征；吸氧与呼吸支持；进行心电监护。②溶栓治疗：常用尿激酶、重组的组织型纤溶酶原激活剂。③抗凝治疗：常用肝素、低分子肝素。④脑保护治疗：钙离子通道阻滞剂、镁离子等。⑤降纤治疗：降纤酶、巴曲酶等。⑥抗血小板聚集治疗：阿司匹林。⑦高压氧治疗。

45.（2015）毛某，男，39岁，已婚，工人。2014年6月21日初诊。

患者肢体浮肿反复发作已5年，病情时轻时重。近半月因劳累浮肿加剧，全身浮肿，小便量少，乏力纳呆，脘腹胀闷，畏寒肢冷，腰膝冷痛，大便溏薄，遂来就诊。

查体：T：36.5℃，P：70次/分，R：18次/分，BP：160/100mmHg。颜面轻

度浮肿,面色苍白,双下肢中度凹陷性水肿。舌质淡胖,有齿痕,脉沉细。

辅助检查:尿常规:尿蛋白(++),红细胞3~5个/高倍视野,镜下可见颗粒管型及透明管型。24小时尿蛋白定量2.5g,血肌酐90μmol/L,血尿素氮5.8mmol/L。

要求:根据上述摘要,在答题卡上完成书面分析。

【参考答案】

中医疾病诊断:水肿。

中医证候诊断:脾肾阳虚证。

西医诊断:慢性肾小球肾炎。

西医诊断依据:①肢体浮肿反复发作5年。②高血压,颜面轻度浮肿,面色苍白,双下肢中度凹陷性水肿。③蛋白尿,血尿,镜下可见颗粒管型及透明管型。24小时尿蛋白定量2.5g,血肌酐90μmol/L,血尿素氮5.8mmol/L。

中医治法:温补脾肾。

方剂:济生肾气丸加减。

药物组成、剂量及煎服法:炮附子15g(先煎),白茯苓30g,泽泻30g,山茱萸30g,山药30g,车前子30g(包煎),牡丹皮30g,肉桂15g,川牛膝15g,熟地黄15g。每服七十丸,空心米饮送下。

西医治疗原则及方法:①限制食物中蛋白及磷的入量。②控制高血压和减少尿蛋白:首选ACEI,将血压控制在125/75mmHg以下。③应用血小板解聚药:双嘧达莫、阿司匹林。④避免劳累、感染、妊娠和应用肾毒性药物。

46.(2015)随某,女,49岁,已婚,职员。2014年11月12日初诊。

患者2年前出现右胁胀痛不适,虽经治疗,但病情时有反复。现症:胁肋胀痛,精神抑郁,纳食减少,口淡乏味,脘腹痞胀,大便溏薄。

查体:T:36.6℃,P:78次/分,R:17次/分,BP:115/70mmHg。面色萎黄,腹平软,肝肋下1cm可及,质中,轻压痛。舌淡苔白,脉沉弦。

辅助检查:肝功能:丙氨酸氨基转移酶(ALT)77U/L,天门冬氨酸氨基转移酶(AST)102U/L,总胆红素(SB)19μmol/L。HBsAg(+),抗-HBe(+)。腹部B超:肝胆胰脾双肾未见明显异常。

要求:根据上述摘要,在答题卡上完成书面分析。

【参考答案】

中医疾病诊断:胁痛。

中医证候诊断:肝郁脾虚证。

西医诊断:病毒性肝炎(慢性肝炎)。

西医诊断依据:①右胁胀痛不适,面色萎黄,腹平软,肝肋下1cm可及,质中,轻压痛。②肝功能:丙氨酸氨基转移酶77U/L,天门冬氨酸氨基转移酶102U/L,总胆红素19μmol/L。HBsAg(+),抗-HBe(+)。腹部B超:肝胆胰脾双肾未见明显异常。

中医治法:疏肝解郁,健脾和中。

方剂：逍遥散加减。

药物组成、剂量及煎服法：甘草4.5g，当归9g，茯苓9g，芍药9g，白术9g，柴胡9g，薄荷6g（后下），生姜3片。三剂，水煎服。日一剂，早晚分服。

西医治疗原则及方法：①一般治疗：休息，高蛋白、高热量、高维生素饮食，心理平衡。②病原治疗：干扰素。③免疫调节：如胸腺肽或胸腺素、转移因子、特异性免疫核糖核酸。④抗肝纤维化。⑤对症治疗：非特异性护肝药（维生素类、还原型谷胱甘肽、肝泰乐等）；降酶药（甘草甜素、联苯双酯、苦参碱等）。

47. （2014）陈某，女，18岁，未婚，学生。2014年9月20日初诊。

患者心悸、胸闷反复发作2年，休息后好转，未经治疗。因考试心悸加重3天就诊。现症：心悸气短，活动尤甚，眩晕乏力，失眠健忘，面色无华，纳呆食少。

查体：T：37.0℃，P：100次/分，R：18次/分，BP：120/75mmHg。心率100次/分，心音低钝，闻及早搏3～4次/分钟，各瓣膜听诊区未闻及病理性杂音。舌质淡，苔薄白，脉细弱。

辅助检查：血常规：血红蛋白110g/L。胸部X线：心肺无异常。心电图：提早出现宽大、畸形QRS波群，波群时间达0.12秒，T波宽大，方向与QRS主波方向相反，代偿间歇完全。

要求：根据上述摘要，在答题卡上完成书面分析。

【参考答案】

中医疾病诊断：心悸。

中医证候诊断：气血不足证。

西医诊断：心律失常（室性期前收缩）。

西医诊断依据：①患者心悸、胸闷反复发作2年。②听诊闻及早搏，各瓣膜听诊区未闻及病理性杂音。③血常规：血红蛋白110g/L。胸部X线：心肺无异常。心电图：提早出现宽大、畸形QRS波群，波群时间达0.12秒，T波宽大，方向与QRS主波方向相反，代偿间歇完全。

中医治法：补血养心，益气安神。

方剂：归脾汤加减。

药物组成、剂量及煎服法：白术18g，茯神18g，黄芪18g，龙眼肉18g，酸枣仁18g，人参9g，木香9g，甘草6g，当归3g，远志3g，生姜5片，大枣1枚。三剂，水煎服。日一剂，早晚分服。

西医治疗原则及方法：①注意休息。②抗心律失常药物：美西律、普罗帕酮、β受体阻滞剂。③外科手术治疗。

48. （2013）李某，男，66岁，已婚，干部。2016年3月1日初诊。

患者近2年来经常出现胃脘疼痛，初发时表现为胀痛，部位不固定，未予重视，后逐步呈针刺样痛，固定于剑突下，伴有泛酸、嗳气，服用法莫替丁疼痛可缓解，但病情反复。近3天来症状加重，遂来就诊。现症：胃痛如刺，痛处固定，汗出，查体：T：37.0℃，P：67 次/分，R：16 次/分，BP：120/70mmHg。腹平软，剑突下有压痛，无反转痛及肌紧张，肝脾肋下未及，未触及包块。移动性浊音（-）。舌质紫暗，脉涩。

辅助检查：胃镜：胃窦部见 1.5cm×1.5cm 溃疡，幽门螺杆菌（+）。腹部B超：肝胆胰脾未见异常。

要求：根据上述摘要，在答题卡上完成书面分析。

【参考答案】

中医疾病诊断：胃脘痛。

中医证候诊断：瘀血停胃证。

西医诊断：消化性溃疡（胃溃疡）。

西医诊断依据：①胃脘胀痛，部位不固定，后逐步呈针刺样痛，固定于剑突下，伴有泛酸，嗳气，服用法莫替丁疼痛可缓解。②剑突下有压痛，无反转痛及肌紧张，肝脾肋下未及，未触及包块。移动性浊音（-）。③胃镜：胃窦部见 1.5cm×1.5cm 溃疡，幽门螺杆菌（+）。

中医治法：活血化瘀，通络和胃。

方剂：失笑散合丹参饮加减。

药物组成、剂量及煎服法：蒲黄6g（包煎），五灵脂6g（包煎），丹参30g，檀香4.5g，砂仁4.5g（后下）。三剂，水煎服。日一剂，早晚分服。

西医治疗原则及方法：①一般治疗：注意饮食和休息，避免服用对胃肠黏膜有损害药物。②根除幽门螺杆菌：三联疗法、四联疗法。③抗酸药物治疗：H_2受体拮抗剂、质子泵抑制剂。④保护胃黏膜。

微信公众号
更多免费题库

第二站

中医部分

中医部分分值表

考试项目		所占分值	考试方法	考试时间
中医操作	针灸常用腧穴定位	10	实际操作	20分钟
	中医临床技术操作			
	中医望、闻、脉诊技术的操作	10		
病史采集		10		
中医答辩 （4选1抽题作答）	疾病的辨证施治	5	现场口述	
	针灸常用腧穴主治			
	针灸异常情况处理			
	常见急性病症的针灸治疗			

得分技巧

1. 中医操作　①要边操作边讲要点。②操作结束后会有考官提问，通常问些比较小的检查项目。③注意题目要求，诊查后要汇报诊查结果，并说明其特征及临床意义。④体现医德和对病人的关怀。注意着装整洁，举止大方，言语温和，检查过程中认真细致。注意操作前后向被检者告知；操作过程动作温柔；爱护被检者，如协助其退去、穿上衣物，嘱患者休息片刻再离开等。

2. 病史采集　注意套用问诊模板，即现病史（发病时间、缓急、病因、诱因；主诉及其性质、程度、影响因素；有无伴随症状；情志、睡眠、二便、体征）→诊疗经过（相关检查结果、有无用药）→其他相关病史（生活习惯、家族史、过敏史）。有关项目可配合十问歌记忆，不要有遗漏。问诊注意有条理，抓重点，围绕病情；不可有诱导式提问。

十问歌

一问寒热二问汗，三问头身四问便，
五问饮食六问胸，七聋八渴俱当辨，
九问旧病十问因，再兼服药参机变，
妇人尤必问经期，迟速闭崩皆可见，
再添片语告儿科，天花麻疹全占验。

3. 中医答辩　分值较少，熟记相关知识点即可。

第一部分 中医操作

一、针灸常用腧穴定位

（一）考试介绍

考查针灸腧穴体表定位。本类考题与中医临床技术操作结合作答。每份试卷1题，每题10分，共10分。

【样题】叙述并指出尺泽的定位，演示提插泻法的操作方法。

【参考答案】尺泽：在肘区，肘横纹上，肱二头肌腱桡侧缘凹陷中。

提插泻法：①直刺0.8～1.2寸进针，行针得气。②先深后浅，轻插重提（针下插时速度宜慢，用力宜轻；提针时速度宜快，用力宜重），提插幅度大，频率快。③反复操作。④操作时间长。

（二）考点汇总

2020年版大纲新增穴位考点：考点11：犊鼻；考点20：通里；考点24：天柱；考点29：大肠俞；考点50：印堂；考点57：四神聪；考点59：腰痛点。

1. ★★★手太阴肺经

考点	腧穴	定位	
考点1	孔最	在前臂前区	腕掌侧远端横纹上7寸，尺泽与太渊连线上
考点2	列缺		腕掌侧远端横纹上1.5寸，拇短伸肌腱与拇长展肌腱之间，拇长展肌腱沟的凹陷中。简便取穴法：两手虎口自然平直交叉，一手食指按在另一手桡骨茎突上，指尖下凹陷中是穴
考点3	少商		在手指，拇指末节桡侧，指甲根角侧上方0.1寸

2. ★★★手阳明大肠经

考点	腧穴	定位
考点4	合谷	在手背，第2掌骨桡侧的中点处
考点5	曲池	在肘区，尺泽与肱骨外上髁连线的中点处
考点6	肩髃	在三角肌区，肩峰外侧缘前端与肱骨大结节两骨间凹陷中
考点7	迎香	在面部，鼻翼外缘中点旁，鼻唇沟中

3. ★★★足阳明胃经

考点	腧穴	定位		
考点 8	地仓	在面部	口角旁开 0.4 寸（指寸）	
考点 9	下关		颧弓下缘中央与下颌切迹之间凹陷中	
考点 10	天枢	在腹部，横平脐中，前正中线旁开 2 寸		
考点 11	犊鼻	在膝前区，髌韧带外侧凹陷中		
考点 12	足三里	在小腿外侧	犊鼻下 3 寸	犊鼻与解溪连线上
考点 13	条口		犊鼻下 8 寸	
考点 14	丰隆	外踝尖上 8 寸，胫骨前肌的外缘		

4. ★★★足太阴脾经

考点	腧穴	定位		
考点 15	公孙	在跖区，第 1 跖骨底的前下缘赤白肉际处		
考点 16	三阴交	在小腿内侧	内踝尖上 3 寸	胫骨内侧缘后际
考点 17	地机		阴陵泉下 3 寸	
考点 18	阴陵泉	胫骨内侧髁下缘与胫骨内侧缘之间的凹陷中		
考点 19	血海	在股前区，髌底内侧端上 2 寸，股内侧肌隆起处。简便取穴法：患者屈膝，医者以左手掌心按于患者右膝髌骨上缘（或者右手掌心按于患者左膝髌骨上缘），第 2～5 指向上伸直，拇指约成 45°斜置，拇指尖下是穴		

5. ★★★手少阴心经

考点	腧穴	定位	
考点 20	通里	在前臂前区，腕掌侧远端横纹上 1 寸	尺侧腕屈肌腱的桡侧缘
考点 21	神门	在腕前区，腕掌侧远端横纹尺侧端	

6. ★★★手太阳小肠经

考点	腧穴	定位
考点 22	后溪	在手内侧，第 5 掌指关节尺侧近端赤白肉际凹陷中
考点 23	听宫	在面部，耳屏正中与下颌骨髁状突之间的凹陷中

7. ★★★足太阳膀胱经

考点	腧穴	定位
考点 24	天柱	在颈后区，横平第 2 颈椎棘突上际，斜方肌外缘凹陷中

续表

考点	腧穴	定位		
考点 25	肺俞	在脊柱区	第 3 胸椎棘突下	后正中线旁开 1.5 寸
考点 26	膈俞		第 7 胸椎棘突下	
考点 27	胃俞		第 12 胸椎棘突下	
考点 28	肾俞		第 2 腰椎棘突下	
考点 29	大肠俞		第 4 腰椎棘突下	
考点 30	委中	在膝后区，腘横纹中点		
考点 31	承山	在小腿后区，腓肠肌两肌腹与肌腱交角处		
考点 32	昆仑	在踝区，外踝尖与跟腱之间的凹陷中		
考点 33	至阴	在足趾，小趾末节外侧，趾甲根角侧后方 0.1 寸（指寸）		

8. ★★★足少阴肾经

考点	腧穴	定位	
考点 34	太溪	在踝区	内踝尖与跟腱之间的凹陷中
考点 35	照海		内踝尖下 1 寸，内踝下缘边际凹陷中

9. ★★★手厥阴心包经

考点	腧穴	定位
考点 36	内关	在前臂前区，腕掌侧远端横纹上 2 寸，掌长肌腱与桡侧腕屈肌腱之间
考点 37	大陵	在腕前区，腕掌侧远端横纹中，掌长肌腱与桡侧腕屈肌腱之间

10. ★★★手少阳三焦经

考点	腧穴	定位		
考点 38	外关	在前臂后区	腕背侧远端横纹上 2 寸	尺骨与桡骨间隙中点
考点 39	支沟		腕背侧远端横纹上 3 寸	

11. ★★★足少阳胆经

考点	腧穴	定位	
考点 40	风池	在颈后区，枕骨之下，胸锁乳突肌上端与斜方肌上端之间的凹陷中	
考点 41	肩井	在肩胛区，第 7 颈椎棘突与肩峰最外侧点连线的中点	
考点 42	环跳	在臀区，股骨大转子最凸点与骶管裂孔连线的外 1/3 与内 2/3 交点处	
考点 43	阳陵泉	在小腿外侧	腓骨头前下方凹陷中
考点 44	悬钟		外踝尖上 3 寸，腓骨前缘

12. ★★★足厥阴肝经

考点	腧穴	定位
考点45	太冲	在足背,第1、2跖骨间,跖骨底结合部前方凹陷中,或触及动脉搏动
考点46	期门	在胸部,第6肋间隙,前正中线旁开4寸

13. ★★★督脉

考点	腧穴	定位		
考点47	命门	在脊柱区	第2腰椎棘突下凹陷中	后正中线上
考点48	大椎		第7颈椎棘突下凹陷中	
考点49	百会	在头部	前发际正中直上5寸	
考点50	印堂		两眉毛内侧端中间的凹陷中	
考点51	水沟	在面部,人中沟的上1/3与中1/3交点处		

14. ★★★任脉

考点	腧穴	定位	
考点52	中极	在下腹部	脐中下4寸,前正中线上
考点53	关元		脐中下3寸,前正中线上
考点54	气海		脐中下1.5寸,前正中线上
考点55	中脘	在上腹部,脐中上4寸,前正中线上	
考点56	膻中	在胸部,横平第4肋间隙,前正中线上	

15. ★★★经外奇穴

考点	腧穴	定位
考点57	四神聪	在头部,百会前后左右各旁开1寸,共4穴
考点58	夹脊	在脊柱区,第1胸椎至第5腰椎棘突下两侧,后正中线旁开0.5寸,一侧17穴
考点59	腰痛点	在手背,第2、3掌骨间及第4、5掌骨间,腕背侧远端横纹与掌指关节的中点处,一手2穴
考点60	十宣	在手指,十指尖端,距指甲游离缘0.1寸(指寸),左右共10穴

二、中医临床技术操作

(一)考试介绍

考查针灸、拔罐、推拿等中医临床技术操作。本类考题与针灸常用腧穴定位结合作答。每份试卷1题,每题10分,共10分。

【样题】叙述并指出环跳的定位,演示夹持进针法的操作方法。

【参考答案】环跳：在臀区，股骨大转子最凸点与骶管裂孔连线的外 1/3 与内 2/3 交点处。

夹持进针法：①消毒：腧穴皮肤、医生双手常规消毒。②持针：押手拇、食指持消毒干棉球裹住针身下段，以针尖端露出 0.3～0.5cm 为宜；刺手拇、食、中三指指腹夹持针柄，使针身垂直。③刺入：将针尖固定在腧穴皮肤表面，刺手捻转针柄，押手下压，双手配合，同时用力，迅速将针刺入腧穴皮下 2～3 寸。

(二) 考点汇总

1. 毫针法

考点 1★★★进针法

(1) 单手进针法

①消毒：腧穴皮肤、医生双手常规消毒。②持针：拇、食指持针，中指指腹抵住针身下段，使中指指端比针尖略长出或齐平。③指抵皮肤：对准穴位，中指指端紧抵腧穴皮肤。④刺入：拇、食指向下用力按压刺入，中指随之屈曲，快速将针刺入。刺入时应保持针身直而不弯。

(2) 双手进针法

1) 指切进针法

①消毒：腧穴皮肤、医生双手常规消毒。②押手固定穴区皮肤：押手拇指或食指指甲切掐固定腧穴处皮肤。③持针：刺手拇、食、中指三指指腹夹持针柄。④刺入：将针身紧贴押手指甲缘快速刺入，本法适宜于短针的进针。

2) 夹持进针法

①消毒：腧穴皮肤、医生双手常规消毒。②持针：押手拇、食指持消毒干棉球捏住针身下段，以针尖端露出 0.3～0.5cm 为宜，刺手拇、食、中三指指腹夹持针柄，使针身垂直。③刺入：将针尖固定在腧穴皮肤表面，刺手捻转针柄，押手下压，双手配合，同时用力，迅速将针刺入腧穴皮下，本法适用于长针的进针。

3) 提捏进针法

①消毒：腧穴皮肤、医生双手常规消毒。②押手提捏穴旁皮肉：押手拇、食指轻轻捏提腧穴近旁的皮肉，提捏的力度大小要适当。③持针：刺手拇、食、中指三指指腹夹持针柄。④刺入：刺手持针快速刺入腧穴，刺入时常与平刺结合。本法适用于皮肉浅薄部位腧穴的进针。

4) 舒张进针法

①消毒：腧穴皮肤、医生双手常规消毒。②绷紧皮肤：以押手拇、食指或食、中指把腧穴处皮肤向两侧轻轻撑开，使之绷紧，两指间的距离要适当。③持针：刺手拇、食、中指三指指腹夹持针柄。④刺入：刺手持针，于押手两指间的腧穴处迅速刺入。本法适用于皮肤松弛部位腧穴的进针。

考点2★★★针刺的角度

刺法	操作要点
直刺	进针时针身与皮肤表面呈90°垂直刺入，适用于大部分的腧穴
斜刺	进针时针身与皮肤表面呈45°左右倾斜刺入，适用于肌肉浅薄处或内有重要脏器，或不宜直刺、深刺的腧穴
平刺	进针时针身与皮肤表面呈15°左右沿皮刺入，适用于皮薄肉少部位的腧穴

考点3★★★行针手法

行针手法			操作要点
基本手法	提插法		①消毒：腧穴皮肤、医生双手常规消毒。②刺入毫针：将毫针刺入腧穴的一定深度。③实施提插操作：插是将针由浅层向下刺入深层的操作，提是从深层向上引退至浅层的操作。如此反复地上提下插
	捻转法		①消毒：腧穴皮肤、医生双手常规消毒。②刺入毫针：将毫针刺入腧穴的一定深度。③实施捻转操作：针身向前向后持续均匀来回捻转。要保持针身在腧穴基点上左右旋转运动。如此反复地捻转
辅助手法	循法		①确定腧穴所在的经脉及其循行路线。②循按或拍叩，用拇指指腹，或第二、三、四指并拢后用第三指的指腹，沿腧穴所属经脉的循行路线或穴位的上下左右进行循按或拍叩。③反复操作数次，以穴周肌肉得以放松或出现针感或循经感传为度
	弹法		①进针后刺入一定深度。②以拇指与食指相交呈环状，食指指甲缘轻抵拇指指腹。③弹叩针柄：将食指指面对准针柄或针尾，轻轻弹叩，使针体微微震颤。也可以拇指与其他手指配合进行操作。④弹叩数次
	刮法		①进针后刺入一定深度。②用拇指指腹或食指指腹轻抵针尾。③用食指指甲或拇指指甲或中指指甲频频刮动针柄。可由针根部自下而上刮，也可由针尾部自上而下刮，使针身产生轻度震颤。④反复刮动数次
	摇法	直立针身	①采用直刺进针。②刺入一定深度。③手持针柄，如摇辘轳状呈划圈样摇动，或如摇橹状进行前后或左右摇动。④反复摇动数次
		卧倒针身	①采用斜刺或平刺进针。②刺入一定深度。③手持针柄，如摇橹状进行左右摇动。④反复摇动数次
	飞法		①刺入一定深度。②轻微捻搓针柄数次，然后快速张开两指，一捻一放，如飞鸟展翅之状。③反复操作数次
	震颤法		①进针后刺入一定深度。②刺手拇、食二指或拇、食、中指夹持针柄。③实施提插捻转：小幅度、快频率地提插、捻转，如手颤之状，使针身微微颤动

考点4 得气

当出现经气感应时，医患双方会同时有不同的感觉。医者：针下有徐和或沉紧感。患者：①针刺处出现相应的酸、麻、胀、重感，这是最常见的感觉。②向着一定的方向和部位传导和扩散的感觉。③出现循经性肌肤震颤、不自主的肢体活动。④出现循经性皮疹带或红、白线等现象。⑤出现热感、凉感、痒感、触电感、气流感、水波感、跳跃感、蚁行感、抽搐及痛感。若无经气感应而不得气时，医者则感到针下空虚无物，患者亦无酸、麻、胀、重等感觉。

考点5★★★针刺补泻

补泻手法		操作要点
捻转补泻	补法	①进针，行针得气。②捻转角度小，频率慢，用力轻。结合拇指向前、食指向后（左转）用力为主。③反复捻转。④操作时间短
	泻法	①进针，行针得气。②捻转角度大，频率快，用力重。结合拇指向后、食指向前（右转）用力为主。③反复捻转。④操作时间长
提插补泻	补法	①进针，行针得气。②先浅后深，重插轻提，提插幅度小，频率慢。③反复提插。④操作时间短
	泻法	①进针，行针得气。②先深后浅，轻插重提，提插幅度大，频率快。③反复提插。④操作时间长
徐疾补泻	补法	①进针时徐徐刺入。②留针期间少捻转。③疾速出针
	泻法	①进针时疾速刺入。②留针期间多捻转。③徐徐出针
迎随补泻	补法	进针时针尖随着经脉循行去的方向刺入
	泻法	进针时针尖迎着经脉循行来的方向刺入
呼吸补泻	补法	病人呼气时进针，吸气时出针
	泻法	病人吸气时进针，呼气时出针
开阖补泻	补法	出针后迅速按闭针孔
	泻法	出针时摇大针孔不加按闭
平补平泻		①进针，行针得气。②施予均匀的提插、捻转手法，即每次提插的幅度、捻转的角度要基本一致，频率适中，节律和缓，针感强弱适当

2. 艾灸法

考点1★★★艾炷灸

艾炷灸		操作要点
直接灸	瘢痕灸（化脓灸）	①选择体位，定取腧穴：以仰卧位或俯卧位为宜，充分暴露待灸部位。②穴区皮肤消毒、涂擦黏附剂：对腧穴皮肤进行常规消毒，再将所灸穴位处涂以少量的大蒜汁或医用凡士林或少量清水。③点燃艾炷，每炷要燃尽：将艾炷平稳放置于腧穴上，用线香点燃艾炷顶部，待其自燃。要求每个艾炷都燃尽，除灰，更换新艾炷继续施灸，灸满规定壮数为止。④轻轻拍打穴旁，减轻施灸疼痛。⑤灸后预防感染：灸毕要在施灸处贴敷消炎药膏，用无菌纱布覆盖局部，用胶布固定，以防感染。⑥形成灸疮，待其自愈：灸后局部皮肤黑硬，周边红晕，继而起水疱。一般在7日左右局部出现无菌性炎症，其脓汁清稀色白，形成灸疮。灸疮5~6周自行愈合，留有瘢痕

续表

艾炷灸		操作要点
	无瘢痕灸（非化脓灸）	①选择体位，定取腧穴：采取仰卧位或俯卧位，充分暴露待灸部位。②涂擦黏附剂：用棉签蘸少许大蒜汁或医用凡士林或清水涂于穴区皮肤，用以黏附艾炷。③点燃艾炷，每炷不可燃尽：将艾炷平置于腧穴上，用线香点燃艾炷顶部，待其自燃。要求每个艾炷不可燃尽，当艾炷燃剩1/3，患者感觉局部有灼痛时，即可易炷再灸。④掌握灸量：灸满规定壮数为止。一般应灸至腧穴局部皮肤呈现红晕而不起疱为度
间接灸	隔姜灸	①制备姜片：切取生姜片，每片直径2～3cm，厚0.2～0.3cm，中间以针刺数孔。②选取适宜体位，充分暴露待灸腧穴。③放置姜片和艾炷，点燃艾炷：将姜片置于穴上，把艾炷置于姜片中心，点燃艾炷尖端，任其自燃。④调适温度：如患者感觉施灸局部灼痛不可耐受，术者可用镊子将姜片一侧夹住端起，稍待片刻，重新放下再灸。⑤更换艾炷和姜片：艾炷燃尽，除去艾灰，更换艾炷依前法再灸。⑥掌握灸量：一般每穴灸6～9壮，至局部皮肤潮红而不起疱为度，灸毕去除姜片及艾灰
	隔蒜灸	①制备蒜片：选用鲜大蒜头，切成厚0.2～0.3cm的薄片，中间以针刺数孔（捣蒜如泥亦可）。②选取适宜体位，充分暴露待灸腧穴。③放置蒜片和艾炷，点燃艾炷：将蒜片置于穴上，把艾炷置于蒜片中心，点燃艾炷尖端，任其自燃。④调适温度：如患者感觉局部灼痛不可耐受，术者可用镊子将蒜片一侧夹住端起，稍待片刻，重新放下再灸。⑤更换艾炷和蒜片：艾炷燃尽，除去艾灰，更换艾炷依前法再灸。施灸数壮后，蒜片焦干萎缩时，应置换新的蒜片。⑥掌握灸量：一般每穴灸5～7壮，至局部皮肤潮红而不起疱为度。灸毕去除蒜片及艾灰
	隔盐灸	①选择体位，定取腧穴：宜取仰卧位，身体放松。②食盐填脐：取纯净干燥的食盐适量，将脐窝填平，也可于盐上再放置一姜片。③放置艾炷：将艾炷置于盐上（或姜片上），点燃艾炷尖端，任其自燃。④调适温度，更换艾炷：若患者感觉施灸局部灼热不可耐受，术者用镊子夹去残炷，换炷再灸。⑤掌握灸量：如上反复施灸，灸满规定壮数，一般灸5～9壮。⑥灸毕，除去艾灰、食盐
	隔附子饼灸	①制备附子饼：将附子研成细末用黄酒适量调成泥状，做成直径约3cm、厚约0.8cm的圆饼，中间用针穿刺数孔备用。②选取适宜体位，充分暴露待灸腧穴。③放置附子饼及艾炷：先将附子饼置于穴上，再将中号或大号艾炷置于附子饼上，点燃艾炷尖端，任其自燃。④更换艾炷：艾炷燃尽，去艾灰，更换艾炷，依前法再灸。施灸中，若感觉施灸局部灼痛不可耐受，术者用镊子将附子饼一端夹住端起，稍待片刻，重新放下再灸。⑤灸量掌握：灸完规定壮数为止，一般每穴灸3～9壮。⑥灸毕去除附子片及艾灰

考点2★★★艾条灸

（1）温和灸

①选取适宜体位，充分暴露待灸腧穴。②点燃艾卷：选用纯艾卷，将其一端点燃。③燃艾施灸：术者手持艾卷的中上部，将艾卷燃烧端对准腧穴，距腧穴皮肤2～3cm进行熏烤，艾卷与施灸处皮肤的距离应保持相对固定。注意：若患者感到局部温热舒适

可固定不动，若感觉太烫可加大与皮肤的距离，若遇到小儿或局部知觉减退者，医者可将食、中两指，置于施灸部位两侧，通过医者的手指来测知患者局部受热程度，以便随时调节施灸时间和距离，防止烫伤。④把握灸量：灸至局部皮肤出现红晕，有温热感而无灼痛为度，一般每穴灸5~10分钟。⑤灸毕熄灭艾火。

（2）雀啄灸

①选取适宜体位，充分暴露待灸腧穴。②点燃艾卷：选用纯艾卷，将其一端点燃。③术者手持艾卷的中上部，将艾卷燃烧端对准腧穴，像麻雀啄米样一上一下移动，使艾卷燃烧端与皮肤的距离远近不一。动作要匀速，起落幅度应大小一致。④燃艾施灸，如此反复操作，给予施灸局部以变量刺激，若遇到小儿或局部知觉减退者，术者应以食指和中指，置于施灸部位两侧，通过医者的手指来测知患者局部受热程度，以便随时调节施灸时间和距离，防止烫伤。⑤把握灸量：灸至皮肤出现红晕，有温热感而无灼痛为度，一般灸5~10分钟。⑥灸毕熄灭艾火。

（3）回旋灸

①选取适宜体位，充分暴露待灸腧穴。②点燃艾卷：选用纯艾卷，将其一端点燃。③燃艾施灸：术者手持艾卷的中上部，将艾卷燃烧端对准腧穴，与施灸部位的皮肤保持相对固定的距离（一般在3cm左右），左右平行移动或反复旋转施灸，动作要匀速。若遇到小儿或局部知觉减退者，术者应以食指和中指，置于施灸部位两侧，通过医者的手指来测知患者局部受热程度，以便随时调节施灸时间和距离，防止烫伤。④把握灸量：灸至皮肤出现红晕，有温热感而无灼痛为度，一般灸5~10分钟。⑤灸毕熄灭艾火。

考点3★★★温针灸

①准备艾卷或艾绒。截取2cm艾卷一段，将一端中心扎一小孔，深1~1.5cm。也可选用艾绒，艾绒要柔软，易搓捏。②选取适宜体位，充分暴露待灸腧穴。③针刺得气留针：腧穴常规消毒，直刺进针，行针得气，将针留在适当的深度。④插套艾卷或搓捏艾绒，点燃：将艾卷有孔的一端经针尾插套在针柄上，插牢，不可偏歪，或将少许艾绒搓捏在针尾上，要捏紧，不可松散，以免滑落，点燃施灸。⑤艾卷燃尽去灰，重新置艾：待艾卷或艾绒完全燃尽成灰时，将针稍倾斜，把艾灰掸落在容器中，每穴每次可施灸1~3壮。⑥待针柄冷却后出针。

3. 其他疗法

考点1★三棱针法

（1）点刺法

①选取适宜体位，充分暴露待针腧穴。②医者戴消毒手套。③使施术部位充血。可先在针刺部位及其周围，轻轻地推、揉、挤、捋，使局部充血。④穴区皮肤常规消毒。⑤医者用一手固定点刺部位，另一手持针，露出针尖3~5mm，对准点刺部位快速刺入，迅速出针，一般刺入2~3mm。⑥轻轻挤压针孔周围，使之适量出血或出黏液。⑦用消毒干棉球按压针孔。可在点刺部位贴敷创可贴。

（2）散刺法（豹纹刺）

①选取适宜体位，充分暴露待针腧穴。②医者戴消毒手套。③穴区皮肤常规消毒。

④根据病变部位大小，由病变外缘呈环形向中心部位进行点刺，一般点刺10～20针。⑤点刺后，可见点状出血，若出血不明显，可加用留罐法以增加出血量，放出适量血液（或黏液）。⑥用消毒干棉球按压针孔。施术部位面积较大时，可敷无菌敷料。

（3）刺络法

①选择适宜的体位，确定血络。②医者戴消毒手套。③使血络充盈：肘、膝部静脉处放血时，一般要捆扎橡皮管。将橡皮管结扎在针刺部位的上端（近心端），以使血络怒张显现。其他部位则不方便结扎，为使血络充盈，也可轻轻拍打血络处。④将血络处皮肤严格消毒。⑤一手拇指按压在被刺部位的下端，使血络位置相对固定，一手持针，对准针刺部位，顺血络走向，斜向上与之呈45°左右刺入，以刺穿血络前壁为度，一般刺入2～3mm，然后迅速出针。⑥根据病情需要，使其流出一定量的血液。也可轻轻按压静脉上端，以助瘀血外出。⑦松开橡皮管，待出血自然停止。⑧以消毒干棉球按压针孔，并以75％酒精棉球清除创口周围的血液。

（4）挑刺法

①选取适宜体位，充分暴露待针腧穴。②医者戴消毒手套。③局部皮肤严格消毒。④挑破表皮，挑断皮下纤维组织：医者一手按压进针部位两侧或捏起皮肤使之紧绷固定，另一手持针迅速刺入皮肤1～2mm，随即倾斜针身挑破表皮，使之出少量血液或黏液。也可再刺入2～5mm，倾斜针身使针尖轻轻挑起，挑断皮下纤维组织。⑤出针，用无菌敷料覆盖创口。

考点2★皮肤针法

①选取适宜体位，充分暴露待针腧穴。②穴区皮肤常规消毒。③软柄、硬柄皮肤针持针姿势不同。硬柄皮肤针持针式：用拇指和中指夹持针柄两侧，食指置于针柄中段上面，无名指和小指将针柄末端固定于大小鱼际之间。软柄皮肤针持针式：将针柄末端置于掌心，拇指居上，食指在下，中指、无名指、小指呈握拳状固定针柄末端。④叩刺：叩刺时，主要运用腕力，要求针尖垂直叩击皮肤，并立即弹起，如此反复操作。⑤用无菌干棉球或棉签擦拭。

考点3★耳穴压丸法（2020年版大纲新增考点）

①选穴：根据耳穴的选穴原则，选择耳穴确定处方。②选择体位：一般以坐位或卧位为宜。③准备丸粒：将小丸粒贴于0.5cm×0.5cm的小方块医用胶布中央，备用。或选用成品耳压贴。④耳穴皮肤消毒：用75％酒精棉球擦拭消毒，去除污垢和油脂。⑤贴压：一手托住耳郭，另一手持镊子将贴丸胶布对准耳穴进行敷贴，并给予适当按压，使耳郭有发热、胀痛感。压穴时托指不动压指动，只压不揉，以免胶布移动；用力不能过猛过重。

4. 推拿技术

考点1★★★滚法

分类	操作要点
小鱼际滚法	拇指自然伸直，余指自然屈曲，无名指与小指的掌指关节屈曲约90°，余指屈曲的角度则依次减小，手背沿掌横弓排列呈弧面，以第五掌指关节背侧为吸定点吸附于体表施术部位上。以肘关节为支点，前臂主动做推旋运动，带动腕关节较大幅度的屈伸活动，使小鱼际和手背尺侧部在施术部位上持续不断地来回滚动
立滚法	以第五掌指关节背侧为吸定点，以第四掌指关节至第五掌骨基底部与掌尺侧缘形成的扇形区域为滚动着力面，腕关节略屈向尺侧，余准备形态同滚法。其手法运动过程亦同滚法
拳滚法	拇指自然伸直，余指半握空拳状，以食指、中指、无名指和小指的第一节指背着力于施术部位上。肘关节屈曲20°~40°，前臂主动施力，在无旋前圆肌参与的情况下，单纯进行推拉摆动，带动腕关节做无尺、桡侧偏移的屈伸活动，使食指、中指、无名指和小指的第一节指背、掌指关节背侧、指间关节背侧为滚动着力面，在施术部位上进行持续不断的滚动

考点2★★★揉法

分类	操作要点
大鱼际揉法	沉肩，腕关节放松，呈微屈或水平状。大拇指内收，四指自然伸直，用大鱼际附着于施术部位上。以肘关节为支点，前臂做主动运动，带动腕关节摆动，使大鱼际在治疗部位上做轻缓柔和的上下、左右或轻度环旋揉动，并带动该处的皮下组织一起运动
掌根揉法	肘关节微屈，腕关节放松并略背伸，手指自然弯曲，亦可双掌重叠，以掌根部附着于施术部位。以肘关节为支点，前臂做主动运动，带动腕及手掌连同前臂做小幅度的回旋揉动，并带动该处的皮下组织一起运动
中指揉法	中指伸直，食指搭于中指远端指间关节背侧，腕关节微屈，用中指罗纹面着力于一定的治疗部位或穴位。以肘关节为支点，前臂做主动运动，通过腕关节使中指罗纹面在施术部位上做轻柔的小幅度的环旋运动
三指揉法	食、中、无名指并拢，三指罗纹面着力，操作术式与中指揉法相同
拇指揉法	以拇指罗纹面着力于施术部位，余四指置于相应的位置以支撑助力，腕关节微悬。拇指及前臂部主动施力，使拇指罗纹面在施术部位上做轻柔的环旋揉动

考点3★★★按法

分类	操作要点
指按法	以拇指罗纹面着力于施术部位，余四指张开，置于相应位置以支撑助力，腕关节屈曲40°~60°。拇指主动用力，垂直向下按压。当按压力达到所需的力度后，要稍停片刻，然后松劲撤力，再做重复按压，使按压动作既平稳又有节奏性
掌按法	以单手或双手掌面置于施术部位。以肩关节为支点，利用身体上半部的重量，通过上、前臂传至手掌部，垂直向下按压，用力原则同指按法

考点4★★★推法

分类		操作要点
指推法	拇指端推法	以拇指端着力于施术部位或穴位上，余四指置于对侧或相应的位置以固定，腕关节略屈并向尺侧偏斜。拇指及腕部主动施力，向拇指端方向呈短距离单向直线推进
	拇指平推法	以拇指罗纹面着力于施术部位或穴位上，余四指置于其前外方以助力，腕关节略屈曲。拇指及腕部主动施力，向其食指方向呈短距离、单向直线推进。在推进的过程中，拇指罗纹面的着力部分应逐渐偏向桡侧，且随着拇指的推进，腕关节应逐渐伸直
	三指推法	食、中、无名指并拢，以指端部着力于施术止，腕关节略屈。前臂部主动施力，通过腕关节及掌部使食、中及无名三指向指端方向做单向直线推进
掌推法		以掌根部着力于施术部位，腕关节略背伸，肘关节伸直。以肩关节为支点，上臂部主动施力，通过肘、前臂、腕，使掌根部向前方做单向直线推进
拳推法		手握实拳，以食指、中指、无名指及小指四指的近侧指间关节的突起部着力于施术部位，腕关节挺紧伸直，肘关节略屈，以肘关节为支点，前臂主动施力，向前呈单方向直线推进
肘推法		屈肘，以肘关节尺骨鹰嘴突起部着力于施术部位，另一侧手臂抬起，以掌部扶握屈肘侧拳顶以固定助力。以肩关节为支点，腰部发力，上臂部主动施力，做较缓慢的单方向直线推进

考点5★★★拿法

以拇指和其余手指的指面相对用力，捏住施术部位肌肤并逐渐收紧、提起，腕关节放松。以拇指同其他手指的对合力进行轻重交替、连续不断地提捏治疗部位。

考点6★★★抖法

分类	操作要点
抖上肢法	受术者取坐位或站立位，肩臂部放松。术者站在其前外侧，身体略为前倾。用双手握住其腕部，慢慢将被抖动的上肢向前外方抬起至60°左右，然后两前臂微用力做连续的小幅度上下抖动，使抖动所产生的抖动以波浪般传递到肩部。或术者以一手按其肩部，另一手握住其腕部，做连续不断地小幅度上下抖动，抖动中可结合被操作肩关节的前后方向活动。此法又称上肢提抖法
抖下肢法	受术者仰卧位，下肢放松。术者站其足端，用双手分别握住受术者两足踝部，将两下肢抬起，离开床面30cm左右，然后上、前臂同时施力，做连续的上下抖动，使其下肢及髋部有舒松感。两下肢可同时操作，亦可单侧操作
抖腰法	受术者俯卧位，两手拉住床头或由助手固定其两腋部。以两手握住其两足踝部，两臂伸直，身体后仰，与助手相对用力，牵引其腰部。待其腰部放松后，身体前倾，以准备抖动。其后随身体起立之势，瞬间用力，做1~3次较大幅度的抖动，使抖动之力作用于腰部，使其产生较大幅度的波浪状运动

考点7★★★捏脊法

分类	操作要点
拇指前位捏脊法	双手半握空拳状，腕关节略背伸，以食、中、无名和小指的背侧置于脊柱两侧，拇指伸直前按，并对准食指中节处。以拇指的罗纹面和食指的桡侧缘将皮肤捏起，并进行提捻，然后向前推行移动。在向前移动捏脊的过程中，两手拇指要交替前按，同时前臂要主动用力，推动食指桡侧缘前行，两者互为配合，从而交替捏提捻动前行
拇指后位捏脊法	两手拇指伸直，两指端分置于脊柱两侧，指面向前；两手食、中指前按，腕关节微屈。以两手拇指与食、中指罗纹面将皮肤捏起，并轻轻提捻，然后向前推行移动。在向前移动的捏过程中，两手拇指要前推，而食指、中指则交替前按，两者相互配合，从而交替捏提捻动前行

考点8★★ 搓法（2020年版大纲新增考点）

分类	具体操作
夹搓法	以双手掌面夹住施术部位，令受术者肢体放松。以肘关节和肩关节为支点，前臂与上臂部主动施力，做相反方向的较快速搓动，并同时做上下往返移动
推搓法	以单手或双手掌面着力于施术部位。以肘关节为支点，前臂部主动施力，做较快速的推去拉回的搓动

5. 拔罐技术

考点1★闪罐法

①选取适宜体位，充分暴露待拔腧穴。②选用大小适宜的罐具。③用止血钳或镊子夹紧95%的酒精棉球，点燃，使棉球在罐内壁中段绕1~3圈或短暂停留后迅速退出，迅速将罐扣在应拔的部位，再立即将罐起下。④如此反复多次地拔住起下、起下拔住。⑤拔至施术部位皮肤潮红、充血或瘀血为度。

考点2★留罐法（坐罐法）

①选取适宜体位，充分暴露待拔腧穴。②选用大小适宜的罐具。③用止血钳或镊子夹住95%的酒精棉球，点燃，使棉球在罐内壁中段绕1~3圈或短暂停留后迅速退出，迅速将罐扣在应拔的部位，即可吸住。④留罐时间，以局部皮肤红润、充血或瘀血为度，一般为10~15分钟。⑤起罐时，一手握罐，另一手用拇指或食指按压罐口周围的皮肤，使之凹陷，空气进入罐内，罐体自然脱下。

考点3★★走罐法（推罐法、拉罐法）

①选取适宜体位，充分暴露待拔腧穴。②选择大小适宜的玻璃罐。③在施术部位涂抹适量的润滑剂，如凡士林、水，也可选择红花油等润滑剂。④先用闪火法将罐吸拔在施术部位上，然后用单手或双手握住罐体，在施术部位上下、左右往返推移，走罐时，可将罐口的前进侧的边缘稍抬起，另一侧边缘稍着力，以利于罐子的推拉。⑤反复操作，至施术部位红润、充血甚至瘀血为度。⑥起罐时，一手握罐，另一手用拇指或食指按压罐口周围的皮肤，使之凹陷，空气进入罐内，罐体自然脱下。

考点4★刺血拔罐法（刺络拔罐法）

①选取适宜体位，充分暴露待拔腧穴。②选择大小适宜的玻璃罐备用。③消毒施术部位，刺络出血：医者戴消毒手套，用碘伏消毒施术部位，持三棱针（或一次性注射针头）点刺局部使之出血，或用皮肤针叩刺出血。④用闪罐法留罐，留置10~15分钟后起罐。⑤起罐时不能迅猛，避免罐内污血喷射而污染周围环境，用消毒棉签清理皮肤上残留血液，清洗火罐后进行消毒处理。

考点5★留针拔罐法（针罐法）

①选取适宜体位，充分暴露待拔腧穴。②选择大小适宜的玻璃罐备用。③毫针直刺到一定深度，行针、得气、留针。④用闪罐法以针刺点为中心留罐，一般留罐10~15分钟，以局部皮肤潮红、充血或瘀血为度。⑤起罐后出针。

（三）实战演练

1. 叙述并指出风池的定位，演示指切进针法的操作方法。（2019）

【参考答案】

风池：在颈后区，枕骨之下，胸锁乳突肌上端与斜方肌上端之间的凹陷中。

指切进针法：①风池穴处皮肤、医生双手常规消毒。②押手拇指或食指指甲切掐风池穴处皮肤。③刺手拇、食、中指三指指腹夹持针柄。④将针身紧贴押手指甲缘，针尖微下，向鼻尖斜刺0.8~1.2寸。

2. 叙述并指出胃俞的定位，演示隔姜灸的操作方法。（2019）

【参考答案】

胃俞：在脊柱区，第12胸椎棘突下，后正中线旁开1.5寸。

隔姜灸：①切取生姜片，每片直径2~3cm，厚0.2~0.3cm，中间以针刺数孔。②选取俯卧位，充分暴露待胃俞穴。③将姜片置于胃俞穴上，把艾炷置于姜片中心，点燃艾炷尖端，任其自燃。④如患者感觉局部灼痛不可耐受，术者可用镊子将姜片一侧夹住端起，稍待片刻，重新放下再灸。⑤艾炷燃尽，除去艾灰，更换艾炷依前法再灸。施灸数壮后，姜片焦干萎缩时，应置换新的姜片。⑥一般每穴灸6~9壮，至局部皮肤潮红而不起疱为度。灸毕去除姜片及艾灰。

3. 叙述并指出孔最、至阴、中极的定位。（2017）

【参考答案】孔最在前臂前区，腕掌侧远端横纹上7寸，尺泽与太渊连线上。至阴在足趾，小趾末节外侧，趾甲根角侧后方0.1寸（指寸）。中极在下腹部，脐中下4寸，前正中线上。

4. 叙述并指出丰隆、期门、水沟的定位。（2017）

【参考答案】丰隆在小腿外侧，外踝尖上8寸，胫骨前肌外缘。期门在胸部，第6肋间隙，前正中线旁开4寸。水沟在面部，人中沟的上1/3与中1/3交界点处。

5. 叙述并指出列缺、阴陵泉、昆仑的定位。（2017）

【参考答案】列缺在前臂前区，腕掌侧远端横纹上1.5寸，拇短伸肌腱与拇长展肌腱之间，拇长展肌腱沟的凹陷中。阴陵泉在小腿内侧，胫骨内侧髁下缘与胫骨内侧缘之间的凹陷中。昆仑在踝区，外踝尖与跟腱之间的凹陷中。

6. 叙述并指出内关、照海、大椎的定位。(2017)

【参考答案】内关在前臂前区，腕掌侧远端横纹上2寸，掌长肌腱与桡侧腕屈肌腱之间。照海在踝区，内踝尖下1寸，内踝下缘边际凹陷中。大椎在脊柱区，第7颈椎棘突下凹陷中，后正中线上。

7. 叙述并指出足三里、支沟、地仓的定位。(2017)

【参考答案】足三里在小腿外侧，犊鼻下3寸，犊鼻与解溪连线上。支沟在前臂后区，腕背侧远端横纹上3寸，尺骨与桡骨间隙中点。地仓在面部，口角旁开0.4寸（指寸）。

8. 叙述并指出环跳、承山、下关的定位。(2017)

【参考答案】环跳在臀区，股骨大转子最凸点与骶管裂孔连线的外1/3与内2/3交点处。承山在小腿后区，腓肠肌两肌腹与肌腱交角处。下关在面部，颧弓下缘中央与下颌切迹之间凹陷中。

9. 叙述并指出条口、太溪、迎香的定位。(2017)

【参考答案】条口在小腿外侧，犊鼻下8寸，犊鼻与解溪连线上。太溪在踝区，内踝尖与跟腱之间的凹陷中。迎香在面部，鼻翼外缘中点旁，鼻唇沟中。

10. 叙述并指出阳陵泉、命门、少商的定位。(2017)

【参考答案】阳陵泉在小腿外侧，腓骨头前下方凹陷中。命门在脊柱区，第2腰椎棘突下凹陷中，后正中线上。少商在手指，拇指末节桡侧，指甲根角侧上方0.1寸。

11. 叙述并指出十宣、胃俞、三阴交的定位。(2017)

【参考答案】十宣在手指，十指尖端，距指甲游离缘0.1寸（指寸），左右共10穴。胃俞在脊柱区，第12胸椎棘突下，后正中线旁开1.5寸。三阴交在小腿内侧，内踝尖上3寸，胫骨内侧缘后际。

12. 叙述并指出大陵、百会、太冲的定位。(2015)

【参考答案】大陵在腕前区，腕掌侧远端横纹中，掌长肌腱与桡侧腕屈肌腱之间。百会在头部，前发际正中直上5寸。太冲在足背，第1、2跖骨间，跖骨底结合部前方凹陷中，或触及动脉搏动。

13. 叙述并指出外关、天枢、夹脊的定位。(2015)

【参考答案】外关在前臂后区，腕背侧远端横纹上2寸，尺骨与桡骨间隙中点。天枢在腹部，横平脐中，前正中线旁开2寸。夹脊在脊柱区，第1胸椎至第5腰椎棘突下两侧，后正中线旁开0.5寸，一侧17穴。

14. 叙述并指出膈俞、公孙、合谷的定位。(2015)

【参考答案】膈俞在脊柱区，第7胸椎棘突下，后正中线旁开1.5寸。公孙在跖区，第1跖骨底的前下缘赤白肉际处。合谷在手背，第2掌骨桡侧的中点处。

15. 叙述并指出悬钟、肾俞、至阴的定位。(2014)

【参考答案】悬钟在小腿外侧，外踝尖上3寸，腓骨前缘。肾俞在脊柱区，第2腰椎棘突下，后正中线旁开1.5寸。至阴在足趾，小趾末节外侧，趾甲根角侧后方0.1寸

（指寸）。

16. 叙述并指出神门、丰隆、照海的定位。（2014）

【参考答案】神门在腕前区，腕掌侧远端横纹尺侧端，尺侧腕屈肌腱的桡侧缘。丰隆在小腿外侧，外踝尖上8寸，胫骨前肌外缘。照海在踝区，内踝尖下1寸，内踝下缘边际凹陷中。

17. 叙述并指出大肠俞、夹脊、百会的定位。（2013）

【参考答案】大肠俞在脊柱区，第4腰椎棘突下，后正中线旁开1.5寸。夹脊在脊柱区，第1胸椎至第5腰椎棘突下两侧，后正中线旁开0.5寸，一侧17穴。百会在头部，前发际正中直上5寸。

18. 叙述并指出肺俞、至阴、中脘的定位。（2013）

【参考答案】肺俞在脊柱区，第3胸椎棘突下，后正中线旁开1.5寸。至阴在足趾，小趾末节外侧，趾甲根角侧后方0.1寸（指寸）。中脘在上腹部，脐中上4寸，前正中线上。

19. 叙述并指出照海、太溪、膈俞的定位。（2013）

【参考答案】照海在踝区，内踝尖下1寸，内踝下缘边际凹陷中。太溪在踝区，内踝尖与跟腱之间的凹陷中。膈俞在脊柱区，第7胸椎棘突下，后正中线旁开1.5寸。

20. 叙述并演示拿法的操作方法。（2017）

【参考答案】以拇指和其余手指的指面相对用力，捏住施术部位肌肤并逐渐收紧、提起，腕关节放松。以拇指同其他手指的对合力进行轻重交替、连续不断地提捏并施以揉动。

21. 叙述并演示毫针提插补法的操作方法。（2017、2014）

【参考答案】①进针，行针得气。②先浅后深，重插轻提，提插幅度小，频率慢。③反复提插。④操作时间短。

22. 叙述并演示隔姜灸的操作方法。（2017）

【参考答案】①制备姜片：切取生姜片，每片直径2～3cm，厚0.2～0.3cm，中间以针刺数孔。②选取适宜体位，充分暴露待灸腧穴。③放置姜片和艾炷，点燃艾炷：将姜片置于穴上，把艾炷置于姜片中心，点燃艾炷尖端，任其自燃。④调适温度：如患者感觉施灸局部灼痛不可耐受，术者可用镊子将姜片一侧夹住端起，稍待片刻，重新放下再灸。⑤更换艾炷和姜片：艾炷燃尽，除去艾灰，更换艾炷依前法再灸。⑥掌握灸量：一般每穴灸6～9壮，至局部皮肤潮红而不起疱为度，灸毕去除姜片及艾灰。

23. 叙述并演示走罐法的操作方法。（2017）

【参考答案】①选取适宜体位，充分暴露待拔腧穴。②选择大小适宜的玻璃罐。③在施术部位涂抹适量的润滑剂，如凡士林、水，也可选择红花油等润滑剂。④先用闪火法将罐吸拔在施术部位上，然后用单手或双手握住罐体，在施术部位上下、左右往返推移，走罐时，可将罐口的前进侧的边缘稍抬起，另一侧边缘稍着力，以利于罐子的推拉。⑤反复操作，至施术部位红润、充血甚至瘀血为度。⑥起罐时，一手握罐，另一手用拇指或食指按压罐口周围的皮肤，使之凹陷，空气进入罐内，罐体自然脱下。

24. 叙述并演示弹法的操作方法。（2017、2014、2013）

【参考答案】①进针后刺入一定深度。②以拇指与食指相交呈环状，食指指甲缘轻抵拇指指腹。③弹叩针柄：将食指指甲面对准针柄或针尾，轻轻弹叩，使针体微微震颤。也可以拇指与其他手指配合进行操作。④弹叩数次。

25. 演示毫针针刺角度并叙述其适用范围。（2017）

【参考答案】①直刺：进针时针身与皮肤表面呈90°垂直刺入，适用于大部分的腧穴。②斜刺：进针时针身与皮肤表面呈45°左右倾斜刺入，适用于肌肉浅薄处或内有重要脏器，或不宜直刺、深刺的腧穴。③进针时针身与皮肤表面呈15°左右沿皮刺入，适用于皮薄肉少部位的腧穴。

26. 叙述并演示闪罐法的操作方法。（2017）

【参考答案】①选取适宜体位，充分暴露待拔腧穴。②选用大小适宜的罐具。③用镊子夹紧95%的酒精棉球一个，点燃，使棉球在罐内壁中段绕1~3圈或短暂停留后迅速退出，迅速将罐扣在应拔的部位，再立即将罐起下。④如此反复多次地拔住起下、起下拔住。⑤拔至施术部位皮肤潮红、充血或瘀血为度。

27. 叙述并演示回旋灸的操作方法。（2017、2014、2013）

【参考答案】①选取适宜体位，充分暴露待灸腧穴。②点燃艾卷：选用纯艾卷，将其一端点燃。③燃艾施灸：术者手持艾卷的中上部，将艾卷燃烧端对准腧穴，与施灸部位的皮肤保持相对固定的距离（一般在3cm左右），左右平行移动或反复旋转施灸，动作要匀速。若遇到小儿或局部知觉减退者，术者应以食指和中指，置于施灸部位两侧，通过医者的手指来测知患者局部受热程度，以便随时调节施灸时间和距离，防止烫伤。④把握灸量：灸至皮肤出现红晕，有温热感而无灼痛为度，一般灸5~10分钟。⑤灸毕熄灭艾火。

28. 叙述并演示掌推下肢的操作方法。（2017）

【参考答案】以掌根部着力于下肢肌肉处，腕关节略背伸，肘关节伸直。以肩关节为支点，上臂部主动施力，通过肘、前臂、腕，使掌根部向前方做单方向直线推进。

29. 叙述并演示掌根揉法的操作方法。（2017、2015、2014）

【参考答案】肘关节微屈，腕关节放松并略背伸，手指自然弯曲，亦可双掌重叠，以掌根部附着于施术部位。以肘关节为支点，前臂做主动运动，带动腕及手掌连同前臂做小幅度的回旋揉动，并带动该处的皮下组织一起运动。

30. 叙述并演示毫针提插泻法的操作方法。（2017、2014）

【参考答案】①进针，行针得气。②先深后浅，轻插重提，提插幅度大，频率快。③反复操作。④操作时间长。

31. 叙述并演示腰部㨰法的操作方法。（2017）

【参考答案】拇指自然伸直，余指自然屈曲，无名指与小指的掌指关节屈曲约90°，余指屈曲的角度则依次减小，手背沿掌横弓排列呈弧面，以第五掌指关节背侧为吸定点吸附于体表施术部位上。以肘关节为支点，前臂主动做推旋运动，带动腕关节做较大幅度的屈伸活动，使小鱼际和手背尺侧部在施术部位上持续不断地来回滚动。

32. 叙述并演示上肢抖法的操作方法。（2017）

【参考答案】受术者取坐位或站立位，肩臂部放松。术者站在其前外侧，身体略为前俯。用双手握住其腕部，慢慢将被抖动的上肢向前外方抬起至60°左右，然后两前臂微用力做连续的小幅度上下抖动，使抖动所产生的抖动波浪般地传递到肩部。或术者以一手按其肩部，另一手握住其腕，做连续不断地小幅度上下抖动，抖动中可结合被操作肩关节的前后方向活动。此法又称上肢提抖法。

33. 叙述并演示雀啄灸的操作方法。（2015、2014、2013）

【参考答案】①选取适宜体位，充分暴露待灸腧穴。②点燃艾卷：选用纯艾卷，将其一端点燃。③术者手持艾卷的中上部，将艾卷燃烧端对准腧穴，像麻雀啄米样一上一下移动，使艾卷燃烧端与皮肤的距离远近不一。动作要匀速，起落幅度应大小一致。④燃艾施灸，如此反复操作，给予施灸局部以变量刺激，若遇到小儿或局部知觉减退者，术者应以食指和中指，置于施灸部位两侧，通过医者的手指来测知患者局部受热程度，以便随时调节施灸时间和距离，防止烫伤。⑤把握灸量：灸至皮肤出现红晕，有温热感而无灼痛为度，一般灸5~10分钟。⑥灸毕熄灭艾火。

34. 叙述并演示㨰法的操作方法。（2015）

【参考答案】①小鱼际㨰法：拇指自然伸直，余指自然屈曲，无名指与小指的掌指关节屈曲约90°，余指屈曲的角度则依次减小，手背沿掌横弓排列呈弧面，以第五掌指关节背侧为吸定点吸附于体表施术部位上。以肘关节为支点，前臂主动做推旋运动，带动腕关节做较大幅度的屈伸活动，使小鱼际和手背尺侧部在施术部位上持续不断地来回滚动。②立㨰法：以第五掌指关节背侧为吸定点，以第四掌指关节至第五掌骨基底部与掌指尺侧缘形成的扇形区域为滚动着力面，腕关节略屈向尺侧，余准备形态同㨰法。其手法运动过程亦同㨰法。③拳㨰法：拇指自然伸直，余指半握空拳状，以食指、中指、无名指和小指的第一节指背着力于施术部位上。肘关节屈曲20°~40°，前臂主动施力，在无旋前圆肌参与的情况下，单纯进行推拉摆动，带动腕关节做无尺、桡侧偏移的屈伸活动，使食指、中指、无名指和小指的第一节指背、掌指关节背侧、指间关节背侧为滚动着力面，在施术部位上进行持续不断的滚动。

35. 叙述并演示震颤法的操作方法。（2015、2014）

【参考答案】①进针后刺入一定深度。②刺手拇、食二指或拇、食、中指夹持针柄。③实施提插捻转：小幅度、快频率的提插、捻转，如手颤之状，使针身微微颤动。

36. 叙述并演示提插法的操作方法。（2014）

【参考答案】①消毒：腧穴皮肤、医生双手常规消毒。②刺入毫针：将毫针刺入腧穴的一定深度。③实施提插操作：插是将针由浅层向下刺入深层的操作，提是从深层向上引退至浅层的操作。如此反复地上提下插。

37. 叙述并演示捻转法的操作方法。（2014）

【参考答案】①消毒：腧穴皮肤、医生双手常规消毒。②刺入毫针：将毫针刺入腧穴的一定深度。③实施捻转操作：针身向前向后持续均匀来回捻转。要保持针身在腧穴基点上左右旋转运动。如此反复地捻转。

38. 叙述并演示肩井穴拿法的操作方法。(2014)

【参考答案】以拇指和其余手指的指面相对用力,捏住肩井穴附近肌肤并逐渐收紧、提起,腕关节放松。以拇指同其他手指的对合力进行轻重交替、连续不断地提捏肩井穴。

39. 叙述并演示中脘穴中指揉法的操作方法。(2014)

【参考答案】中指伸直,食指搭于中指远端指间关节背侧,腕关节微屈,用中指罗纹面着力于中脘穴上。以肘关节为支点,前臂做主动运动,通过腕关节使中指罗纹面在中脘穴上做轻柔的小幅度的环旋运动。

40. 叙述并演示摇法的操作方法。(2014)

【参考答案】

(1) 直立针身:①采用直刺进针。②刺入一定深度。③手持针柄,如摇辘轳状呈划圈样摇动,或如摇橹状进行前后或左右的摇动。④反复摇动数次。

(2) 卧倒针身:①采用斜刺或平刺进针。②刺入一定深度。③手持针柄,如摇橹状进行左右摇动。④反复摇动数次。

41. 叙述并演示隔盐灸的操作方法。(2014)

【参考答案】①选择体位,定取腧穴:患者宜取仰卧位,身体放松。②食盐填脐:取纯净干燥的食盐适量,将脐窝填平,也可于盐上再放置一姜片。③放置艾炷:将艾炷置于盐上(或姜片上),点燃艾炷尖端,任其自燃。④调适温度,更换艾炷:若患者感觉施灸局部灼热不可耐受,术者用镊子夹去残炷,换炷再灸。⑤掌握灸量:如上反复施灸,灸满规定壮数,一般灸5~9壮。⑥灸毕,除去艾灰、食盐。

42. 叙述并演示三棱针耳尖放血的操作方法。(2013)

【参考答案】①嘱患者选取适宜体位,充分暴露耳尖。②医者戴消毒手套。③使耳尖充血。可先在耳尖及其周围,轻轻地推、揉、挤、捋,使局部充血。④穴区皮肤常规消毒。⑤医者用一手固定耳尖,另一手持针,露出针尖3~5mm,对准耳尖快速刺入,迅速出针,一般刺入2~3mm。⑥轻轻挤压针孔周围,使之适量出血或出黏液。⑦用消毒干棉球按压针孔。可在耳尖贴敷创可贴。

三、中医望、闻、脉诊技术的操作

(一) 考试介绍

考查中医望、闻、脉诊技术的具体操作方法。每份试卷1题,每题10分,共10分。

【样题】演示虚里按诊的操作方法。

【参考答案】虚里即心尖搏动处,位于左乳下第4、5肋间,乳头下稍内侧,为诸脉之所宗,按虚里可了解宗气之强弱、疾病之虚实、预后之吉凶。虚里按诊时,一般病人采取坐位和仰卧位,医生位于病人右侧,用右手全掌或指腹平抚左乳下第4、5肋间,乳头下稍内侧的心尖搏动处,并调节压力,注意诊察其动气之强弱、至数和聚散等。按诊内容包括有无搏动、搏动部位及范围、搏动强度和节律、频率、聚散等。

（二）考点汇总

1. 望诊

考点1 全身望诊

望诊内容	望诊要点
望神	首先，应观察眼睛的明亮度；其次，应观察眼球的运动度。医者可将食指竖立在患者眼前，并嘱患者眼睛随其食指做上下左右移动。若患者眼球移动灵活是有神的表现，反之，若移动迟钝或不能移动均为失神的表现。然后，观察患者思维意识是否正常，有无神志不清或模糊、昏迷或昏厥等。精神状态是否正常，有无精神不振、萎靡、烦躁、错乱等；应观察患者面部表情是丰富自然还是淡漠无情，有无痛苦、呆钝等表现。最后得出患者得神、少神、失神或假神等结论
望色	观察人体皮肤色泽变化。除皮肤色泽外，还包括对体表黏膜、排出物等颜色的观察，但望色重点是面部皮肤的色泽
望形体	观察患者体型、体质、营养、发育状况。有无体胖、体瘦、虚弱等。重点观察体型、头型、颈项、肩部、胸廓
望姿态	观察患者行走坐卧姿势有无异常改变。体位、步态、运动是否自如，有无蜷卧、躁动不安、强迫体征等。坐形要观察坐而仰首还是坐而俯首，是端坐还是屈曲抱腹或抱头。卧式要观察卧时面部朝里还是朝外，仰卧还是俯卧，平卧、斜卧还是侧卧等。立姿要观察站立时是端正直立还是弯腰屈背，有无站立不稳或不耐久站或扶物支撑的情况。行态要观察行走时是否以手护腰，行走之际有无突然停步以手护心或行走时身体震动不定的情况。异常动作要注意有无睑、唇、面、指（趾）的颤动，有无颈项强直、四肢抽搐、角弓反张的情况，有无猝然昏倒、不省人事、口眼歪斜、半身不遂的情况，有无恶寒战栗、肢体软弱的情况，有无关节拘挛、屈伸不利。儿童还应注意有无挤眉眨眼、努嘴伸舌的情况

考点2 局部望诊

（1）望头面

望诊内容	望诊要点
头颅	重点了解其大小和形状
囟门	重在观察前囟有无突起（小儿哭泣时除外）、凹陷或迟闭的情况
头发	观察头发颜色、疏密、光泽以及有无脱落等情况，光泽是头发望诊的重点
面部	有无面肿、腮肿、面削颧耸或口眼歪斜，有无特殊面容，如惊怖、苦笑貌

(2) 望五官

望诊内容		望诊要点
目	目色	观察目眶周围的肤色有无发黑、发青等，白睛的颜色有无变红、黄染、蓝斑、出血等，目内外眦脉络的颜色有无变浅及变红等，眼睑结膜颜色是否变浅或变红
	目形	观察眼睑是否浮肿、下垂，有无针眼、眼丹；眼窝有无凹陷、眼球有无突出等
	目态	观察其眼睑的闭合、睁开是否自如、到位，有否眼睑的拘挛，有无不能闭合或昏睡露睛等；眼球是否可灵活转动，有无瞪目直视、戴眼、横目斜视等；两眼的瞳孔是否等大等圆，对光反射是否存在，以及有无瞳孔缩小、瞳孔散大等
耳	耳郭	观望耳郭的色泽、大小、厚薄等，以辨别是否出现耳轮淡白、青黑及红肿、干枯焦黑、甲错等；对于发热小儿，观察其耳背有无红络出现，以辨别是否麻疹将出
	耳道	观望耳道内有无分泌物、耳痔、耳疖及异物等
鼻		观察鼻部的色泽、形状及动态等，以辨别是否出现鼻部红肿或生疮、酒渣鼻、鼻部色青及鼻翼扇动等。观察鼻道内有无分泌物及其质地、颜色等
口与唇	口唇	观察口唇的颜色、形状、润燥及动态的情况，以辨别口唇的色泽是否有淡白、深红、青紫等改变，口唇是否出现肿胀、干裂、渗血、脱皮、水疱、糜烂、结痂等，口角有无流涎，口开合是否自如及有无口噤、口撮、口僻、口振、口动、口张等
	口腔	观察口腔内有无破溃、出血及黄白腐点等，以辨别有无口疮、鹅口疮及糜烂等
齿与龈	牙齿	观察牙齿的形质、润燥及动态，以辨别是否存在牙齿干燥、牙齿稀疏松动、齿根外露及牙关紧闭等
	牙龈	观察牙龈的色泽、形质等，以辨别是否存在牙龈色淡、红肿、溢脓、出血及黑线、萎缩等
咽喉		观察咽喉部的色泽、外形等，以辨别咽喉部色泽有无加深变红、出现伪膜，喉核有无肥大、红肿、溃烂及脓液。如有伪膜应观察其颜色、形状、分布范围及擦除的难易程度

(3) 望躯体

望诊内容		望诊要点
颈项		观察颈项部是否对称，活动是否自如，生理前曲是否正常，有无平直或局限性后凸、侧弯、扭转等畸形，局部肌肉有无痉挛或短缩，有无项强及项软等。观察颈项部有无包块，并结合按诊辨别是否存在瘿瘤、瘰疬、外伤以及颈动脉搏动、颈静脉怒张等
胸胁	胸廓形态	观察胸廓形态是否正常、对称，注意有无桶状胸、扁平胸、鸡胸、漏斗胸、肋如串珠等
	呼吸	观察胸式呼吸是否均匀，节律是否规整，胸廓起伏是否左右对称、均匀协调，吸气时肋间隙及锁骨上窝有无凹陷等
	乳房	观察两侧乳房、乳头的大小、形状、位置、对称性、皮肤及乳晕颜色、有无凹陷、有无异常泌乳及分泌物。男性有无乳房增生等

续表

望诊内容	望诊要点
腹部	观察腹部是否平坦，注意有无胀大、凹陷及局部膨隆。观察腹式呼吸是否存在或有无异常。观察腹壁有无青筋暴露、怒张及突起等
腰背部	观测腰背部两侧是否对称，脊柱是否居中，注意颈、胸、腰、骶段之生理弯曲是否正常，注意有无脊柱侧弯、龟背或驼背、背屈肩堕及脊疳等。观察腰部活动是否自如，有无局部的拘挛、活动受限等

（4）望四肢

望诊内容	望诊要点
手足	注意观察肢体有无萎缩、肿胀的情况，四肢各个关节有无肿大、变形，小腿有无青筋暴露，下肢有无畸形，观察患者肢体有无运动不灵，手足有无颤动、蠕动、拘急及抽搐的情况，高热神昏的患者应观察其有无扬手踯足的情况。对于病重神昏的患者，还应注意观察有无循衣摸床，或撮空理线等异常动作
手掌	注意观察手掌的厚薄、润燥以及有无脱屑、水疱、皲裂的情况
鱼际	观察患者鱼际是丰满还是瘦削，颜色有无发青、红赤等情况
指趾	观察手指有无挛急、变形，脚趾皮肤有无变黑、溃烂，趾节有无脱落。注意爪甲颜色是粉红（正常）还是淡白、鲜红、深红、青紫或紫黑。另外，为了观察气血运行是否流畅，医者可用拇指、食指按压患者手指爪甲，并随即放手，观察其甲色变化情况及速度。若按之色白，放手即红，说明气血流畅，其病较轻；反之，按之色白，放之不即红者为气血不畅之象，病情较重

（5）二阴

望诊内容	望诊要点
前阴	观察男性的阴茎、阴囊和睾丸有无肿胀、内缩及其他异常的形色改变。观察女性的外阴部有无肿胀、溃疡、肿瘤、畸形及分泌物等
后阴	观察肛门及其周围有无肿物、脱出物以及红肿、分泌物等，注意有无肛痈、肛裂、痔瘘、脱肛等

（6）皮肤

观察皮肤的色泽、润燥、形质等，注意有无肌肤颜色的异常，是否出现肌肤干燥、甲错，以及有无斑、疹、水疱、疮疡等。

（7）排出物

观察病人的痰、涎、涕、唾、月经、带下、大便、小便、呕吐物等分泌物、排泄物、病理产物的形、色、质、量等。望排出物总的规律是色白质稀者属虚寒，色黄质稠者属实热。

考点3★望小儿食指络脉

让家长抱小儿于光线明亮处，医生用左手拇指和食指握住小儿食指末端，以右手拇指在小儿食指掌侧前缘从指尖向指根部推擦数次，即从命关向气关、风关直推，络脉愈推愈明显，直至医者可以看清络脉为止，注意用力要适中，以络脉可以显见为宜。病重患儿，络脉十分显著，不推即可观察。观察络脉显现部位的浅深（浮沉）及所在食指的位置，络脉的形状（络脉支数的多少、络脉的粗细等）、色泽（红、紫、青、黑）及淡滞（浅淡、浓滞）。正常小儿食指络脉的表现是：浅红微黄，隐现于风关之内，既不明显浮露，也不超出风关。对小儿异常食指络脉的观察，应注意其沉浮、颜色、长短、形状四个方面的变化。

考点4★★舌诊

（1）操作方法

1）医者的姿势可略高于病人，保证视野平面略高于病人的舌面，以便俯视舌面。

2）注意光线必须直接照射于舌面，使舌面明亮，以便于正确进行观察。

3）先察舌质，再察舌苔。察舌质时先查舌色，再察舌形，次察舌态。查舌苔时，先察苔色，再察苔质，次察舌苔分布。对舌分部观察时先看舌尖，再看舌中舌边，最后观察舌根部。

4）望舌时做到迅速敏捷，全面准确，时间不可太长。一般不宜超过30秒。若一次望舌判断不准确，可让病人休息3~5分钟后重新望舌。

5）对病人伸舌时的不符合要求的姿势，医生应予以纠正。如：伸舌时过分用力；病人伸舌时，用牙齿刮舌面；伸舌时，口未充分张开，只露出舌尖；舌体伸出时舌边、尖上卷，或舌肌紧缩，或舌体上翘，或左右歪斜等，影响舌面充分暴露。

6）当舌苔过厚，或者出现与病情不相符合的苔质、苔色，为了确定其有根、无根，或是否染苔等，可结合揩舌或刮舌方法，也可直接询问患者在望舌前的饮食、服用药物等情况，以便正确判断。

①揩舌：医生用消毒纱布缠绕右手食指两圈，蘸少许清洁水，力量适中，从舌根向舌尖揩抹3~5次。

②刮舌：医生用消毒的压舌板边缘，以适中的力量，在舌面上从舌根向舌尖刮3~5次。

7）望舌过程中还可穿插对舌部味觉、感觉等情况的询问，以便全面掌握舌诊资料。

8）观察舌下络脉时，应按照下述方法进行：

①嘱病人尽量张口，舌尖向上腭方向翘起并轻轻抵于上腭，舌体自然放松，勿用力太过，使舌下络脉充分暴露，便于观察。

②首先观察舌系带两侧大络脉的颜色、长短、粗细，有无怒张、弯曲等异常改变，然后观察周围细小络脉的颜色和形态有无异常。

(2) 望舌内容
1) 舌质的临床意义

类别	名称	临床意义
舌神	荣舌（有神舌）	见于健康之人或初病轻浅，预后良好者
	枯舌（无神舌）	气血阴阳皆衰，生机已微，预后较差
舌色	淡红舌	见于健康之人；或外感初起，病情轻浅，气血内脏未伤
	淡白舌	主虚证、寒证或气血两亏
	红舌	主热证
	绛舌	热入营血或阴虚火旺，或血行不畅
	青紫舌	轻者气血运行不畅，甚者瘀血
舌形	老舌	主实证
	嫩舌	主虚证
	胖大舌	主水湿痰饮证
	肿胀舌	主热郁、中毒
	瘦薄舌	主气血两虚、阴虚火旺
	点、刺舌	主热盛
	裂纹舌	主阴血亏虚
舌态	强硬舌	热入心包；高热伤津；痰浊内阻；中风或中风先兆
	痿软舌	气血俱虚；阴亏津伤
	颤动舌	肝风内动
	歪斜舌	中风或中风先兆
	吐弄舌	心脾二经有热，或疫毒攻心，或正气已绝，或为动风先兆，或小儿智力不全
	短缩舌	寒凝、痰阻、津伤、阴血亏虚
	舌纵	实热内踞，痰火扰心，气虚
	舌麻痹	气血虚，肝风内动，或风气夹痰，阻滞舌络

2) 舌苔的临床意义

舌苔		临床意义
苔质	薄苔	病位浅，常见于外感表证，或内伤轻病
	厚苔	病位深，常见于内有痰饮、湿浊、食积等里证
	润苔	津液未伤
	滑苔	痰饮水湿内停
	燥苔	热盛伤津

续表

舌苔		临床意义
	糙苔	热盛津涸
	腻苔	湿浊，痰饮，食积，湿热
	腐苔	食积胃肠，痰浊内蕴
	剥落苔	胃气大伤，胃阴枯竭，气血两虚
	真苔	邪气较盛，胃气阴尚存，预后较好
	假苔	胃气阴衰败，预后不良
苔色	白苔	主表证、寒证
	黄苔	主里证、热证
	灰苔	主里证，常见于里热证，也见于寒湿证
	黑苔	主里证，或为热极，或为寒盛

2. 闻诊

考点1 听声音

闻诊内容	闻诊要点
语声	注意听患者发声的有无，声音的高低、强弱及清浊等，以判断患者有无喑哑、失音、语声重浊等
语言	①对于神志不清的患者，注意听患者有无说话、说话的多少及其声音的高低等，以判断属于谵语或郑声。②对于神志清楚的患者，注意听辨患者的言辞表达与应答能力有无异常，吐词是否清晰流利，说话的多少，说话声音的高低等，以鉴别患者是否存在独语、错语、狂言、言謇及是否喜欢讲话等
呼吸、咳嗽	听辨患者气息出入的快慢、深浅、强弱、粗细及其他声音等，以鉴别患者是否存在喘、哮、短气、少气等异常表现。对于有咳嗽的患者，注意听辨其咳声的大小，是否有重浊、沉闷、不扬、清脆等特征，是否属于阵发性痉挛性咳嗽及犬吠样咳嗽，有无痰声等。必要时可借助听诊器听取肺部呼吸音有无异常、有无啰音等
呕吐、呃逆、嗳气、太息	注意听辨其声音的大小、出现的频率等
肠鸣	听辨肠鸣音的多少、强弱等，必要时可借助听诊器听取腹部，以辨别有无肠鸣音异常

考点2 嗅气味

	异常气味	临床意义
大便	臭秽难闻	肠有郁热
	溏泻而腥	脾胃虚寒
	臭如败卵，矢气酸臭	食积大肠

续表

	异常气味	临床意义
小便	臊臭，黄赤混浊	膀胱湿热
	散发苹果气味	消渴病
月经	经血臭秽	热证
	经血气腥	寒证
带下	臭秽黄稠	湿热
	腥臭清稀	寒湿
	奇臭而色杂	多为癌病
病室气味	臭气触人	瘟疫病
	病室尸臭气	脏腑衰败
	病室血腥气	失血证或术后
	病室腐臭气	溃腐疮疡
	病室尿臊气	水肿病晚期
	病室有烂苹果气味	消渴病晚期

3. 脉诊

考点★★★脉诊

（1）操作方法

1）患者体位

患者取正坐位或仰卧位，前臂自然向前平展，与心脏置于同一水平，手腕伸直，手掌向上，手指微微弯曲，在腕关节下面垫一松软的脉枕，使寸口部位充分伸展，局部气血畅通，便于诊察脉象。

2）医生指法

指法	操作要点
选指	医生用左手或右手的食指、中指和无名指三个手指指目诊察，指目是指尖和指腹交界棱起之处，是手指触觉较灵敏的部位。诊脉者的手指指端要平齐，即三指平齐，手指略呈弓形，与受诊者体表约呈45°为宜，这样的角度可以使指目紧贴于脉搏搏动处
布指	中指定关，医生先以中指按在掌后高骨内侧动脉处，然后食指按在关前（腕侧）定寸，无名指按在关后（肘侧）定尺。布指的疏密要与患者手臂长短与医生手指粗细相适应，如病人的手臂长或医者手指较细，布指宜疏，反之宜密。定寸时可选取太渊穴所在位置（腕横纹上），定尺时可考虑按寸到关的距离确定关到尺的长度以明确尺的位置。寸关尺不是一个点，而是一段脉管的诊察范围
运指	医生运用指力的轻重、挪移及布指变化以体察脉象。常用的指法有举、按、寻、循、总按和单诊等，注意诊察患者的脉位（浮沉、长短）、脉次（至数与均匀度）、脉形（大小、软硬、紧张度等）、脉势（强弱与流利度）及左右手寸关尺各部表现

3）平息

医生在诊脉时注意调匀呼吸。一方面医生保持呼吸调匀，清心宁神，可以自己的呼吸计算病人的脉搏至数，另一方面，平息有利于医生思想集中，可以仔细地辨别脉象。

4）切脉时间

一般每次诊脉每手应不少于1分钟，两手以3分钟左右为宜。诊脉时应注意每次诊脉的时间至少应在五十动。

5）小儿脉诊法

小儿	操作要点
3岁以下	可用右手大拇指按于小儿掌后高骨部脉上，不分三部，以定至数为主
3~5岁	以高骨中线为关，以一指向两侧转动以寻察三部
6~8岁	可挪动拇指诊三部
9~10岁	可次第下指，依寸、关、尺三部诊脉
10岁以上	按成人三部脉法进行辨析

（2）操作技巧

1）正常脉象的八要素特征

脉象的八要素	特征
脉位	脉位居中，不浮不沉
脉率	脉一息四至或五至，相当于每分钟72~80次
脉律	节律均匀整齐
脉宽	脉大小适中
脉长	脉长短适中，不越本位
脉势	脉搏有力，寸关尺三部均可触及，沉取不绝
紧张度	脉应指有力而不失柔和
流利度	脉势和缓，从容流利

2）脉象与主病

脉纲	脉名	脉象	主病
浮脉类	浮脉	举之有余，按之不足	表证，亦见于虚阳浮越证
	洪脉	脉体宽大，充实有力，来盛去衰	热盛
	濡脉	浮细无力而软	虚证，湿困

续表

脉纲	脉名	脉象	主病
	散脉	浮取散漫而无根,伴至数或脉力不匀	元气离散,脏气将绝
	芤脉	浮大中空,如按葱管	失血,伤阴之际
	革脉	浮而搏指,中空边坚	亡血、失精、半产、崩漏
沉脉类	沉脉	轻取不应,重按始得	里证
	伏脉	重按推至筋骨始得	邪闭、厥病、痛极
	弱脉	沉细无力而软	阳气虚衰、气血俱虚
	牢脉	沉按实大弦长	阴寒内积、疝气、癥积
迟脉类	迟脉	一息不足四至	寒证,亦见于邪热结聚
	缓脉	一息四至,脉来怠缓	湿病,脾胃虚弱,亦见于平人
	涩脉	往来艰涩,迟滞不畅	精伤、血少、气滞、血瘀、痰食内停
	结脉	迟而时一止,止无定数	阴盛气结,寒痰瘀血,气血虚衰
数脉类	数脉	一息五至以上,不足七至	热证;亦主里虚证
	疾脉	脉来急疾,一息七八至	阳极阴竭,元气欲脱
	促脉	数而时一止,止无定数	阳热亢盛、瘀滞、痰食停积、脏气衰败
	动脉	脉短如豆,滑数有力	疼痛,惊恐
虚脉类	虚脉	举按无力,应指松软	气血两虚
	细脉	脉细如线,应指明显	气血俱虚,湿证
	微脉	极细极软,似有似无	气血大虚,阳气暴脱
	代脉	迟而中止,止有定数	脏气衰微、疼痛、惊恐、跌仆损伤
	短脉	首尾俱短,不及本部	有力主气郁,无力主气损
实脉类	实脉	举按充实而有力	实证,平人
	滑脉	往来流利,应指圆滑	痰湿、食积、实热、青壮年、孕妇
	弦脉	端直以长,如按琴弦	肝胆病、疼痛、痰饮等、老年健康者
	紧脉	绷急弹指,状如转索	实寒证、疼痛、宿食
	长脉	首尾端直,超过本位	阳气有余、阳证、热证、实证、平人
	大脉	脉体宽大,无汹涌之势	健康人,或病进

4. 按诊

考点1 按诊

(1) 体位

①对于皮肤、手足、腧穴的按诊,医生多以坐或站立的形式,面对患者被诊部位,用左手稍扶病体,右手进行触摸按压诊察部位。②对于胸腹、腰部或下肢的诊察,医

生多以站位站立于患者的右侧或左侧进行操作。

（2）手法

手法			操作要点
触法			用手指或手掌轻触患者局部皮肤（如额部、四肢部、胸腹部等），以检查肌肤的凉热、润燥
摸法			用手指或手掌稍用力寻抚局部（如胸腹、腧穴、肿胀的部位等），以检查局部的感觉、有无压痛及肿物的形态与大小等
按法			用手指或手掌重力按压或推寻局部（如胸部、腹部、脊柱、肿胀部位、肌肉丰厚处等），以检查深部有无疼痛、肿块，以及肿块的活动程度、肿胀的程度及范围大小等
叩法	直接叩击法		用手直接叩击或拍打病人体表部位，根据叩击音及手指下的感觉来判断检查部位的情况
	间接叩击法	掌拳叩击法	医生用左手掌平贴在患者的被诊部位，右手握空拳叩击左手背，同时询问患者的感觉，注意观察患者的反应。主要用于检查腰背部等肌肉较为丰厚的部位
		指指叩击法	医生用左手中指的第二指节紧贴在患者需检查部位的体表，其余手指略微抬起，右手指自然弯曲，中指弯曲约90°，垂直叩在左手第二指节前端。叩击时应借用手腕活动的力量，灵活、短促，每叩一下，右手迅速抬起，以连续叩击两三下，而后略微停顿的节奏进行。每叩击数次，左手即向前或向后移动，右手也随之移动，根据不同部位的声音变化进行诊察。主要用于胸、胁、脘、腹及背部的检查

考点2★★特色按诊

按诊法	操作要点
虚里按诊法	一般病人采取坐位和仰卧位，医生位于病人右侧，用右手全掌或指腹平抚左乳下第四、五肋间，乳头下稍内侧的心尖搏动处，并调节压力，注意诊察其动气之强弱、至数和聚散等
结节与疮疡按诊	①医生位于病人右侧，右手手指自然并拢，掌面平贴肌肤之上轻轻滑动，以诊肌肤的寒热、润燥、滑涩，有无皮疹、结节、肿胀、疼痛等。 ②若发现有结节时，应对结节进一步按诊，可用右手拇指与食指寻其结节边缘及根部，以确定结节的大小、形态、软硬程度、活动情况等。 ③若诊察有肿胀时，医生应用右手拇指或食指在肿胀部位进行按压，以掌握肿胀的范围、性质等。 ④疮疡按诊，医生可将两手拇指和食指自然伸出，其余三指自然屈曲，用两食指寻按疮疡根底及周围肿胀状况，未破溃的疮疡，可用两手食指对应夹按，或用一食指轻按疮疡顶部，另一食指置于疮疡旁侧，诊其软硬，有无波动感，以了解成脓的程度
尺肤诊	诊左尺肤时，医生用右手握住病人上臂近肘处，左手握住病人手掌，同时向桡侧转前臂，使前臂内侧面向上平放，尺肤部充分暴露，医生用指腹或手掌平贴尺肤处并上下滑动来感觉尺肤的寒热、滑涩、缓急（紧张度）。诊右尺肤时，医生操作手法同上，左、右手置换位置，方向相反

(三) 实战演练

1. 叙述并演示舌诊的操作方法，汇报检查结果并说明其舌象特征及临床意义。(2019、2018、2017、2014)

【参考答案】

(1) 医者的姿势可略高于病人，保证视野平面略高于病人的舌面，以便俯视舌面。

(2) 注意光线必须直接照射于舌面，使舌面明亮，以便于正确进行观察。

(3) 先察舌质，再察舌苔。察舌质时先查舌色，再察舌形，次察舌态。查舌苔时，先察苔色，再察苔质，次察舌苔分布。对舌分部观察时，先看舌尖，再看舌中舌边，最后观察舌根部。

(4) 望舌时做到迅速敏捷，全面准确，时间不可太长，一般不宜超过30秒，若一次望舌判断不准确，可让病人休息3~5分钟后重新望舌。

(5) 对病人伸舌时不符合要求的姿势，医生应予以纠正，如：伸舌时过分用力，病人伸舌时，用牙齿刮舌面，伸舌时，口未充分张开，只露出舌尖，舌体伸出时舌边尖上卷，或舌肌紧缩，或舌体上翘，或左右歪斜等，影响舌面充分暴露。

(6) 当舌苔过厚，或者出现与病情不相符合的苔质、苔色，为了确定其有根、无根，或是否染苔等，可结合揩舌或刮舌方法，也可直接询问患者在望舌前的饮食、服用药物等情况，以便正确判断。①揩舌：医生用消毒纱布缠绕右手食指两圈，蘸少许清洁水，力量适中，从舌根向舌尖揩抹3~5次。②刮舌：医生用消毒的压舌板边缘，以适中的力量，在舌面上从舌根向舌尖刮3~5次。

(7) 望舌过程中还可穿插对舌部味觉、感觉等情况的询问，以便全面掌握舌诊资料。

(8) 观察舌下络脉时，应按照下述方法进行：①嘱病人尽量张口，舌尖向上腭方向翘起并轻轻抵于上腭，舌体自然放松，勿用力太过，使舌下络脉充分暴露，便于观察。②首先观察舌系带两侧大络脉的颜色、长短、粗细，有无怒张、弯曲等异常改变，然后观察周围细小络脉的颜色和形态有无异常。

(9) 舌象特征及临床意义应根据实际情况分析。

2. 叙述并演示中医脉诊的操作方法，汇报诊查结果并说明其脉象特征及临床意义。(2019、2018、2017、2014)

【参考答案】

(1) 患者体位：患者应取正坐位或仰卧位，前臂自然向前平展，与心脏置于同一水平，手腕伸直，手掌向上，手指微微弯曲，在腕关节下面垫一松软的脉枕，使寸口部位充分伸展，局部气血畅通，便于诊查脉象。

(2) 医生指法：①选指：医生用左手或右手的食指、中指和无名指三个手指指目诊察，指目是指尖和指腹交界棱起之处，是手指触觉较灵敏的部位。诊脉者的手指指端要平齐，即三指平齐，手指略呈弓形，与受诊者体表约呈45°为宜，这样的角度可以使指目紧贴于脉搏搏动处。②布指：中指定关，医生先以中指按在掌后高骨内侧动脉处，然后食指按在关前（腕侧）定寸，无名指按在关后（肘侧）定尺。布指的疏密要与患者手臂长短与医生手指粗细相适应，如病人的手臂长或医者手指较细，布指宜疏，反之宜密。定寸时可选取太渊穴所在位置（腕横纹上），定尺时可考虑按寸到关的距离确定关到尺的长度以明确尺的位置。寸关尺不是一个点，而是一段脉管的诊察范围。③运指：医生运用指力的轻重、挪移及布指变化以体察脉象。常用的指法有举、按、寻、循、总按和单诊等，注意诊察患者的脉位（浮沉、长短）、脉次（至数与均匀度）、脉形（大小、软硬、紧张度等）、脉势（强弱与流利度）及左右手寸关尺各部表现。

（3）平息：医生在诊脉时注意调匀呼吸。一方面医生保持呼吸调匀，清心宁神，可以自己的呼吸计算病人的脉搏至数，另一方面，平息有利于医生思想集中，可以仔细地辨别脉象。

（4）切脉时间：一般每次诊脉每手应不少于1分钟，两手以3分钟左右为宜。诊脉时应注意每次诊脉的时间至少应在五十动。

（5）脉象特征及临床意义应根据实际情况分析。

3. 叙述并演示全身望诊的操作方法。（2016）

【参考答案】①望神：首先应观察眼睛的明亮度；其次，应观察眼球的运动度。医者可将食指竖立在患者眼前，并嘱患者眼睛随其食指做上下左右移动。若患者眼球移动灵活是有神的表现，反之，若移动迟钝或不能移动均为失神的表现。然后，观察患者思维意识是否正常，有无神志不清或模糊、昏迷或昏厥等。精神状态是否正常，有无精神不振、萎靡、烦躁、错乱等；应观察患者面部表情是丰富自然还是淡漠无情，有无痛苦、呆钝等表现。最后得出病人得神、少神、失神或假神等结论。②望色：观察人体皮肤色泽变化。除皮肤色泽外，还包括对体表黏膜、排出物等颜色的观察，但望色重点是面部皮肤的色泽。③望形体：观察患者体型、体质、营养、发育状况。有无体胖、体瘦、虚弱等。重点观察体型、头型、颈项、肩部、胸廓。④望姿态：观察患者行走坐卧姿势有无异常改变。体位、步态、运动是否自如，有无蜷卧、躁动不安、强迫体征等。坐形要观察是坐而仰首还是坐而俯首，是端坐还是屈曲抱腹或抱头。卧式要观察卧时面部朝里还是朝外，仰卧还是俯卧，平卧还是斜卧还是侧卧等。立姿要观察端正直立还是弯腰屈背，有无站立不稳或不耐久站或扶物支撑的情况。行态要观察行走时是否以手护腰，行走之际有无突然停步以手护心或行走时身体震动不定的情况。异常动作要注意有无睑、唇、面、指（趾）的颤动，有无颈项强直、四肢抽搐、角弓反张的情况，有无猝然昏倒、不省人事、口眼歪斜、半身不遂的情况，有无恶寒战栗、肢体软弱的情况，有无关节拘挛、屈伸不利。儿童还应注意有无挤眉眨眼，努嘴伸舌的情况。

4. 叙述并演示病人脉诊体位的操作方法。（2014）

【参考答案】患者取正坐位或仰卧位，前臂自然向前平展，与心脏置于同一水平，手腕伸直，手掌向上，手指微微弯曲，在腕关节下面垫一松软的脉枕，使寸口部位充分伸展，局部气血畅通，便于诊察脉象。

5. 叙述并演示中医脉诊的选指、布指的操作方法。（2014、2013）

【参考答案】①选指：医生用左手或右手的食指、中指和无名指三个手指指目诊察，指目是指尖和指腹交界棱起之处，是手指触觉较灵敏的部位。诊脉者的手指指端要平齐，即三指平齐，手指略呈弓形，与受诊者体表约呈45°为宜，这样的角度可以使指目紧贴于脉搏跳动处。②布指：中指定关，医生先以中指按在掌后高骨内侧动脉处，然后食指按在关前（腕侧）定寸，无名指按在关后（肘侧）定尺。布指的疏密要与患者手臂长短与医生手指粗细相适应，如病人的手臂长或医者手指较细，布指宜疏，反之宜密。定寸时可选取太渊穴所在位置（腕横纹上），定尺时可考虑按寸到关的距离确定关到尺的长度以明确尺的位置。寸关尺不是一个点，而是一段脉管的诊察范围。

6. 叙述并演示望小儿食指络脉的操作方法。（2014）

【参考答案】让家长抱小儿于光线明亮处，医生用左手拇指和食指握住小儿食指末端，以右手拇指在小儿食指掌侧前缘从指尖向指根部推擦数次，即从命关向气关、风关直推，络脉愈推愈明显，直至医者可以看清络脉为止，注意用力要适中，以络脉可以显见为宜。病重患儿，络脉十分显著，不推即可观察。观察络脉显现部位的浅深（浮沉）及所在食指的位置，络脉的形状（络脉支数的多少、络脉的粗细等）、色泽（红、紫、青、黑）及淡滞（浅淡、浓滞）。正常小儿食指络脉的表现是：浅红微黄，隐现于风关之内，既不明显浮露，也不超出风关。对小儿异常食指络脉的观察，应注意其沉浮、颜色、长短、形状四个方面的变化。

第二部分 病史采集

（一）考试介绍

根据试题提供的"患者主诉"，回答如何询问现病史及相关病史。每份试卷1题，每题10分，共10分。

【样题】患者，男，56岁。烦渴多饮，多汗，伴消瘦1年。

【参考答案】

（1）现病史

1）根据主诉了解从发病到就诊前疾病的发生、发展变化、诊治经过及相关的鉴别诊断。

①询问发病时间、病因和诱因。②了解烦渴多饮，多汗的加重与缓解因素。③是否有乏力、恶心呕吐、心率加快等伴随症状，询问饮食、睡眠及二便等情况。④结合中医十问了解目前疾病的情况。

2）诊疗经过

①是否到医院诊治。是否做过血糖测定、葡萄糖耐量试验等检查。②用过何种药物治疗，效果如何。

（2）相关病史

1）与该病有关的其他病史。

2）家族史，食物、药物过敏史，烟酒史。

（二）考点汇总

考点1★★★一般病人的问诊

①一般情况（姓名、性别、年龄、民族、职业、婚否、籍贯、现单位、现住址、邮编、电话号码、电子邮箱）。②主诉。③现病史（发病情况、病程经过、诊治经过、现在症状）。④既往史（过去患病、手术、外伤、过敏、预防注射）。⑤个人生活史（生活经历、精神情志、饮食嗜好、生活起居、婚姻状况、月经及生育情况）。⑥家族史。⑦过敏史。

考点2 危重病人的问诊

抓住主症扼要询问，重点检查，以便争取时机，迅速治疗、抢救。待病情缓解后，再进行详细询问，切不可机械地苛求完整记录而延误治疗、抢救时机。

考点3 复诊、转诊病人的问诊

重点询问用药后的病情变化。有些病人，尤其是患病较久者，在就诊前已经在其他医院进行过诊断和治疗，所以对转诊者，有必要询问曾做过哪些检查，结果怎样，有过何种诊断，诊断的依据是什么，经过哪些治疗，治疗的效果及反应如何等。了解既往诊断和治疗的情况，可作为当前诊断与治疗的参考。

考点4 特殊病人的问诊

当患者有如下特殊情况时，如缄默与忧伤、焦虑与抑郁、多话与唠叨、愤怒与敌意、多种症状并存、文化程度低下或语言障碍，或为重危或晚期患者、残疾患者、老年人、儿童、精神病患者，在询问病史时应根据患者的具体情况给予适当安抚、鼓励、启发、引导。必要时请陪同人员协助提供病史。问诊时应及时核定患者陈述中的不确切或有疑问的情况，如病情与时间、某些症状与检查结果等，以提高病史的真实性。

（三）实战演练

1. 患者，男，45岁。关节红肿疼痛1年，加重伴发热1周。(2017)

【参考答案】

（1）现病史

1）根据主诉了解从发病到就诊前疾病的发生、发展变化、诊治经过及相关的鉴别诊断。

①询问发病时间、病因和诱因。②了解灼痛的部位、程度、持续时间、加重与缓解因素。③是否有乏力、体重下降等伴随症状，询问饮食、睡眠及二便等情况。④结合中医十问了解目前疾病的情况。

2）诊疗经过

①是否到医院诊治，是否做过X线、CT等检查。②用过何种药物治疗，效果如何。

(2) 相关病史

1) 与该病有关的其他病史：痛风、滑膜炎等。

2) 食物、药物过敏史。

2. 患者，女，45岁。反复胃痛2个月，遇寒加重。（2016）

【参考答案】

(1) 现病史

1) 根据主诉了解从发病到就诊前疾病的发生、发展变化、诊治经过及相关的鉴别诊断。

①询问发病时间、起病缓急、病因和诱因。②了解疼痛的性质（刺痛、钝痛、隐痛等）、部位、持续时间、诱发与缓解因素，有无放射痛。③是否有恶心、呕吐、嗳气、反酸、嘈杂、发热、消瘦等伴随症状，询问饮食、睡眠及二便情况。④结合中医十问了解目前疾病的情况。

2) 诊疗经过

①是否到医院诊治，是否做过钡餐、胃镜等检查。②用过何种药物治疗，效果如何。

(2) 相关病史

1) 与该病有关的其他病史：既往类似发作史、肝炎史、胆囊炎史；家族史等。

2) 药物、食物过敏史，月经史。

3. 患者，女，19岁。心悸、心烦失眠1年，加重1周。（2015）

【参考答案】

(1) 现病史

1) 根据主诉了解从发病到就诊前疾病的发生、发展变化、诊治经过及相关的鉴别诊断。

①询问发病时间、起病缓急、病因和诱因。②了解心悸、心烦失眠的持续时间、加重与缓解因素。③是否有头痛、短气、乏力、胸闷、胸痛等伴随症状，询问饮食及二便情况。④结合中医十问了解目前疾病的情况。

2) 诊疗经过

①是否到医院诊治，是否做过心电图等检查。②用过何种药物治疗，效果如何。

(2) 相关病史

1) 与该病有关的其他病史：心脏病、高血压等。

2) 药物、食物过敏史，月经史。

4. 患者，男，35岁。咳嗽，咽痛，咳黄痰3天。（2014）

【参考答案】

(1) 现病史

1) 根据主诉了解从发病到就诊前疾病的发生、发展变化、诊治经过及相关的鉴别诊断。

①询问发病时间、起病缓急、病因和诱因。②了解咳嗽的程度、持续时间、加重与缓解因素。③是否有头痛、发热、乏力、胸闷、腹痛等伴随症状，询问饮食、睡眠

及二便情况。④结合中医十问了解目前疾病的情况。

2）诊疗经过

①是否到医院诊治，是否做过肺部X线、肺功能等检查。②用过何种药物治疗，效果如何。

（2）相关病史

1）与该病有关的其他病史：伤寒、流行性感冒等。

2）药物、食物过敏史，烟酒史。

5. 患者，男，40岁。颈肩部疼痛，活动受限1年。(2013)

【参考答案】

（1）现病史

1）根据主诉了解从发病到就诊前疾病的发生、发展变化、诊治经过及相关的鉴别诊断。

①询问发病时间、起病缓急、病因和诱因。②了解疼痛的性质（刺痛、酸痛、胀痛）、程度、持续时间、加重与缓解因素。③是否有头痛、头晕、眼花、耳鸣等伴随症状，询问饮食、睡眠及二便情况。④结合中医十问了解目前疾病的情况。

2）诊疗经过

①是否到医院诊治，是否做过X线、MRI等检查。②用过何种药物治疗，效果如何。

（2）相关病史

1）与该病有关的其他病史：肩周炎、颈椎外伤等。

2）药物、食物过敏史，烟酒史。

第三部分　中医答辩

一、疾病的辨证施治

（一）考试介绍

考查疾病的辨证施治、诊断依据、辨证要点、治疗原则、方剂、药物等。本类考题与本部分第二、三、四考题4选1抽题作答，每份试卷1题，每题5分，共5分。

【样题】叙述不寐心脾两虚证的症状、治法、方药。

【参考答案】

症状：不易入睡，多梦易醒，心悸健忘，神疲食少，伴头晕目眩，四肢倦怠，腹胀便溏，面色少华，舌淡苔薄，脉细无力。

治法：补益心脾，养血安神。

方药：归脾汤加减。

（二）考点汇总

本部分考点与第一站相同。请参考第一站考点的相关内容。

(三) 实战演练

1. 叙述头痛之风热头痛的症状、主治、方药。(2017)

【参考答案】

症状：头痛而胀，甚则头痛欲裂，发热恶风，面红目赤，口渴喜饮，大便不畅或便秘，小便黄；舌红苔黄，脉浮数。

治法：祛风清热。

方药：芎芷石膏汤加减。

2. 叙述眩晕肝阳上亢证的症状、治法、方药。(2017)

【参考答案】

症状：眩晕耳鸣，头胀痛，急躁易怒，失眠多梦，脉弦。或兼面红、目赤、口苦、便秘尿赤，舌红苔黄，脉弦数；或兼腰膝酸软，健忘，遗精，舌红少苔，脉弦而数，甚或眩晕欲仆，泛泛欲呕，头痛如掣，肢麻震颤，语言不利，步履不正。

治法：平肝潜阳，清热息风。

方药：天麻钩藤饮或羚羊角汤加减。

3. 叙述便秘之热秘的症状、治法、方药。(2017)

【参考答案】

症状：大便干结，腹胀腹痛，口干口臭，面红心烦，或有身热，小便短赤，舌红，苔黄燥，脉滑数。

治法：泻热导滞，润肠通便。

方药：麻子仁丸加减。

4. 叙述自汗盗汗阴虚火旺证的症状、治法、方药。(2017)

【参考答案】

症状：虚烦少眠，寐则汗出，或有自汗，手足心热，午后潮热，两颧色红，形体消瘦，女子月经不调，男子梦遗，舌红少苔，脉细数。

治法：滋阴降火。

方药：当归六黄汤加减。

5. 叙述腹痛湿热壅滞证的症状、治法、方药。(2017)

【参考答案】

症状：腹痛拒按，烦渴引饮，大便秘结，或溏滞不爽，潮热汗出，小便短黄，舌质红，苔黄燥或黄腻，脉滑数。

治法：泄热通腑，行气导滞。

方药：大承气汤加减。

6. 叙述小儿肺炎风热闭肺的症状、主治、方药。(2017)

【参考答案】

症状：发热恶风，微有汗出，咳嗽气急，痰多，痰黏稠或黄，口渴咽红，舌红，苔薄白或黄，脉浮数。重证则见高热，咳嗽微喘，气急鼻扇，喉中痰鸣，面赤，便干尿黄，舌红，苔黄，脉滑数，指纹浮紫或紫滞。

治法：辛凉开闭，清肺止咳。

方药：银翘散合麻杏甘石汤加减。

7. 叙述湿疹的中医外科治法。（2017）

【参考答案】

（1）急性湿疹：①初期仅有潮红、丘疹，或少数水疱而无渗液时，外治宜清热利湿，避免刺激，可用苦参、黄柏、地肤子、荆芥等煎汤温洗以清热止痒。或用10%黄柏溶液、炉甘石洗剂外搽。②若水疱糜烂、渗出明显时，外治宜收敛、消炎，促进表皮恢复，可选用黄柏、生地榆、马齿苋、野菊花等煎汤外洗；或10%黄柏溶液、三黄洗剂等外洗、湿敷；或用青黛散麻油调敷。③后期滋水减少时，可选用黄连软膏、青黛膏外搽。

（2）亚急性湿疹：外治以消炎、止痒、干燥、收敛为治疗原则，可用三黄洗剂、氧化锌油、10%生地榆氧化锌油、2%冰片外搽。

（3）慢性湿疹：可用青黛膏、5%硫黄软膏、2%冰片等外搽。

8. 叙述水肿的治疗原则和阴水、阳水的治法。（2017、2016）

【参考答案】水肿的治疗，《素问·汤液醪醴论》提出"开鬼门""洁净府""去菀陈莝"三条基本原则，具体应用视阴阳虚实不同而异。阳水以祛邪为主，应予发汗、利水或攻逐，同时配合清热解毒、理气化湿等法；阴水当以扶正为主，健脾、温肾，同时配以利水、养阴、活血、祛瘀等法。对于虚实夹杂者，则当兼顾，或先攻后补，或攻补兼施。

二、针灸常用腧穴主治

（一）考试介绍

考查针灸常用腧穴主治病证。本类考题与本部分第一、三、四考题4选1抽题作答，每份试卷1题，每题5分，共5分。

【样题】回答支沟、水沟的主治病证。

【参考答案】支沟主治：①便秘；②热病；③耳鸣、耳聋、咽喉肿痛、暴喑、头痛等头面五官病证；④肘臂痛，胁肋痛，落枕；⑤瘰疬。水沟主治：①昏迷、晕厥、中风、中暑、脱证等急症，为急救要穴之一；②癫狂痫、癔症、急慢惊风等神志病；③闪挫腰痛，脊背强痛；④口㖞、面肿、鼻塞、牙关紧闭等头面五官病证。

（二）考点汇总

2020年版大纲新增穴位考点：考点11：犊鼻；考点20：通里；考点24：天柱；考点29：大肠俞；考点50：印堂；考点57：四神聪；考点59：腰痛点。

1. ★★★手太阴肺经

考点	腧穴	主治	
考点1	孔最	①咳嗽、气喘、咽喉肿痛等肺系病证	②肘臂挛痛；③痔疮出血
考点2	列缺		②外感头痛、项强、齿痛、口歪等头面五官疾患；③手腕痛
考点3	少商		②中暑，发热；③昏迷，癫狂；④指肿、麻木

2. ★★★手阳明大肠经

考点	腧穴	主治	
考点4	合谷	①头痛、目赤肿痛、齿痛、咽喉肿痛等头面五官热性病证；②热病；③手臂肿痛、上肢不遂等上肢病证；④风疹、瘾疹、湿疹等皮肤科病证；⑤腹痛、痢疾等肠腑病证	⑥发热恶寒等外感病；⑦无汗或多汗；⑧经闭、滞产、月经不调、痛经、胎衣不下、恶露不止、乳少等妇科病证；⑨小儿惊风，痉证；⑩牙拔出术、甲状腺手术等面口五官及颈部手术针麻常用穴
考点5	曲池		⑥眩晕；⑦癫狂等神志病
考点6	肩髃	①肩痛不举，上肢不遂；②瘰疬；③瘾疹	
考点7	迎香	①鼻塞、鼻衄、鼻渊等鼻病；②口歪、面痒、面肿等口面部病证；③胆道蛔虫病	

3. ★★★足阳明胃经

考点	腧穴	主治	
考点8	地仓	口歪、眼睑𥆧动、流涎、齿痛、颊肿等头面五官病证	
考点9	下关	①牙关不利、面痛、齿痛、口歪等面口病证；②耳鸣、耳聋、聤耳等耳部病证	
考点10	天枢	①绕脐腹痛、腹胀、便秘、泄泻、痢疾等脾胃肠病证；②癥瘕、月经不调、痛经等妇科病证	
考点11	犊鼻	膝肿痛、下肢不遂等下肢病证	
考点12	足三里	①下肢痿痹等下肢病证	②胃痛、呕吐、腹胀、泄泻、痢疾、便秘、肠痈等脾胃肠病证；③癫狂、不寐等神志病证；④气喘，痰多；⑤乳痈；⑥虚劳诸证，为强壮保健要穴
考点13	条口		②肩臂痛；③脘腹疼痛
考点14	丰隆		②头痛、眩晕等头部病证；③癫狂；④咳嗽、哮喘、痰多等肺系病证

4. ★★★足太阴脾经

考点	腧穴	主治		
考点 15	公孙	①胃痛、呕吐、肠鸣腹胀、腹痛、痢疾等脾胃病证；②心烦不寐、狂证等神志病证；③逆气里急，气上冲心（奔豚气）等冲脉病证		
考点 16	三阴交	①月经不调、痛经、经闭、带下、崩漏等妇科病证	②肠鸣腹胀、泄泻、便秘等脾胃肠病证	③心悸、不寐、癫狂等心神病证；④小便不利、遗尿、遗精、阳痿等生殖泌尿系统病证；⑤下肢痿痹；⑥湿疹、荨麻疹等皮肤病证。⑦阴虚诸证
考点 17	地机			③小便不利，水肿，遗精；④下肢痿痹
考点 18	阴陵泉		②腹痛，泄泻，水肿，黄疸等脾湿证；③小便不利、遗尿、癃闭等泌尿系统病证；④遗精、阴茎痛等男科病证；⑤膝痛、下肢痿痹	
考点 19	血海		②湿疹、瘾疹、丹毒、皮肤瘙痒等皮外科病证。③膝股内侧痛	

5. ★★★手少阴心经

考点	腧穴	主治		
考点 20	通里	①心悸、怔忡等心疾	②暴喑、舌强不语等舌窍病证；③肘臂挛痛、麻木、手颤等上肢病证	
考点 21	神门		②不寐、健忘、痴呆、癫狂痫等神志病证；③胸胁痛	

6. ★★★手太阳小肠经

考点	腧穴	主治
考点 22	后溪	①头项强痛、腰背痛、手指及肘臂挛痛等；②耳聋、目赤、咽喉肿痛等五官病证；③癫狂痫等神志病证；④疟疾
考点 23	听宫	①耳鸣、耳聋、聤耳等耳部病证；②面痛、齿痛等口面病证；③癫狂痫等神志病

7. ★★★足太阳膀胱经

考点	腧穴	主治	
考点 24	天柱	①后头痛，项强，肩背痛；②眩晕、咽喉肿痛、鼻塞、目赤肿痛、近视等头面五官病证；③热病；④癫狂痫	
考点 25	肺俞	①皮肤瘙痒，瘾疹	②鼻塞、咳嗽、气喘、咯血等肺系病证；③骨蒸潮热、盗汗等阴虚病证；④背痛
考点 26	膈俞		②胃痛；③呕吐、呃逆、咳嗽、气喘等气逆之证；④贫血、吐血、便血等血证；⑤潮热、盗汗等阴虚证
考点 27	胃俞	胃痛、呕吐、腹胀、肠鸣、多食善饥、身体消瘦等脾胃病证	
考点 28	大肠俞	①腰痛；②腹胀、泄泻、便秘等肠腑病证	

续表

考点	腧穴	主治
考点29	肾俞	①遗精、阳痿等男科病证；②遗尿、癃闭等前阴病证；③月经不调、带下、不孕等妇科病证；④头晕、耳鸣、耳聋、慢性腹泻、气喘、腰酸痛、不育等肾虚病证；⑤消渴
考点30	委中	①腰背痛、下肢痿痹等；②急性腹痛，急性吐泻等；③癃闭、遗尿等泌尿系病证；④丹毒、瘾疹、皮肤瘙痒、疔疮等血热病证
考点31	承山	①腰腿拘急，疼痛；②痔疾，便秘；③腹痛，疝气
考点32	昆仑	①头痛、眩晕等头部疾病；②癫痫；③项强；④腰骶疼痛，足踝肿痛
考点33	至阴	①胎位不正、滞产、胞衣不下等胎产病证；②头痛、目痛、鼻塞、鼻衄等头面五官病证

8. ★★★足少阴肾经

考点	腧穴	主治	
考点34	太溪	①小便频数，便秘	②头晕目眩、不寐、健忘、遗精、阳痿、月经不调等肾虚证；③咽喉肿痛、齿痛、耳聋、耳鸣等阴虚性五官病证；④咳喘、胸痛、咯血等肺系病证；⑤腰脊痛，足跟痛，下肢厥冷
考点35	照海		②月经不调、痛经、阴痒、赤白带下等妇科病证；③癫痫、不寐、嗜卧、癔症等神志病证；④咽喉干痛，目赤肿痛

9. ★★★手厥阴心包经

考点	腧穴	主治	
考点36	内关	①心痛、心悸、心烦、胸痛等心胸病证；②癫狂痫等神志病证；③胃痛、呕吐、呃逆等胃腑病证	④不寐、郁病；⑤中风，眩晕，偏头痛；⑥胁痛，胁下痞块，肘臂挛痛
考点37	大陵		④手、臂挛痛

10. ★★★手少阳三焦经

考点	腧穴	主治	
考点38	外关	①头痛、耳鸣、耳聋、聤耳、耳痛、目赤、咽喉肿痛等头面五官病证；②瘰疬	③头痛，颈项及肩部疼痛，胁痛，上肢痹痛；④热病，疟疾，伤风感冒
考点39	支沟		③便秘；④热病；⑤肘臂痛，胁肋痛，落枕

11. ★★★足少阳胆经

考点	腧穴	主治
考点40	风池	①中风、头痛、眩晕、不寐、癫痫等内风所致病证；②恶寒发热、口眼歪斜等外风所致证；③目赤肿痛、视物不明、鼻塞、鼻衄、鼻渊、耳鸣、咽喉肿痛等五官病证；④颈项强痛
考点41	肩井	①头痛、眩晕、颈项强痛等头项部病证；②肩背疼痛，上肢不遂；③瘰疬；④乳痈、乳少、难产、胞衣不下等妇科病证
考点42	环跳	①下肢痿痹，半身不遂，腰腿痛；②风疹
考点43	阳陵泉	①黄疸、口苦、呕吐、胁痛等胆腑病证；②下肢痿痹、膝髌肿痛、肩痛等筋病；③小儿惊风
考点44	悬钟	①下肢痿痹，脚气；②中风、颈椎病、腰椎病等骨、髓病；③颈项强痛，偏头痛，咽喉肿痛；④胸胁胀痛

12. ★★★足厥阴肝经

考点	腧穴	主治
考点45	太冲	①中风、癫狂病、头痛、眩晕、口眼歪斜、小儿惊风等内风所致病证；②目赤肿痛、口歪、青盲、咽喉干痛、耳鸣、耳聋等头面五官热性病证；③月经不调、崩漏、痛经、难产等妇科病证；④黄疸、胁痛、腹胀、呕逆等肝胃病证；⑤下肢痿痹，足跗肿痛
考点46	期门	①胸胁胀痛；②腹胀、呃逆、吐酸等肝胃病证；③郁病，奔豚气；④乳痈

13. ★★★督脉

考点	腧穴	主治	
考点47	命门	①月经不调、带下等妇科病证；②腰痛，下肢痿痹；③五更泄泻、小便频数、癃闭等肾虚病证	
考点48	大椎	①恶寒发热、疟疾等外感病证；②热病，骨蒸潮热；③咳嗽、气喘等肺气失于宣降证；④癫狂痫、小儿惊风等神志病证；⑤风疹、痤疮等皮肤疾病；⑥项强、脊痛等脊柱病证	
考点49	百会	①癫狂病、不寐等神志病	②晕厥、中风、失语；③头风、颠顶痛、眩晕耳鸣等头面证证；④脱肛、阴挺、胃下垂等气虚下陷证
考点50	印堂		②头痛、眩晕、目赤、目翳、鼻渊、鼻衄等头面五官病证；③小儿惊风，产后血晕，子痫
考点51	水沟	①昏迷、晕厥、中风、中暑、脱证等急症，为急救要穴之一；②癫狂病、癔症、急慢惊风等神志病；③闪挫腰痛，脊背强痛；④口歪、面肿、鼻塞、牙关紧闭等头面五官病证	

14. ★★★任脉

考点	腧穴	主治	
考点52	中极	①遗尿、癃闭、尿频、尿急等泌尿系病证；②遗精、阳痿、不育等男科病证；③崩漏、月经不调、痛经、经闭、不孕、带下病等妇科病证	④中风脱证、虚劳羸瘦、脱肛、阴挺等元气虚损所致病证；⑤腹痛、泄泻、便秘等肠腑病证；⑥保健要穴
考点53	关元		
考点54	气海		
考点55	中脘	①胃痛、呕吐、完谷不化、食欲不振、腹胀、泄泻、小儿疳积等脾胃病证；②癫痫、不寐等神志病；③黄疸	
考点56	膻中	①咳嗽、气喘、胸闷等胸中气机不畅病证；②心痛、心悸等心疾；③产后乳少、乳痈、乳癖等乳病；④呕吐、呃逆等胃气上逆证	

15. ★★★经外奇穴

考点	腧穴	主治
考点57	四神聪	①头痛、眩晕、健忘等头脑病证；②不寐、癫痫等神志病证
考点58	夹脊	上背部的夹脊穴治疗心肺及上肢病证，下背部的夹脊穴治疗胃肠病证，腰部的夹脊穴治疗腰腹及下肢病证
考点59	腰痛点	急性腰扭伤
考点60	十宣	①中风、昏迷、晕厥等神志病；②中暑、高热等急症；③咽喉肿痛；④手指麻木

（三）实战演练

1. 回答天枢、列缺的主治病证。（2017）

【参考答案】天枢主治：①绕脐腹痛、腹胀、便秘、泄泻、痢疾等脾胃肠病证；②癥瘕、月经不调、痛经等妇科病证。列缺主治：①咳嗽、气喘、咽喉肿痛等肺系病证；②外感头痛、项强、齿痛、口歪等头面五官疾患；③手腕痛。

2. 回答承山、水沟的主治病证。（2017）

【参考答案】承山主治：①腰腿拘急，疼痛；②痔疾，便秘；③腹痛，疝气。水沟主治：①昏迷、晕厥、中风、中暑、脱证等急症，为急救要穴之一；②癫狂病、癔症、急慢惊风等神志病；③闪挫腰痛，脊背强痛；④口歪、面肿、鼻塞、牙关紧闭等头面五官病证。

3. 回答悬钟、膈俞的主治病证。（2017）

【参考答案】悬钟主治：①下肢痿痹，脚气；②中风、颈椎病、腰椎病等骨、髓病；③颈项强痛，偏头痛，咽喉肿痛；④胸胁胀痛。膈俞主治：①皮肤瘙痒，瘾疹；②胃痛；③呕吐、呃逆、咳嗽、气喘等气逆之证；④贫血、吐血、便血等血证；⑤潮热、盗汗等阴虚证。

4. 回答后溪、丰隆的主治病证。（2017）

【参考答案】后溪主治：①头项强痛、腰背痛、手指及肘臂挛痛等；②耳聋、目赤、咽喉肿痛等五官病证；③癫狂痫等神志病证；④疟疾。丰隆主治：①下肢痿痹等下肢病证；②头痛、眩晕等头部病证；③癫狂；④咳嗽、哮喘、痰多等肺系病证。

5. 回答照海、命门的主治病证。(2017)

【参考答案】照海主治：①小便频数，便秘；②月经不调、痛经、阴痒、赤白带下等妇科病证；③癫痫、不寐、嗜卧、癔症等神志病证；④咽喉干痛，目赤肿痛。命门主治：①月经不调、带下等妇科病证；②腰痛，下肢痿痹；③五更泄泻、小便频数、癃闭等肾虚病证。

6. 回答中极、地机的主治病证。(2017)

【参考答案】中极主治：①遗尿、癃闭、尿频、尿急等泌尿系病证；②遗精、阳痿、不育等男科病证；③崩漏、月经不调、痛经、经闭、不孕、带下病等妇科病证。地机主治：①月经不调、痛经、经闭、带下、崩漏等妇科病证；②肠鸣腹胀、泄泻、便秘等脾胃肠病证；③小便不利，水肿，遗精；④下肢痿痹。

7. 回答大椎、条口的主治病证。(2017)

【参考答案】大椎主治：①恶寒发热、疟疾等外感病证；②热病，骨蒸潮热；③咳嗽、气喘等肺气失于宣降证；④癫狂痫、小儿惊风等神志病证；⑤风疹、痤疮等皮肤疾病；⑥项强、脊痛等脊柱病证。条口主治：①下肢痿痹等下肢病证；②肩臂痛；③脘腹疼痛。

8. 回答委中、膻中的主治病证。(2017)

【参考答案】委中主治：①腰背痛、下肢痿痹等；②急性腹痛，急性吐泻等；③癃闭、遗尿等泌尿系病证；④丹毒、瘾疹、皮肤瘙痒、疔疮等血热病证。膻中主治：①咳嗽、气喘、胸闷等胸中气机不畅证；②心痛、心悸等心疾；③产后乳少、乳痈、乳癖等乳病；④呕吐、呃逆等胃气上逆证。

9. 回答足三里、内关的主治病证。(2017)

【参考答案】足三里主治：①下肢痿痹等下肢病证；②胃痛、呕吐、腹胀、泄泻、痢疾、便秘、肠痈等脾胃肠病证；③癫狂、不寐等神志病证；④气喘，痰多；⑤乳痈；⑥虚劳诸证，为强壮保健要穴。内关主治：①心痛、心悸、心烦胸痛等心胸病证；②癫狂痫等神志病证；③胃痛、呕吐、呃逆等胃腑病证；④不寐、郁病；⑤中风、眩晕、偏头痛；⑥胁痛，胁下痞块，肘臂挛痛。

10. 回答肺俞、昆仑的主治病证。(2017)

【参考答案】肺俞主治：①皮肤瘙痒，瘾疹；②鼻塞、咳嗽、气喘、咯血等肺系病证；③骨蒸潮热、盗汗等阴虚病证；④背痛。昆仑主治：①头痛、眩晕等头部疾病；②癫痫；③项强；④腰骶疼痛，足踝肿痛。

11. 回答阴陵泉、百会的主治病证。(2016)

【参考答案】阴陵泉主治：①月经不调、痛经、经闭、带下、崩漏等妇科病证；②腹痛、泄泻、水肿、黄疸等脾湿证；③小便不利、遗尿、癃闭等泌尿系统病证；④遗精、阴茎痛等男科病证；⑤膝痛、下肢痿痹。百会主治：①癫狂痫、不寐等神志病；②晕厥、中风、失语；③头风、颠顶痛、眩晕耳鸣等头面病证；④脱肛、阴挺、胃下垂等气虚下陷证。

12. 回答风池、三阴交的主治病证。（2015）

【参考答案】风池主治：①中风、头痛、眩晕、不寐、癫痫等内风所致病证；②恶寒发热、口眼㖞斜等外风所致证；③目赤肿痛、视物不明、鼻塞、鼻衄、鼻渊、耳鸣、咽喉肿痛等五官病证；④颈项强痛。三阴交主治：①月经不调、痛经、经闭、带下、崩漏等妇科病证；②肠鸣腹胀、泄泻、便秘等脾胃肠病证；③心悸、不寐、癫狂等心神病证；④小便不利、遗尿、遗精、阳痿等生殖泌尿系统病证；⑤下肢痿痹；⑥湿疹、荨麻疹等皮肤病证。⑦阴虚诸证。

13. 回答丰隆、肾俞的主治病证。（2015）

【参考答案】丰隆主治：①下肢痿痹等下肢病证；②头痛、眩晕等头部病证；③癫狂；④咳嗽、哮喘、痰多等肺系病证。肾俞主治：①遗精、阳痿等男科病证；②遗尿、癃闭等前阴病证；③月经不调、带下、不孕等妇科病证；④头晕、耳鸣、耳聋、慢性腹泻、气喘、腰酸痛、不育等肾虚病证；⑤消渴。

14. 回答合谷、曲池的主治病证。（2014）

【参考答案】合谷主治：①头痛、目赤肿痛、齿痛、咽喉肿痛等头面五官热性病证；②热病；③手臂肿痛、上肢不遂等上肢病证；④风疹、瘾疹、湿疹等皮肤科病证；⑤腹痛、痢疾等肠腑病证；⑥发热恶寒等外感病；⑦无汗或多汗；⑧经闭、滞产、月经不调、痛经、胎衣不下、恶露不止、乳少等妇科病证；⑨小儿惊风，痉证；⑩牙拔出术、甲状腺手术等面口五官及颈部手术针麻常用穴。曲池主治：①头痛、目赤肿痛、齿痛、咽喉肿痛等头面五官热性病证；②热病；③手臂肿痛、上肢不遂等上肢病证；④风疹、瘾疹、湿疹等皮肤科病证；⑤腹痛、痢疾等肠腑病证；⑥眩晕；⑦癫狂等神志病。

15. 回答孔最、血海的主治病证。（2014）

【参考答案】孔最主治：①咳嗽、气喘、咽喉肿痛等肺系病证；②肘臂挛痛；③痔疮出血。血海主治：①月经不调、痛经、经闭、带下、崩漏等妇科病证；②湿疹、瘾疹、丹毒、皮肤瘙痒等皮外科病证。③膝股内侧痛。

16. 回答太冲、外关的主治病证。（2014）

【参考答案】太冲主治：①中风、癫狂痫、头痛、眩晕、口眼㖞斜、小儿惊风等内风所致病证；②目赤肿痛、口㖞、青盲、咽喉干痛、耳鸣、耳聋等头面五官热性病证；③月经不调、崩漏、痛经、难产等妇科病证；④黄疸、胁痛、腹胀、呕逆等肝胃病证；⑤下肢痿痹，足跗肿痛。外关主治：①头痛、耳鸣、耳聋、聤耳、耳痛、目赤、咽喉肿痛等头面五官病证；②瘰疬；③头痛，颈项及肩部疼痛，胁痛，上肢痹痛；④热病，疟疾，伤风感冒。

17. 回答神门、阳陵泉的主治病证。（2014）

【参考答案】神门主治：①心悸、怔忡等心疾；②不寐、健忘、痴呆、癫狂痫等神志病证；③胸胁痛。阳陵泉主治：①黄疸、口苦、呕吐、胁痛等胆腑病证；②下肢痿痹、膝膑肿痛、肩痛等筋病；③小儿惊风。

18. 回答地仓、夹脊的主治病证。（2014）

【参考答案】地仓主治：口㖞、眼睑瞤动、流涎、齿痛、颊肿等头面五官病证。夹脊主治：上背部的夹脊穴治疗心肺及上肢病证，下背部的夹脊穴治疗胃肠病证，腰部的夹脊穴治疗腰腹及下肢病证。

19. 回答大陵、肺俞的主治病证。（2014）

【参考答案】大陵主治：①心痛、心悸、心烦胸痛等心胸病证；②癫狂痫等神志病证；③胃痛、呕吐、呃逆等胃腑病证；④手、臂挛痛。肺俞主治：①皮肤瘙痒，瘾疹；②鼻塞、咳嗽、气喘、咯血等肺系病证；③骨蒸潮热、盗汗等阴虚病证；④背痛。

20. 回答肩髃、少商的主治病证。（2014）

【参考答案】肩髃主治：①肩痛不举，上肢不遂；②瘰疬；③瘾疹。少商主治：①咳嗽、气喘、咽喉肿痛等肺系病证；②中暑，发热；③昏迷，癫狂；④指肿、麻木。

21. 回答听宫、关元的主治病证。（2013）

【参考答案】听宫主治：①耳鸣、耳聋、聤耳等耳部病证；②面痛、齿痛等口面病证；③癫狂痫等神志病。关元主治：①遗尿、癃闭、尿频、尿急等泌尿系病证；②遗精、阳痿、不育等男科病证；③崩漏、月经不调、痛经、经闭、不孕、带下病等妇科病证；④中风脱证、虚劳羸瘦、脱肛、阴挺等元气虚损所致病证；⑤腹痛、泄泻、便秘等肠腑病证；⑥保健要穴。

22. 回答太溪、胃俞的主治病证。（2013）

【参考答案】太溪主治：①小便频数，便秘；②头晕目眩、不寐、健忘、遗精、阳痿、月经不调等肾虚证；③咽喉肿痛、齿痛、耳聋、耳鸣等阴虚性五官病证；④咳喘、胸痛、咯血等肺系病证；⑤腰脊痛，足跟痛，下肢厥冷。胃俞主治：胃痛、呕吐、腹胀、肠鸣、多食善饥、身体消瘦等脾胃病证。

23. 回答水沟、迎香的主治病证。（2013）

【参考答案】水沟主治：①昏迷、晕厥、中风、中暑、脱证等急症，为急救要穴之一；②癫狂痫、癔症、急慢惊风等神志病；③闪挫腰痛、脊背强痛；④口㖞、面肿、鼻塞、牙关紧闭等头面五官病证。迎香主治：①鼻塞、鼻衄、鼻渊等鼻病；②口㖞、面痒、面肿等口面部病证；③胆道蛔虫病。

三、针灸异常情况处理

（一）考试介绍

考查针灸异常情况的处理步骤和注意事项。本类考题与本部分第一、二、四考题 4 选 1 抽题作答，每份试卷 1 题，每题 5 分，共 5 分。

【样题】叙述滞针的处理方式。

【参考答案】（1）精神紧张，局部肌肉过度收缩所致者：①适当延长留针时间。②在滞针穴位附近，运用循按或弹柄法。③在附近再刺一针。（2）行针手法不当，单向捻转太过所致者：①向相反的方向将针捻回。②配合弹柄法、刮柄法或循按法，促使肌纤维放松。

(二) 考点汇总

考点1★★晕针

①立即停针、起针。②平卧、宽衣、保暖。③症状轻者静卧休息,给予温开水或糖水,即可恢复。④在上述处理的基础上,可针刺水沟、素髎、内关、涌泉、足三里等穴,或温灸百会、气海、关元等。尤其是艾灸百会,对晕针有较好的疗效,可用艾条于百会穴上悬灸,至知觉恢复,症状消退。⑤经以上处理,仍不省人事,呼吸细微,脉细弱者,要及时配合现代急救处理措施,如人工呼吸等。轻者,经前三个步骤处理即可渐渐恢复;重者,应及时进行后两个步骤。

考点2★★滞针

(1) 精神紧张,局部肌肉过度收缩所致者:①适当延长留针时间。②在滞针穴位附近,运用循按或弹柄法。③在附近再刺一针。

(2) 行针手法不当,单向捻转太过所致者:①向相反的方向将针捻回。②配合弹柄法、刮柄法或循按法,促使肌纤维放松。

考点3★★★弯针

(1) 出现弯针后,不得再行提插、捻转等手法。

(2) 根据弯针的程度、原因采取不同的处理方法:①若针柄轻微弯曲者,应慢慢将针起出。②若弯曲角度过大,应轻微摇动针体,并顺着针柄倾斜的方向将针退出。③若针体发生多个弯曲,应根据针柄的倾斜方向分段慢慢向外退出,切勿猛力外拔,以防造成断针。④若因患者体位改变所致者,应嘱患者慢慢恢复到原来体位,局部肌肉放松后再将针缓慢起出。

考点4★★★断针

(1) 嘱患者不要惊慌乱动,令其保持原有体位,以免针体向肌肉深层陷入。

(2) 根据针体残端的位置采用不同的方法将针取出:①若针体残端尚有部分露在体外,可用手或镊子取出。②若残端与皮肤面相平或稍低,尚可见到残端时,可用手向下挤压针孔两旁皮肤,使残端露出体外,再用镊子取出。③若断针残端全部没入皮内,但距离皮下不远,而且断针下还有强硬的组织(如骨骼)时,可由针旁外面向下轻压皮肤,利用该组织将针顶出。④若断针下面为软组织,可将该部肌肉捏住,将断针残端向上托出。⑤断针完全陷没在皮肤之下,无法取出者,应在X线下定位,手术取出。⑥如果断针在重要脏器附近,或患者有不适感觉及功能障碍时,应立即采取外科手术方法处理。

考点5★血肿

①微量的皮下出血,局部小块青紫时,一般不必处理,可待其自行消退。②局部肿胀疼痛较剧,青紫面积大而且影响到功能活动时,可先做冷敷止血,再做热敷或在局部轻轻揉按,以促使瘀血消散吸收。

考点6★★皮肤灼伤及起疱

①局部出现小水疱,只要注意不擦破,可任其自然吸收。②如水疱较大,对局部

皮肤严格消毒后,可用消毒的三棱针或粗毫针刺破水疱,放出水液,或用无菌的一次性注射器针抽出水液,再涂以烫伤油等,并以纱布包敷,每日更换药膏1次,直至结痂。注意不要擦破疱皮。③如用化脓灸者,在灸疮化脓期间,要注意适当休息,加强营养,保持局部清洁,并可用敷料保护灸疮,以防污染,待其自然愈合。④如处理不当,灸疮脓液呈黄绿色或有渗血现象,可用消炎药膏或玉红膏涂敷。

考点7★ 刺伤内脏（2020年版大纲新增考点）

（1）创伤性气胸：①立即出针,并让患者采取半卧位休息,切勿翻转体位。②安慰患者以消除其紧张恐惧心理。③必要时请相关科室会诊。④根据不同的病情程度采用不同的处理方法：漏气量少者,可自行吸收。要密切观察病情,随时对症处理,酌情给予吸氧、镇咳、抗感染等治疗；病情严重者,应及时组织抢救,可采用胸腔闭式引流排气等救治。

（2）刺伤其他内脏：①发现内脏损伤后,要立即出针。②安慰患者以消除其紧张恐惧心理。③必要时请相关科室会诊。④病情程度不同采用不同的处理方法：若损伤轻者,应卧床休息,一段时间后一般即可自愈；若损伤较重,或有持续出血倾向者,应用止血药等对症处理,并密切观察病情及血压变化；若损伤严重,出血较多,出现失血性休克时,则必须迅速进行输血等急救或外科手术治疗。

考点8★ 刺伤脑脊髓（2020年版大纲新增考点）

①发现有脑脊髓损伤时,应立即出针。②安慰患者以消除其紧张恐惧心理。③根据症状轻重不同采用不同的处理方法：轻者,需安静休息,经过一段时间后,可自行恢复；重者,请相关科室会诊及时救治。

考点9★ 外周神经损伤（2020年版大纲新增考点）

①立刻停止针刺,勿继续提插捻转,应缓慢轻柔出针。②损伤严重者,可在相应经络腧穴上进行B族维生素类药物穴位注射；根据病情需要或可应用激素冲击疗法以对症治疗。③可进行理疗、局部热敷或中药治疗等。

（三）实战演练

1. 叙述断针的处理方式。(2017、2014、2013)

【参考答案】

（1）嘱患者不要惊慌乱动,令其保持原有体位,以免针体向肌肉深层陷入。

（2）根据针体残端的位置采用不同的方法将针取出：①若针体残端尚有部分露在体外,可用手或镊子取出。②若残端与皮肤面相平或稍低,尚可见到残端时,可用手向下挤压针孔两旁皮肤,使残端露出体外,再用镊子取出。③若断针残端全部没入皮内,但距离皮下不远,而且断针下还有强硬的组织（如骨骼）时,可由针旁外面向下轻压皮肤,利用该组织将针顶出。④若断针下面为软组织,可将该部肌肉捏住,将断针残端向上托出。⑤断针完全陷没在皮肤之下,无法取出者,应在X线下定位,手术取出。⑥如果断针在重要脏器附近,或患者有不适感觉及功能障碍时,应立即采取外科手术方法处理。

2. 叙述针刺部位出现血肿的处理方式。(2017、2014)

【参考答案】①微量的皮下出血,局部小块青紫时,一般不必处理,可待其自行消退。②局部肿胀疼痛较剧,青紫面积大而且影响到功能活动时,可先做冷敷止血,再做热敷或在局部轻轻揉按,以促使瘀血消散吸收。

3. 叙述晕针的处理方式。(2017)

【参考答案】①立即停针、起针。②平卧、宽衣、保暖。③症状轻者静卧休息,给予温开水或糖水,即可恢复。④在上述处理的基础上,可针刺水沟、素髎、内关、涌泉、足三里等穴,或温灸百会、气海、关元等。尤其是艾灸百会,对晕针有较好的疗效,可用艾条于百会穴上悬灸,至知觉恢复,症状消退。⑤经以上处理,仍不省人事,呼吸细微,脉细弱者,要及时配合现代急救处理措施,如人工呼吸等。轻者,经前三个步骤处理即可渐渐恢复;重者,应及时进行后两个步骤。

4. 叙述弯针的处理方式。(2014)

【参考答案】

(1) 出现弯针后,不得再行提插、捻转等手法。

(2) 根据弯针的程度、原因采取不同的处理方法:①若针柄轻微弯曲者,应慢慢将针起出。②若弯曲角度过大,应轻微摇动针体,并顺着针柄倾斜的方向将针退出。③若针体发生多个弯曲,应根据针柄的倾斜方向分段慢慢向外退出,切勿猛力外拔,以防造成断针。④若因患者体位改变所致者,应嘱患者慢慢恢复到原来体位,局部肌肉放松后再将针缓慢起出。

5. 叙述重度晕针的中医抢救方法。(2014)

【参考答案】①立即停针、起针。②平卧、宽衣、保暖。③针刺水沟、素髎、内关、涌泉、足三里等穴,或温灸百会、气海、关元等。④及时配合现代急救处理措施,如人工呼吸等。

四、常见急性病症的针灸治疗

(一) 考试介绍

考查针灸治疗常见急性病症的治法、主穴、配穴等内容。本类考题与本部分第一、二、三考题4选1抽题作答,每份试卷1题,每题5分,共5分。

【样题】叙述针灸治疗偏头痛的治法、主穴,肝阳上亢证的配穴。

【参考答案】治法:疏泄肝胆,通经止痛。取手足少阳、足厥阴经穴以及局部穴为主。主穴:率谷、阿是穴、风池、外关、足临泣、太冲。配穴:百会、行间。

(二) 考点汇总

考点1★★偏头痛

治法:疏泄肝胆,通经止痛。取手足少阳、足厥阴经穴以及局部穴为主。

主穴:率谷、阿是穴、风池、外关、足临泣、太冲。

配穴:肝阳上亢配百会、行间;痰湿偏盛配中脘、丰隆;瘀血阻络配血海、膈俞。

考点2★★落枕

治法：疏经活络，调和气血。取局部阿是穴和手太阳、足少阳经穴为主。

主穴：外劳宫、天柱、阿是穴。

配穴：病在督脉、太阳经配后溪、昆仑；病在少阳经配外关、肩井；风寒袭络配风池、合谷；气滞血瘀配内关、合谷；肩痛配肩髎；背痛配天宗。

考点3★★中风

	治法	主穴	配穴
中经络	疏通经络，醒脑调神。取督脉穴、手厥阴及足太阴经穴为主	水沟、内关、三阴交、极泉、尺泽、委中	肝阳暴亢配太冲、太溪；风痰阻络配丰隆、风池；痰热腑实配曲池、内庭、丰隆；气虚血瘀配气海、血海、足三里；阴虚风动配太溪、风池。上肢不遂配肩髃、曲池、手三里、合谷；下肢不遂配环跳、足三里、风市、阳陵泉、悬钟、太冲。病侧肢体屈曲拘挛者，肘部配曲泽、腕部配大陵、膝部配曲泉、踝部配太溪；足内翻配丘墟透照海；足外翻配太溪、中封；足下垂配解溪。口角㖞斜配地仓、颊车、合谷、太冲；语言謇涩配廉泉、通里、哑门；吞咽困难配廉泉、金津、玉液；复视配风池、睛明；便秘配天枢、丰隆；尿失禁、尿潴留配中极、关元
中脏腑	闭证，平肝息风，醒脑开窍。取督脉穴、手厥阴经穴和十二井穴为主。脱证，回阳固脱。以任脉经穴为主	水沟、百会、内关	闭证，十二井穴、太冲、合谷。脱证，关元、神阙、气海

考点4★心悸（2020年版大纲新增考点）

治法：宁心安神，定悸止惊。取手少阴、手厥阴经穴及相应脏腑俞募穴为主。

主穴：内关、神门、郄门、心俞、巨阙。

配穴：阴虚火旺配太溪、肾俞；痰火扰心配尺泽、丰隆；水气凌心配气海、阴陵泉；心脉瘀阻配膻中、膈俞。易惊配大陵；浮肿配水分。

考点5★哮喘

	治法	主穴	配穴
实证	祛邪肃肺，化痰平喘，取手太阴经穴及相应背俞穴为主	列缺、尺泽、肺俞、中府、定喘	风寒外袭配风门、合谷；痰热阻肺配丰隆、曲池；喘甚者配天突
虚证	补益肺肾，止哮平喘，取相应背俞穴及手太阴、足少阴经穴为主	肺俞、膏肓、肾俞、太渊、太溪、足三里、定喘	肺气虚配气海；肾气虚配关元

考点6★呕吐

治法：和胃理气，降逆止呕。取胃的募穴及足阳明、手厥阴经穴为主。

主穴：中脘、胃俞、足三里、内关。

配穴：寒邪客胃配上脘、公孙；热邪内蕴配商阳、内庭、金津、玉液；饮食停滞配梁门、天枢；肝气犯胃配肝俞、太冲。

考点 7 ★ 痛经

治法：行气活血，调经止痛。取任脉、足太阴经穴为主。

主穴：中极、次髎、地机、三阴交、十七椎。

配穴：气滞血瘀配太冲、血海；寒凝血瘀配关元、归来。

考点 8 ★★ 扭伤

治法：祛瘀消肿，舒筋通络。取扭伤局部腧穴为主。

主穴：阿是穴、局部腧穴。腰部取阿是穴、大肠俞、腰痛点、委中；项部取阿是穴、风池、绝骨、后溪；肩部取阿是穴、肩髃、肩髎、肩贞；肘部取阿是穴、曲池、小海、天井；腕部取阿是穴、阳溪、阳池、阳谷；髋部取阿是穴、环跳、秩边、居髎；膝部取阿是穴、膝眼、膝阳关、梁丘；踝部取阿是穴、申脉、解溪、丘墟。

配穴：①根据病位配合循经远端取穴。急性腰扭伤，督脉病证配水沟或后溪，足太阳经筋病证配昆仑或后溪，手阳明经筋病证配手三里或三间。②根据病位在其上下循经邻近取穴，如膝内侧扭伤，病在足太阴脾经，可在扭伤部位其上取血海，其下取阴陵泉。③根据手足同名经配穴法进行配穴。方法：踝关节与腕关节对应、膝关节与肘关节对应、髋关节与肩关节对应。例如，踝关节外侧昆仑穴、申脉穴处扭伤，病在足太阳经，可在对侧腕关节手太阳经养老穴、阳谷穴处寻找最明显的压痛点针刺；再如，膝关节内上方扭伤，病在足太阴经，可在对侧手太阴经尺泽穴处寻找最明显的压痛点针刺；以此类推。

考点 9 ★★ 牙痛

治法：祛风泻火，通络止痛。取手、足阳明经穴为主。

主穴：合谷、颊车、下关。

配穴：风火牙痛配外关、风池；胃火牙痛配内庭、二间。

考点 10 ★ 晕厥

治法：苏厥醒神。以督脉穴为主。

主穴：水沟、百会、内关、涌泉。

配穴：虚证配气海、关元，实证配合谷、太冲。

考点 11 抽搐

治法：息风止痉，清热开窍。取督脉、手足厥阴经穴为主。

主穴：水沟、内关、合谷、太冲、阳陵泉。

配穴：热极生风配曲池、大椎；痰热化风配风池、丰隆；血虚生风配血海、足三里；神昏不醒配十宣、涌泉。

考点 12 ★★ 内脏绞痛

病名	治法	主穴	配穴
心绞痛	通阳行气，活血止痛。以手厥阴、手少阴经穴为主	内关、郄门、阴郄、膻中	气滞血瘀配太冲、血海；寒邪凝滞配神阙、至阳；痰浊阻络配中脘、丰隆；阳气虚衰配心俞、至阳
胆绞痛	疏肝利胆，行气止痛。以足少阳经穴、胆的俞募穴为主	胆囊穴、阳陵泉、胆俞、日月	肝胆气滞配太冲、丘墟；肝胆湿热配行间、阴陵泉；蛔虫妄动配迎香透四白
肾绞痛	清利湿热，通淋止痛。以足太阴经穴、肾与膀胱的背俞穴及膀胱之募为主	肾俞、膀胱俞、中极、三阴交、京门	下焦湿热配委阳、阴陵泉；肾气不足配水分、关元

(三) 实战演练

1. 叙述针灸治疗腕扭伤的治法、主穴。(2017)

【参考答案】治法：祛瘀消肿，舒筋通络。取扭伤局部腧穴为主。主穴：阿是穴、阳溪、阳池、阳谷。

2. 叙述针灸治疗牙痛的主穴，风火牙痛的配穴。(2017、2014)

【参考答案】主穴：合谷、颊车、下关。风火牙痛配外关、风池。

3. 叙述针灸治疗呕吐的治法、主穴。(2017)

【参考答案】治法：和胃理气，降逆止呕。取胃的募穴及足阳明、手厥阴经穴为主。主穴：中脘、胃俞、足三里、内关。

4. 叙述针灸治疗胆绞痛的治法、主穴。(2017)

【参考答案】治法：疏肝利胆，行气止痛。以足少阳经穴、胆的俞募穴为主。主穴：胆囊穴、阳陵泉、胆俞、日月。

5. 叙述针灸治疗晕厥的主穴、虚证的配穴。(2017)

【参考答案】主穴：水沟、百会、内关、涌泉。虚证配气海、关元。

6. 叙述针灸治疗牙痛的治法，胃火牙痛的配穴。(2015)

【参考答案】治法：祛风泻火，通络止痛。取手、足阳明经穴为主。胃火牙痛配内庭、二间。

7. 叙述针灸治疗抽搐的治法、主穴。(2014)

【参考答案】治法：息风止痉，清热开窍。取督脉、手足厥阴经穴为主。主穴：水沟、内关、合谷、太冲、阳陵泉。

8. 叙述针灸治疗晕厥的主穴、实证的配穴。(2014、2013)

【参考答案】主穴：水沟、内关、涌泉。实证配合谷、太冲。

9. 叙述针灸治疗落枕的治法、风寒袭络证的配穴。(2014)

【参考答案】治法：疏经活络，调和气血。取局部阿是穴和手太阳、足少阳经穴为主。风寒袭络配风池、合谷。

10. 叙述针灸治疗中风中脏腑的主穴、脱证的配穴。(2013)

【参考答案】主穴：水沟、百会、内关。脱证配关元、神阙、气海。

11. 叙述针灸治疗腰扭伤的治法、主穴。(2013)

【参考答案】治法：祛瘀消肿，舒筋通络。取扭伤局部腧穴为主。主穴：阿是穴、大肠俞、腰痛点、委中。

第三站

西医部分

西医部分分值表

考试项目		所占分值	考试方法	考试时间
体格检查		10	实际操作	20分钟
西医操作		10		
西医答辩或临床判读（2选1抽题作答）	西医答辩	5	现场口述	
	临床判读			

得分技巧

1. 要边操作边讲要点。

2. 操作结束后会有考官提问，通常问些比较小的检查项目。

3. 注意题目要求，诊查后要口述及汇报检查结果；进行诸如甲状腺检查、神经反射检查等项目时一定要检查双侧。

4. 体现医德和对病人的关怀。注意着装整洁，举止大方，言语温和，检查过程中认真细致。注意操作前后向被检者告知；操作过程动作温柔；有爱护被检者的动作（1分），如用手捂热听诊器等。

第一部分 体格检查

(一) 考试介绍

考查西医体格检查的具体操作方法。每份试卷1题,每题10分,共10分。

【样题】演示汞柱式血压计测量血压、巴宾斯基征的检查方法。

【参考答案】

(1) 汞柱式血压计测量血压:被检查者安静休息至少5分钟,采取坐位或仰卧位,裸露右上臂,伸直并外展45°,肘部置于与右心房同一水平(坐位平第4肋软骨,仰卧位平腋中线)。让受检者脱下该侧衣袖,露出手臂,将袖带平展地缚于上臂,袖带下缘距肘窝横纹2~3cm,松紧适宜。检查者先于肘窝处触知肱动脉搏动,一手将听诊器体件置于肱动脉上,轻压听诊器体件,另一手执橡皮球,旋紧气囊旋钮向袖带内边充气边听诊,待动脉音消失,再将汞柱升高20~30mmHg,开始缓慢(2~6mmHg/s)放气,听到第一个声音时所示的压力值是收缩压;继续放气,声音消失时血压计上所示的压力值是舒张压(个别声音不消失者,可采用变音值作为舒张压并加以注明)。测压时双眼平视汞柱表面,根据听诊结果读出血压值。间隔1~2分钟重复测量,取两次读数的平均值。测量完毕后将袖带解下、排气,平整地放入血压计盒内,将血压计汞柱向右侧倾斜45°,使管中水银完全进入水银槽后,关闭汞柱开关和血压计。

(2) 巴宾斯基征:嘱被检者仰卧,髋、膝关节伸直,左手握其踝部,右手用叩诊锤柄部末端钝尖部,在足底外侧从后向前快速轻划至小趾根部,再转向趾侧。正常出现足趾向跖面屈曲,称巴宾斯基征阴性。如出现踇趾背伸,其余四趾呈扇形分开,称巴宾斯基征阳性。

(二) 考点汇总

考点1★★★全身状态检查

检查内容		检查方法
生命征	体温	①口测法:将消毒过的口腔温度计(简称口表)水银端置于舌下,紧闭口唇,不用口腔呼吸,测量5分钟后读数。正常值为36.3~37.2℃,对婴幼儿及意识障碍者则不宜使用。②肛测法:患者取侧卧位,将直肠温度计(简称肛表)水银端涂以润滑剂,徐徐插入肛门,深达肛表的一半为止,5分钟后读数。正常值为36.5~37.7℃,适用于小儿与神志不清的患者。③腋测法:擦干腋窝汗液,将腋窝温度计(简称腋表)水银端放在患者腋窝深处,嘱患者用上臂将温度计夹紧,放置10分钟后读数。正常值为36~37℃

续表

检查内容		检查方法
	脉搏	以食指、中指、无名指三个手指的指端来触诊桡动脉的搏动。如桡动脉不能触及，也可触摸肱动脉、颞动脉和颈动脉等。正常成人，在安静状态下脉率为60~100次/分。儿童较快，婴幼儿可达130次/分
	血压	被检查者安静休息至少5分钟，采取坐位或仰卧位，裸露右上臂，伸直外展45°，肘部置于与右心房同一水平（坐位平第4肋软骨，仰卧位平腋中线）。让受检者脱下该侧衣袖，露出手臂，将袖带平展地缚于上臂，袖带下缘距肘窝横纹2~3cm，松紧适宜。检查者先于肘窝处触知肱动脉搏动，一手将听诊器体件置于肱动脉上，轻压听诊器体件，另一手执橡皮球，旋紧气囊旋钮向袖带内充气边听诊，待动脉音消失，再将汞柱升高20~30mmHg，开始缓慢（2~6mmHg/s）放气，听到第一个声音时所示的压力值是收缩压；继续放气，声音消失时血压计上所示的压力值是舒张压（个别声音不消失者，可采用变音值作为舒张压并加以注明）。测压时双眼平视汞柱表面，根据听诊结果读出血压值，间隔1~2分钟重复测量，取两次读数的平均值。测量完毕后将袖带解下、排气，平整地放入血压计盒内，将血压计汞柱向右侧倾斜45°，使管中水银完全进入水银槽后，关闭汞柱开关和血压计
发育与体型		发育的正常与否，通常以年龄与体格成长状态（身高、体重、性征）、智力之间的关系来判断。临床上把正常人的体型分为匀称型、矮胖型、瘦长型三种。病态发育与内分泌的关系尤为密切。如在发育成熟前脑垂体前叶功能亢进时，体格异常高大，称为巨人症；垂体功能减退时，体格异常矮小，称脑垂体性侏儒症
营养状态		根据皮肤、毛发、皮下脂肪、肌肉的发育情况来综合判断。营养状态一般分为良好、不良和中等
意识状态		检查被检查者对环境的知觉，知觉状态分为意识清楚、嗜睡、昏睡、昏迷、谵妄、意识模糊等

血压水平的定义和分类

类别	收缩压（mmHg）	舒张压（mmHg）
理想血压	<120	<80
正常血压	<130	<85
正常高限	130~139	85~89
1级高血压（轻度）	140~159	90~99
2级高血压（中度）	160~179	100~109
3级高血压（重度）	≥180	≥110
单纯收缩期高血压	≥140	<90

异常面容	临床表现
急性病容	面色潮红，兴奋不安，口唇干燥，呼吸急促，表情痛苦，有时鼻翼扇动，口唇疱疹
慢性病容	面容憔悴，面色晦暗或苍白无华，双目无神，表情淡漠等
贫血面容	面白唇淡，表情疲惫
肝病面容	面色晦暗，额部、鼻背、双颊有色素沉着
肾病面容	面色苍白，眼睑、颜面水肿
二尖瓣面容	面色晦暗，双颊紫红，口唇轻度发绀
甲状腺功能亢进面容	眼裂增大，眼球突出，目光闪烁，呈惊恐貌，兴奋不安，烦躁易怒
黏液水肿面容	面色苍白，睑厚面宽，颜面浮肿，目光呆滞，反应迟钝，眉毛、头发稀疏，舌色淡、胖大
伤寒面容	表情淡漠，反应迟钝，呈无欲状态
苦笑面容	发作时牙关紧闭，面肌痉挛，呈苦笑状
满月面容	面圆如满月，皮肤发红，常伴痤疮和小须
肢端肥大症面容	头颅增大，脸面变长，下颌增大、向前突出，眉弓及两颧隆起，唇舌肥厚，耳鼻增大
面具脸	面部呆板无表情，似戴面具

体位		临床表现
自动体位		活动自如，不受限制
被动体位		不能随意调整或变换体位，需别人帮助才能改变体位
强迫体位	强迫仰卧位	仰卧，双腿蜷曲，借以减轻腹部肌肉张力
	强迫俯卧位	俯卧位可减轻脊背肌肉的紧张程度
	强迫侧卧位	侧卧于患侧以减轻疼痛，且有利于健侧代偿呼吸
	强迫坐位	坐于床沿上，以两手置于膝盖上或扶持床边
	角弓反张位	颈及脊背肌肉强直，以致头向后仰，胸腹前凸，背过伸，躯干呈反弓形
	辗转体位	患者坐卧不安，辗转反侧

异常步态	临床表现
痉挛性偏瘫步态	瘫痪侧上肢内收、旋前，指、肘、腕关节屈曲，无正常摆动；下肢伸直并外旋，举步时将患侧骨盆抬高以提起瘫痪侧下肢，然后以髋关节为中心，脚尖拖地，向外划半个圆圈跨前一步，故又称划圈样步态
剪刀步态	双下肢肌张力增高，尤以伸肌和内收肌张力明显增高，双下肢强直内收，交叉到对侧，形如剪刀

续表

异常步态	临床表现
共济失调步态	患者行走时双腿分开较宽，起步时一脚高抬，骤然垂落，且双目向下注视，闭目时不能保持平衡
慌张步态	步行时头及躯干前倾，步距较小，起步动作慢，但行走后越走越快，有难以止步之势，向前追赶身体以防止失去重心
蹒跚步态	又称鸭步，走路时身体左右摇摆似鸭行

考点2 皮肤检查

检查内容	检查方法
皮疹	应注意皮疹出现与消失的时间、发展顺序、分布部位、形状及大小、颜色、压之是否褪色、平坦或隆起、有无瘙痒和脱屑等
皮下出血	皮肤或黏膜下出血，出血面的直径小于2mm者，称为瘀点。小的出血点容易和红色小皮疹或小红痣相混淆，但皮疹压之褪色，出血点压之不褪色，小红痣加压虽不褪色，但触诊时可稍高出平面，且表面发亮。皮下出血直径在3~5mm者，称为紫癜；皮下出血直径>5mm者，称为瘀斑；片状出血并伴有皮肤显著隆起者，称为血肿
蜘蛛痣	除观察其形态外，可用铅笔尖或火柴杆等压迫其中心，如周围辐射状的小血管随之消退，解除压迫后又复出现，则证明为蜘蛛痣。见于慢性肝炎、肝硬化，健康妊娠妇女
皮下气肿	外观肿胀如水肿，指压可凹陷，但去掉压力后则迅速复原。按压时引起气体在皮下组织内移动，有一种柔软带弹性的振动感，称为捻发感或握雪感

考点3★★★浅表淋巴结检查

检查内容	检查方法
浅表淋巴结	检查浅表淋巴结的顺序为：耳前、耳后、乳突区、枕骨下区、颌下、颏下、颈后三角、颈前三角、锁骨上窝、腋窝、滑车上、腹股沟、腘窝等。检查时如发现有肿大的淋巴结，应记录其部位、数目、大小、质地、移动度，表面是否光滑，有无粘连，局部皮肤有无红肿、压痛和波动，是否有瘢痕、溃疡和瘘管等
下颌淋巴结	检查左颌下淋巴结时，将左手置于被检查者头顶，使头微向左前倾斜，右手四指并拢，屈曲掌指及指间关节，沿下颌骨内缘向上滑动触摸。检查右侧时，两手换位，让被检查者向右前倾斜
颈部淋巴结	检查颈部淋巴结时，检查者站在被检查者背后，让患者的头向前倾，并稍向检查的一侧倾斜，然后用手指紧贴检查部位，由浅入深进行滑动触诊
锁骨上窝淋巴结	检查锁骨上窝淋巴结时，检查者面对患者（可取坐位或仰卧位），用右手检查患者的左锁骨上窝，用左手检查其右锁骨上窝。检查时将食指与中指屈曲并拢，在锁骨上窝进行触诊，并深入锁骨后深部

续表

检查内容	检查方法
腋窝淋巴结	检查右腋窝淋巴结时，检查者右手握被检查者右手，向上屈肘外展抬高约45°，左手并拢，掌面贴近胸壁向上逐渐达腋窝顶部滑动触诊，然后依次触诊腋窝后壁、外侧壁、前壁和内侧壁。触诊腋窝后壁时应在腋窝后壁肌群仔细触诊，触诊腋窝外侧壁时应将患者上臂下垂，检查腋窝前壁时应在胸大肌深面仔细触诊，检查腋窝内侧壁时应在腋窝近肋骨和前锯肌处进行触诊。同样方法检查左侧腋窝淋巴结
滑车上淋巴结	检查右侧滑车上淋巴结时，检查者以右手握被检查者右手腕，以右（左）手在其肱骨上髁两横指许、肱二头肌内侧滑动触诊
腹股沟淋巴结	检查腹股沟淋巴结时，被检查者仰卧，检查者用手指在腹股沟平行处进行触诊

考点4★★ 头部检查

检查内容		检查方法
眼睑		检查时注意观察有无红肿、浮肿，睑缘有无内翻或外翻，睫毛排列是否整齐及生长方向，两侧眼睑是否对称，有无上睑下垂、眼睑水肿及眼睑闭合不全
结膜	球结膜	以拇指和食指将上、下眼睑分开，嘱病人向上、下、左、右各方向转动眼球。检查下眼睑结膜时，嘱被检查者向上看，拇指置于下眼睑的中部边缘，向下轻按压，暴露下眼睑及穹隆结膜
	上眼睑结膜	需翻转眼睑。翻转要领：检查左眼时，嘱被检查者向下看，用右手食指（在上方）和拇指（在下方）捏住上睑的中部边缘并轻轻向前下方牵拉，食指轻压睑板上缘的同时，拇指向上捻转翻开上眼睑，暴露上眼睑结膜，然后用拇指固定上睑缘。检查结束后向前下方轻轻牵拉上睑，同时嘱被检者向上看，眼睑复位。检查右眼时用左手，方法同前
巩膜		在自然光线下观察巩膜有无黄染
瞳孔	大小与形状	正常瞳孔直径2~5mm，两侧等大等圆
	对光反射	用手电筒照射瞳孔，观察其前后的反应变化，正常人受照射光刺激后，双侧瞳孔立即缩小，移开照射光后双侧瞳孔随即复原。对光反射分为：①直接对光反射，即手电筒光直接照射一侧瞳孔，该侧瞳孔立即缩小，移开光线后瞳孔迅速复原。②间接对光反射，即用手隔开双眼，手电筒光照射一侧瞳孔后，另一侧瞳孔也立即缩小，移开光线后瞳孔迅速复原

考点5★ 咽部、扁桃体检查

检查内容	检查方法
咽部	嘱被检查者头稍向后仰，口张大并拉长发"啊"声，医师用压舌板在舌的前2/3与后1/3交界处迅速下压舌体，此时软腭上抬，在照明下可见口咽组织，检查时注意咽后壁有无充血、水肿，扁桃体有无肿大
扁桃体	检查方法同"咽部"。Ⅰ度肿大时扁桃体不超过咽腭弓；Ⅱ度肿大时扁桃体超过咽腭弓，介于Ⅰ度与Ⅲ度之间；Ⅲ度肿大时扁桃体达到或超过咽后壁中线。扁桃体充血红肿，并有不易剥离的假膜（强行剥离时出血），见于白喉

考点6★★鼻窦检查

检查额窦压痛时，一手固定被检查者枕部，另一手拇指置于眼眶上缘内侧，用力向后上方按压，两侧分别进行。检查上颌窦压痛时，双手拇指置于被检查者颧部，其余手指分别置于被检查者的两侧耳后，固定其头部，双拇指向后方按压。检查筛窦压痛时，双手扶住被检查者两侧耳后，双拇指分别置于鼻根部与眼内眦之间，向后方按压。蝶窦因位置较深，不能在体表进行检查。

考点7★★★颈部检查

（1）血管

正常人安静坐位或立位时，颈外静脉塌陷，平躺时颈外静脉充盈，充盈水平仅限于锁骨上缘至下颌角距离的下2/3以内。在坐位或半卧位（上半身与水平面形成45°）时明显见到颈静脉充盈，称为颈静脉怒张，提示体循环静脉血回流受阻或上腔静脉压增高。安静状态下出现明显的颈动脉搏动，提示有心排血量增加或脉压增大的疾病。

（2）甲状腺

检查内容		检查方法
视诊		嘱被检查者双手放于枕后，头向后仰，观察甲状腺的大小和对称性。嘱被检查者做吞咽动作，则可见甲状腺随吞咽动作向上移动
触诊	甲状腺峡部	站于受检者前面用拇指或站于受检者后面用食指从胸骨上切迹向上触摸，可触到气管前软组织，判断有无增厚，配合吞咽动作，判断有无增大和肿块
	甲状腺侧叶	①前面触诊：一手拇指施压于一侧甲状软骨，将气管推向对侧，另一手食、中指在对侧胸锁乳突肌后缘向前推挤甲状腺侧叶，拇指在胸锁乳突肌前缘触诊，配合吞咽动作，重复检查。用同样方法检查另一侧甲状腺。②后面触诊：一手食、中指施压于一侧甲状软骨，将气管推向对侧，另一手拇指在对侧胸锁乳突肌后缘向前推挤甲状腺，食、中指在其前缘触诊甲状腺，配合吞咽动作，重复检查。用同样方法检查另一侧甲状腺

甲状腺肿大分为三度：不能看出肿大但能触及者为Ⅰ度；既可看出肿大又能触及，但在胸锁乳突肌以内区域者为Ⅱ度；肿大超出胸锁乳突肌外缘者为Ⅲ度。注意肿大甲状腺的大小、表面边缘、质地以及是否对称，有无压痛、结节、震颤和血管杂音。

（3）气管

让被检查者取坐位或仰卧位，头颈部保持自然正中位置，医师分别将右手的食指和无名指置于两侧胸锁关节上，中指在胸骨上切迹部位置于气管正中，观察中指是否在食指和无名指的中间，如中指与食指、无名指的距离不等，则表示有气管移位。大量胸腔积液，气胸或纵隔肿瘤等，可将气管推向健侧；肺不张、肺硬化、胸膜粘连等，可将气管拉向患侧。也可将中指置于气管与两侧胸锁乳突肌之间的间隙内，根据两侧间隙是否相等来判断气管有无移位。

考点 8★胸廓、胸壁与乳房检查

检查内容		检查方法
胸廓		正常胸廓近似圆锥形,两侧基本对称,成年人胸廓前后径与左右径之比约为1∶1.5。常见异常胸廓有桶状胸、扁平胸、佝偻病胸(鸡胸)等
胸壁	胸壁静脉	正常胸壁无明显静脉可见。上腔静脉受阻时,胸壁静脉的血流方向自上向下;下腔静脉受阻时,胸壁静脉的血流方向自下向上
	胸骨	用手指轻压或轻叩胸壁,正常人无疼痛感觉。胸壁炎症、肿瘤浸润、肋软骨炎、肋间神经痛、带状疱疹、肋骨骨折等,可有局部压痛。骨髓异常增生时,常有胸骨压痛或叩击痛
乳房检查		①视诊:注意两侧乳房的大小、对称性、外表、乳头状态及有无溢液等。②触诊:被检查者取坐位,先两臂下垂,然后双臂高举超过头部或双手叉腰再进行检查。检查时,先检查健侧乳房,再检查患侧。检查者以并拢的手指掌面略施压力,以旋转或来回滑动的方式进行触诊,切忌用手指将乳房提起来触摸。检查按外上、外下、内下、内上、中央(乳头、乳晕)的顺序进行,然后检查腋窝及锁骨上、下窝等处淋巴结

考点 9★★★肺和胸膜检查

检查项目	检查方法
呼吸运动	以胸廓运动为主的呼吸,称为胸式呼吸;以腹部运动为主的呼吸,称为腹式呼吸。正常情况下成年女性以胸式呼吸为主,儿童及成年男性以腹式呼吸为主
呼吸频率、深度及节律	成人呼吸频率为 16~20 次/分,深度适中。频率超过 24 次/分,称为呼吸过速,见于发热、甲亢等;低于 12 次/分,称呼吸过缓,见于深睡、颅内高压等。常见的呼吸节律变化有潮式呼吸、间停呼吸
胸廓扩张度	被检查者采取坐位或仰卧位,检查者两手四指并拢与拇指分开,分别平置于被检者胸壁下部的对称部位,嘱被检者做深呼吸运动,观察两手的动度是否一致。正常人两侧呼吸动度相等,发生病变时可见一侧或局部胸廓扩张度减弱,而对侧或其他部位动度增强
语音震颤	检查者将两手掌或手掌尺侧缘平置于患者胸壁的对称部位,嘱其用同样强度重复拉长音发"yi"音,自上而下,从内到外,两手交叉,比较两侧相同部位语颤是否相同
胸膜摩擦感	检查者用手掌轻贴胸壁,令病人反复做深呼吸,此时若有皮革相互摩擦的感觉,即为胸膜摩擦感。见于急性胸膜炎,以患侧腋中线第 5~7 肋间隙最易触到
叩诊方法	多采用间接叩诊法,被检者取坐位或仰卧位,一般先检查前胸部,再检查背部,自上而下,沿肋间隙逐一向下叩诊,两侧对称部位要对比叩诊
叩诊音	正常肺部叩诊呈清音。胸部病理性叩诊音:①浊音或实音:见于肺炎、肺结核、肺肿瘤、胸腔积液、胸痹水肿等。②鼓音:见于气胸、空洞型肺结核等。③过清音:见于肺气肿、支气管哮喘发作时

续表

检查项目	检查方法
肺部听诊	采用听诊器听诊。检查时的体位、顺序同"叩诊"。听诊内容： ①呼吸音：支气管呼吸音颇似将舌抬高后张口呼吸时所发出的"哈"音。肺泡呼吸音的吸气音较呼气音强，且音调更高，时限更长。正常人在除支气管呼吸音和支气管肺泡呼吸音的部位外，其余肺部都可听到肺泡呼吸音。正常人在胸骨角附近，肩胛间区的第3、4胸椎水平及右肺尖可以听到支气管肺泡呼吸音。其特点是吸气音和呼气音的强弱、音调、时限大致相等。 ②啰音：干啰音吸气和呼气时都可听到，但常在呼气时更加清楚；湿啰音吸气和呼气时都可听到，以吸气终末时多而清楚。 ③听觉语音：嘱被检者按一般的说话音调发"一、二、三"音，检查者在胸壁上用听诊器可听到柔和而模糊的声音即听觉语音，也称语音共振

考点10★★★心脏检查

检查内容	检查方法
心脏触诊	用右手小鱼际或指尖指腹放在心尖部或心脏瓣膜区触诊。检查心尖搏动、震颤
心界叩诊	被检者取仰卧位时，检查者立于被检者右侧，左手叩诊板指与心缘垂直（与肋间平行）。被检者取坐位时，宜保持上半身直立姿势，平稳呼吸，检查者面对被检者，左手叩诊板指一般与心缘平行（与肋骨垂直），但对消瘦者也可采取左手叩诊板指与心缘垂直的手法。心界的确定宜采取轻（弱）叩诊法，以叩诊音由清音变浊音来确定心浊音界
心界叩诊顺序	先叩左界，从心尖搏动最强点外2～3cm处开始，沿肋间由外向内，叩诊音由清音变浊音时翻转板指，在板指中点相应的胸壁处用标记笔做一标记。如此自下而上，叩至第2肋间，分别标记。然后叩右界，先沿右锁骨中线，自上而下，叩诊音由清音变浊音时为肝界。然后，于其上一肋间（一般为第4肋间）由外向内叩出浊音点，继续向上，分别于第3、第2肋间叩出浊音点，并标记。用直尺测量左锁骨中线与前正中线间的垂直距离，以及左右心界各标记的浊音点距前正中线的垂直距离，并记录。心脏叩诊时应根据被检者胖瘦程度，采取适当力度，用力要均匀，过强或过轻的叩诊均不能叩出心脏的正确大小
听诊顺序	按各瓣膜病变好发部位的顺序进行：二尖瓣区→肺动脉瓣区→主动脉瓣区→主动脉瓣第二听诊区→三尖瓣区（或二尖瓣区→主动脉瓣区→主动脉瓣第二听诊区→肺动脉瓣区→三尖瓣区）

心脏瓣膜听诊区		听诊位置
二尖瓣区		一般位于第5肋间左锁骨中线内侧
主动脉瓣区	主动脉瓣区	位于胸骨右缘第2肋间，主动脉瓣狭窄时的收缩期杂音在此区最响
	主动脉瓣区第二听诊区	位于胸骨左缘第3～4肋间，主动脉瓣关闭不全时的舒张期杂音在此区最响
肺动脉瓣区		在胸骨左缘第2肋间隙
三尖瓣区		在胸骨体下端近剑突偏右或偏左处

考点 11 血管检查

检查项目		具体内容
异常脉搏		①水冲脉：脉搏骤起骤降，急促而有力。检查时，将患者的上肢高举过头，则水冲脉更易触知。见于主动脉瓣关闭不全、发热、甲状腺功能亢进等。②交替脉：节律正常而强弱交替出现，见于高血压性心脏病、急性心肌梗死或主动脉瓣关闭不全等。③重搏脉：正常脉波的降支上可见一切迹（代表主动脉瓣关闭），其后有一重搏波，此波一般不能触及。见于伤寒或其他可引起周围血管松弛、周围阻力降低的疾病。④奇脉：吸气时脉搏明显减弱或消失，见于心包积液和缩窄性心包炎时。⑤无脉：脉搏消失，见于严重休克及多发性大动脉炎
周围血管征	周围血管征	包括头部随脉搏呈节律性点头运动、颈动脉搏动明显、毛细血管搏动征、水冲脉、枪击音与杜氏双重杂音。均由脉压增大所致，常见于主动脉瓣关闭不全、高热、重症贫血及甲状腺功能亢进症等
	毛细血管搏动征	用手指轻压被检者指甲床末端，或以干净玻片轻压被检者口唇黏膜，如见到红白交替的、与被检者心搏一致的节律性微血管搏动现象，称为毛细血管搏动征阳性
	枪击音与杜氏双重杂音	将听诊器体件放在肱动脉或股动脉处，可听到"嗒——、嗒——"音，称为枪击音，是由于脉压增大使脉波冲击动脉壁所致。如再稍加压力，则可听到收缩期与舒张期双重杂音，称为杜氏双重杂音

考点 12★★★腹部检查

检查内容		检查方法
腹壁静脉		选择一段没有分支的腹壁静脉，检查者食指和中指并拢压在静脉上，一指固定，另一手指沿静脉走行用力向外滑动，使静脉暂时排空，然后，向外滑动的手指突然放开，根据静脉是否立刻充盈，即可判断出血流方向
压痛及反跳痛		触诊时，由浅入深进行按压，如发生疼痛，称为压痛。在检查到压痛后，食指、中指、无名指三指稍停片刻，使压痛感趋于稳定，然后将手突然抬起，此时如患者感觉腹痛骤然加剧，并有痛苦表情，称为反跳痛。①阑尾点：又称麦氏点，位于右髂前上棘与脐连线外1/3与中1/3交界处，阑尾病变时此处有压痛。②胆囊点：位于右侧腹直肌外缘与肋弓交界处，胆囊病变时此处有明显压痛
肝脏触诊	单手触诊	检查时被检者取仰卧位，双腿稍屈曲，使腹壁松弛，检查者位于被检者右侧，将右手掌平放于被检者右侧腹壁上，腕关节自然伸直，四指并拢，掌指关节伸直，以食指前端的桡侧或食指与中指指端对着肋缘，自髂前上棘连线水平，分别沿右锁骨中线、前正中线自下而上触诊。被检者吸气时，右手随腹壁隆起抬高，但上抬速度要慢于腹壁的隆起，并向季肋缘方向触探肝缘。呼气时，腹壁松弛并下陷，触诊手应及时向腹深部按压，如肝脏肿大，则可触及肝下缘从手指端滑过。若未触及，则反复进行，直至触及肝脏或肋缘
	双手触诊	检查者用左手掌托住被检者右后腰，左手拇指张开置于右肋缘，右手方法不变。检查肝左叶有无肿大，可在腹正中线上由脐平面开始自下而上进行触诊。如遇腹水患者，可用沉浮触诊法。在腹部某处触及肝下缘后，应自该处起向两侧延伸触诊，以了解整个肝脏和全部肝下缘的情况

续表

检查内容		检查方法
脾脏触诊	脾脏触诊	脾脏明显肿大而位置较表浅时，用单手浅部触诊即可触及。如肿大的脾脏位置较深，则用双手触诊法进行检查。被检者取仰卧位，双腿稍屈曲，检查者左手绕过被检者腹部前方，手掌置于其左腰部第9~11肋处，将脾从后向前托起。右手掌平放于上腹部，与肋弓成垂直方向，以稍弯曲的手指末端轻压向腹部深处，随被检者腹式呼吸运动，由下向上逐渐移近左肋弓，直到触及脾缘或左肋缘。脾脏轻度肿大而仰卧位不易触及时，可嘱被检者改为右侧卧位，右下肢伸直，左下肢屈髋、屈膝，检查者用双手触诊较易触及。触及脾脏后应注意其大小、质地、表面形态、有无压痛及摩擦感等
	脾肿大的测量方法	当轻度脾肿大时只作甲乙线测量，甲点为左锁骨中线与左肋缘交点，乙点为脾脏在左锁骨中线延长线上的最下缘，两点间的距离以厘米表示。脾脏明显肿大时，应加测甲丙线和丁戊线。甲丙线为左锁骨中线与左肋缘交点至最远脾尖（丙点）之间的距离。丁戊线为脾右缘（丁点）到前正中线的距离。如脾肿大向右未超过前正中线，测量脾右缘至前正中线的最短距离以"－"表示；超过前正中线则测量脾右缘至前正中线的最大距离，以"＋"表示
墨菲征		正常胆囊不能触及。急性胆囊炎时胆囊肿大，医师将左手掌平放于患者右肋下部，以左手拇指指腹用适度压力钩压右肋缘下腹直肌外缘处，然后嘱患者缓慢深吸气。此时发炎的胆囊下移时碰到用力按压的拇指引起疼痛，患者因疼痛而突然屏气，这一现象称为墨菲征阳性，又称胆囊触痛征
液波震颤		用于3000~4000mL及以上腹水的检查。检查时患者平卧，医师以一手掌面贴于患者一侧腹壁，另一手四指并拢屈曲，用指端冲击患者另一侧腹壁，如有大量液体存在，则贴于腹壁的手掌有被液体波动冲击的感觉，即液波震颤（波动感）。为防止腹壁本身震动传至对侧，可让另一人将手掌尺侧缘压于脐部腹中线上
腹部叩诊音		多用间接叩诊法叩诊，被检者取仰卧位。正常腹部除肝、脾所在部位叩诊呈浊音或实音外，其余部位均为鼓音
肝浊音界叩诊		肝脏叩诊时用间接叩诊法，被检者取仰卧位。叩诊定肝上下界时，一般是沿右锁骨中线、右腋中线和右肩胛线，由肺区往下扣向腹部，当清音转为浊音时，即为肝上界，此处相当于被遮盖的肝顶部，故又被称为肝相对浊音界；再往下轻叩，由浊音转为实音时，此处肝脏不被肺遮盖，直接贴近胸壁，称肝绝对浊音界；继续往下扣，由实音转为鼓音时，即为肝下界。定肝下界时，也可由腹部鼓音区沿右锁骨中线或前正中线向上叩，当鼓音转为浊音处即是。体型匀称型者，正常肝上界在右锁骨中线上第5肋间，下界位于右季肋下缘。右锁骨中线上肝浊音区上下径之间的距离是9~11cm；在右腋中线上，肝上界在第7肋间，下界相当于第10肋骨水平；在右肩胛线上，肝上界为第10肋间，下界不易扣出。瘦长型者肝上下界均可低一个肋间，矮胖型者则可高一个肋间
移动性浊音		当腹腔内有较多游离液体（在1000mL以上）时，如患者取仰卧位，液体因重力作用多积聚于腹腔低处，含气的肠管漂浮其上，故叩诊腹中部呈鼓音，腹部两侧呈浊音；检查者自腹中部脐水平面开始向患者左侧叩诊，由鼓音变为浊音时，板指固定不动，嘱患者右侧卧位，再度叩诊，如呈鼓音，表明浊音移动。这种因体位不同而出现浊音区变动的现象，称移动性浊音

续表

检查内容	检查方法
肾区叩击痛	正常时肾区无叩击痛。检查时，被检者取坐位或侧卧位，医师将左手掌平放于患者肾区（肋脊角处），右手握拳用轻到中等力量叩击左手背部。肾区叩击痛见于肾炎、肾盂肾炎、肾结石、肾周围炎及肾结核等
肠鸣音	检查时，被检者取仰卧位，医生将听诊器体件放在腹部进行听诊，通常脐部听诊最清楚。时间不应少于1分钟，如1分钟未闻及肠鸣音，可持续听诊3~5分钟。正常时每分钟4~5次肠鸣音。肠鸣音超过每分钟10次时，称肠鸣音频繁，见于服泻药后、急性肠炎或胃肠道大出血等。如肠鸣音次数多，且呈响亮、高亢的金属音，称肠鸣音亢进，见于机械性肠梗阻。若肠鸣音明显少于正常，或3~5分钟以上才听到一次，称为肠鸣音减弱或稀少，见于老年性便秘、电解质紊乱（低血钾）及胃肠动力低下等。如持续听诊3~5分钟未闻及肠鸣音，称肠鸣音消失或静腹，见于急性腹膜炎或各种原因所致的麻痹性肠梗阻
振水音	被检者取仰卧位，医师用耳凑近被检者上腹部或将听诊器体件放于此处，用稍弯曲的手指以冲击触诊法连续迅速冲击其上腹部，如听到胃内液体与气体相撞击的声音，称为振水音。也可用双手左右摇晃患者上腹部以闻及振水音。正常人餐后或饮入多量液体时，上腹部可出现振水音，但若在空腹或餐后6~8小时以上仍有此音，则提示胃内有液体潴留，见于胃扩张、幽门梗阻及胃液分泌过多等

考点13★★脊柱、四肢检查

（1）脊柱活动度检查

让被检者做前屈、后伸、侧弯、旋转等动作，观察脊柱的活动情况及有无变形，对脊柱外伤者或可疑骨折或关节脱位者，要避免脊柱活动，防止损伤脊髓。

分类	前屈	后伸	左右侧弯	旋转度（一侧）
颈椎	35°~45°	35°~45°	45°	60°~80°
胸椎	30°	20°	20°	35°
腰椎	90°	30°	20°~30°	30°

（2）脊柱弯曲度、压痛与叩击痛检查

检查内容		检查方法
脊柱弯曲度	脊柱前后凸	嘱被检查者取立位，侧面观察脊柱各部形态，了解有无前后凸畸形。正常人直立时，脊柱有四个生理弯曲。从侧面观察，颈段稍前凸，胸段稍后凸，腰椎明显前凸，骶椎明显后凸
	脊柱侧弯度	嘱被检者取立位或坐位，从后面观察脊柱有无侧弯。轻度侧弯时，检查者用食、中指或拇指沿脊椎的棘突以适当的压力由上向下划压，致使被压处皮肤出现一条红色压痕，以此痕为标准，观察脊柱有无侧弯（正常人脊柱无侧弯）

续表

检查内容	检查方法
压痛与叩击痛	①嘱被检者取端坐位，身体稍向前倾。医师以右手拇指从枕骨粗隆开始自上而下逐个按压脊椎棘突及椎旁肌肉，正常时每个棘突及椎旁肌肉均无压痛。 ②嘱被检查者取坐位，检查者可用中指或叩诊锤垂直叩击胸、腰椎棘突（颈椎位置深，一般不用此法）。也可采用间接叩击法，具体方法是：检查者将左手掌置于被检者头部，右手半握拳，以小鱼际肌部位叩击左手背，了解被检查者脊柱各部位有无疼痛

(3) 四肢关节检查

外形改变		临床表现
匙状甲（反甲）		指甲中央凹陷，边缘翘起，指甲变薄，表面粗糙有条纹。多见于缺铁性贫血和高原疾病，偶见于风湿热、甲癣等
杵状指		手指或足趾末端增生、肥厚，指甲从根部到末端拱形隆起呈杵状。见于呼吸系统疾病、心血管疾病、营养障碍性疾病
指关节变形	梭形关节	双侧对称性近端指骨间关节增生、肿胀呈梭形畸形，早期红肿疼痛，晚期强直、活动受限，手腕、手指向尺侧偏斜。可见于类风湿关节炎
	爪形手	手指变形，像鸟爪样。见于尺神经损伤，进行性肌萎缩；脊髓空洞症和麻风等
腕关节变形	腕垂症	肘以上完全性损伤者，不能伸腕、伸拇、伸指及外展拇指，呈垂腕畸形，见于桡神经损伤
	猿掌	大鱼际肌萎缩，手呈猿掌畸形，见于正中神经损伤
膝关节变形	关节腔积液	视诊关节肿胀，触诊浮髌试验阳性。浮髌试验检查方法：被检者取平卧位，下肢伸直放松，检查者左手拇指和其余四指分别固定在患膝关节上方两侧，并加压压迫髌上囊，使关节液集中于髌骨底面，右手拇指和其余四指分别固定在患膝关节下方两侧，用右手食指连续垂直向下按压髌骨数次，压下时有髌骨与关节面的碰触感，松手时有髌骨随手浮起感，即为浮髌试验阳性，见于风湿性关节炎、结核性关节炎等引起的膝关节腔积液
	关节炎	表现为两膝关节不对称、红、肿、热、痛，活动障碍，见于风湿性关节炎活动期
膝内、外翻	膝内翻	直立时，两踝并拢两膝关节远离，双下肢形成"O"状，即"O形腿"，称为膝内翻
	膝外翻	直立时，两膝关节并拢时，两踝部分离，称为膝外翻，或"X形腿"。见于佝偻病及大骨节病
足内、外翻	足内翻	跟骨内旋，前足内收，足纵弓高度增加，站立时足不能踏平，外侧着地。常见于脊髓灰质炎后遗症
	足外翻	跟骨外旋，前足外展，足纵弓塌陷，舟骨突出，扁平状，跟腱延长线落在跟骨内侧。常见于胫前胫后肌麻痹

续表

	外形改变	临床表现
骨折与关节脱位	骨折	局部肿胀、压痛，可有变形或肢体缩短，可触及骨擦感或听到骨擦音，如 Colles 骨折，侧面观察患部呈餐叉样外观，正面观察则呈枪刺状畸形
	关节脱位	关节畸形、疼痛、肿胀、瘀斑以及关节功能障碍等
肌萎缩		肢体肌萎缩时，可见患肢肌肉体积缩小，松弛无力。见于脊髓灰质炎、周围神经损伤等
下肢静脉曲张		多发生在小腿，曲张静脉如蚯蚓状怒张、弯曲，久站加重，卧位抬高下肢，静脉曲张现象减轻；重者小腿肿胀、皮肤暗紫、色素沉着或形成溃疡。见于栓塞性静脉炎或长期从事站立性工作者
水肿		双下肢凹陷性水肿多见心功能不全等；一侧肢体水肿多见于静脉或淋巴液回流障碍，静脉回流障碍见于血栓性静脉炎、肿瘤压迫等；淋巴液回流障碍见于丝虫病，检查可见患肢皮肤增厚、肿胀、按压无凹陷，称为象皮肿；肢体局部红肿，伴皮肤灼热见于蜂窝织炎等
痛风性关节炎		关节僵硬、肥大或变形，甚至局部破溃成瘘管，关节周围可形成结节样痛风石，多发生在手指末节和足趾关节处，其次为踝、腕、肘、膝关节
肢端肥大症		肢体末端异常粗大，见于肢端肥大症、巨人症

（4）检查运动功能

运动功能	检查方法
主动运动	让被检查者用自己的力量进行各个关节各方向的运动，如肩关节屈伸、肩关节内旋、外旋，以及髋关节内旋、外旋等
被动运动	检查者用外力使被检查者的关节运动，观察其活动范围及有无疼痛等

考点 14★★★神经系统检查

（1）肌力、肌张力

检查内容	检查方法
肌力	医师嘱被检查者做肢体伸、屈、内收、外展、旋前、旋后等动作，并从相反方向给予阻力，测试被检查者对阻力的克服力量，要注意两侧对比检查
肌张力	医师嘱被检查者肌肉放松，而后持其肢体以不同的速度、幅度进行各个关节的被动运动，根据肢体的阻力判断肌张力（可触摸肌肉，根据肌肉硬度判断），要两侧对比

(2) 神经反射

	检查内容	检查方法
浅反射	角膜反射	嘱被检查者眼睛注视内上方,医师用细棉絮轻触患者角膜外缘,健康人该侧眼睑迅速闭合,称为直接角膜反射,对侧眼睑也同时闭合称为间接角膜反射
	腹壁反射	嘱被检查者仰卧,两下肢稍屈曲,腹壁放松,医师用钝头竹签分别沿肋缘下(胸髓7~8节)、脐水平(胸髓9~10节)及腹股沟上(胸髓11~12节)的方向,由外向内轻划两侧腹壁皮肤(即上、中、下腹壁反射),正常人于受刺激部位出现腹肌收缩
	提睾反射	嘱被检查者仰卧,双下肢伸直,医师用钝头竹签,从下向上分别轻划两侧大腿内侧皮肤。健康人可出现同侧提睾肌收缩,睾丸上提
深反射	肱二头肌反射	医师以左手托扶被检查者屈曲的肘部,将拇指置于肱二头肌肌腱上,右手用叩诊锤叩击左手拇指指甲,正常时前臂快速屈曲,反射中枢在颈髓5~6节
	肱三头肌反射	医师让检查者半屈肘关节,上臂稍外展,而后用左手托其肘部,右手用叩诊锤直接叩击尺骨鹰嘴突上方的肱三头肌肌腱附着处,正常时肱三头肌收缩,出现前臂伸展,反射中枢为颈髓7~8节
	桡骨骨膜反射	医师左手托住被检查者腕部,并使腕关节自然下垂,用叩诊锤轻叩桡骨茎突,正常时肱桡肌收缩,出现屈肘和前臂旋前,反射中枢在颈髓5~6节
	膝反射	被检查者取坐位,小腿完全松弛下垂,或让被检查者取仰卧位,医师在其腘窝处托起下肢,使髋、膝关节屈曲,用叩诊锤叩击髌骨下方之股四头肌肌腱,正常时出现小腿伸展,反射中枢在腰髓2~4节
	踝反射	被检查者仰卧,下肢外旋外展,髋、膝关节稍屈曲,医师左手将被检查者足部背屈成直角,右手用叩诊锤叩击跟腱。正常为腓肠肌收缩,出现足向跖面屈曲,反射中枢在骶髓1~2节
病理反射	巴宾斯基征(Babinski sign)	嘱被检者仰卧,髋、膝关节伸直,左手握其踝部,右手用叩诊锤柄部末端钝尖部,在足底外侧从后向前快速轻划至小趾根部,再转向𧿹趾侧。正常出现足趾向跖面屈曲,称巴宾斯基征阴性。如出现𧿹趾背伸,其余四趾呈扇形分开,称巴宾斯基征阳性
	奥本海姆征(Oppenheim sign)	检查者用拇指和食指沿被检者胫骨前缘用力由上而下滑压,阳性表现同巴宾斯基征
	戈登征(Gordon sign)	检查者用手以适当的力量握腓肠肌,阳性表现同巴宾斯基征
	查多克征(Chaddock sign)	检查者用叩诊锤柄部末端钝尖部,在被检者外踝下方由后向前轻划至跖趾关节处止,阳性表现同巴宾斯基征
	霍夫曼征(Hoffmann sign)	检查者用左手托住被检者腕部,用右手食指和中指夹持被检者中指,稍向上提,使其腕部处于轻度过伸位,用拇指快速弹刮被检者中指指甲,此时,如其余四指出现轻度掌屈反应为阳性

续表

检查内容	检查方法
髌阵挛	被检者取仰卧位,下肢伸直,检查者用拇指与食指持住髌骨上缘,用力向下快速推动数次,保持一定的推力,阳性反应为股四头肌节律性收缩使髌骨上下运动
踝阵挛	被检者取仰卧位,检查者用左手托住腘窝,使髋、膝关节稍屈曲,右手紧贴其脚掌,突然用力将其足推向背屈,阳性表现为该足出现节律性、连续性的屈伸运动

(3) 脑膜刺激征

检查内容	检查方法
颈强直	被检者去枕仰卧,下肢伸直,检查者左手托其枕部做被动屈颈动作,正常时下颏可贴近前胸,如下颏不能贴近前胸且检查者感到有抵抗感,被检者感颈后疼痛为阳性
凯尔尼格征 (Kernig sign)	被检者去枕仰卧,一腿伸直,检查者将另一下肢先屈髋、屈膝成直角,然后抬小腿伸直其膝部,正常人膝关节可伸135°以上,如小于135°时就出现抵抗,且伴有疼痛及屈肌痉挛为阳性。以同样的方法再检查另一侧
布鲁津斯基征 (Brudzinski sign)	被检者去枕仰卧,双下肢自然伸直,检查者左手托患者枕部,右手置于患者胸前,使颈部前屈,如两膝关节和髋关节反射性屈曲为阳性。以同样的方法检查另一侧

(4) 拉塞格征:被检者取仰卧位,两下肢伸直,检查者一手压在被检者一侧膝关节上,使下肢保持伸直,另一手将该下肢抬起,正常可抬高70°以上,如不到30°即出现由上而下的放射性疼痛为阳性。以同样的方法再检查另一侧。

(三) 实战演练

1. 演示语音震颤、角膜反射的检查方法。(2017)

【参考答案】

(1) 语音震颤:检查者将两手掌或手掌尺侧缘平置于患者胸壁的对称部位,嘱其用同样强度重复拉长音发"yi"音,自上而下,从内到外,两手交叉,比较两侧相同部位语颤是否相同。

(2) 角膜反射:嘱被检查者眼睛注视内上方,医师用细棉絮轻触患者角膜外缘,健康人该侧眼睑迅速闭合,称为直接角膜反射,对侧眼睑也同时闭合称为间接角膜反射。

2. 演示桡骨骨膜反射、凯尔尼格征的检查方法。(2017、2014、2013)

【参考答案】

(1) 桡骨骨膜反射:医师左手托住被检查者腕部,并使腕关节自然下垂,用叩诊锤轻叩桡骨茎突,正常时肱桡肌收缩,出现屈肘和前臂旋前,反射中枢在颈髓5~6节。

（2）凯尔尼格征：被检者去枕仰卧，一腿伸直，检查者将另一下肢先屈髋、屈膝成直角，然后抬小腿伸直其膝部，正常人膝关节可伸135°以上，如小于135°时就出现抵抗，且伴有疼痛及屈肌痉挛为阳性。以同样的方法再检查另一侧。

3. 演示淋巴结的触诊顺序、拉塞格征的检查方法。（2017、2014、2013）
【参考答案】
（1）淋巴结的触诊顺序：耳前、耳后、乳突区、枕骨下区、颌下、颏下、颈后三角、颈前三角、锁骨上窝、腋窝、滑车上、腹股沟、腘窝等。检查时如发现有肿大的淋巴结，应记录其数目、大小、质地、移动度，表面是否光滑，有无红肿、压痛和波动，是否有瘢痕、溃疡和瘘管等。
（2）拉塞格征：被检者取仰卧位，两下肢伸直，检查者一手压在被检者一侧膝关节上，使下肢保持伸直，另一手将该下肢抬起，正常可抬高70°以上，如不到30°即出现由上而下的放射性疼痛为阳性。以同样的方法再检查另一侧。

4. 演示下颌淋巴结、髌阵挛的检查方法。（2017、2014）
【参考答案】
（1）下颌淋巴结：检查左颌下淋巴结时，将左手置于被检查者头顶，使头微向左前倾斜，右手四指并拢，屈曲掌指及指间关节，沿下颌骨内缘向上滑动触摸。检查右侧时，两手换位，让被检查者向右前倾斜。
（2）髌阵挛：被检者取仰卧位，下肢伸直，检查者用拇指与食指持住髌骨上缘，用力向下快速推动数次，保持一定的推力，阳性反应为股四头肌节律性收缩使髌骨上下运动。

5. 演示气管检查、膝反射的检查方法。（2017、2015、2014、2013）
【参考答案】
（1）气管检查：让被检查者取坐位或仰卧位，头颈部保持自然正中位置，医师分别将右手的食指和无名指置于两侧胸锁关节上，中指在胸骨上切迹部位置于气管正中，观察中指是否在食指和无名指的中间，如中指与食指、无名指的距离不等，则表示有气管移位。大量胸腔积液、气胸或纵隔肿瘤等，可将气管推向健侧；肺不张、肺硬化、胸膜粘连等，可将气管拉向患侧。也可将中指置于气管与两侧胸锁乳突肌之间的间隙内，根据两侧间隙是否相等来判断气管有无移位。
（2）膝反射：被检查者取坐位，小腿完全松弛下垂，或让被检查者取仰卧位，医师在其腘窝处托起下肢，使髋、膝关节屈曲，用叩诊锤叩击髌骨下方之股四头肌肌腱，正常时出现小腿伸展，反射中枢在腰髓2~4节。

6. 演示移动性浊音、肱三头肌反射的检查方法。（2017、2014、2013）
【参考答案】
（1）移动性浊音：当腹腔内有较多游离液体（在1000mL以上）时，如患者仰卧位，液体因重力作用多积聚于腹腔低处，含气的肠管漂浮其上，故叩诊腹中部呈鼓音，腹部两侧呈浊音；在患者侧卧位时，液体随之流动，叩诊上侧腹部转为鼓音，下侧腹部呈浊音。这种因体位不同而出现浊音区变动的现象，称移动性浊音。

（2）肱三头肌反射：医师让检查者半屈肘关节，上臂稍外展，而后用左手托其肘部，右手用叩诊锤直接叩击尺骨鹰嘴突上方的肱三头肌肌腱附着处，正常时肱三头肌收缩，出现前臂伸展，反射中枢为颈髓7～8节。

7. 演示腹壁反射、肱二头肌反射的检查方法。（2017、2014、2013）

【参考答案】

（1）腹壁反射：嘱被检查者仰卧，两下肢稍屈曲，腹壁放松，医师用钝头竹签分别沿肋缘下（胸髓7～8节）、脐水平（胸髓9～10节）及腹股沟上（胸髓11～12节）的方向，由外向内轻划两侧腹壁皮肤（即上、中、下腹壁反射），正常人于受刺激部位出现腹肌收缩。

（2）肱二头肌反射：医师以左手托扶被检查者屈曲的肘部，将拇指置于肱二头肌肌腱上，右手用叩诊锤叩击左手拇指指甲，正常时前臂快速屈曲，反射中枢在颈髓5～6节。

8. 演示查多克征、踝阵挛的检查方法。（2017）

【参考答案】

（1）查多克征：检查者用叩诊锤柄部末端钝尖部，在被检者外踝下方由后向前轻划至跖趾关节处止，如出现蹬趾背伸，其余四趾呈扇形分开，称查多克征阳性。

（2）踝阵挛：被检者取仰卧位，检查者用左手托住腘窝，使髋、膝关节稍屈曲，右手紧贴其脚掌，突然用力将其足推向背屈，阳性表现为该足出现节律性、连续性的屈伸运动。

9. 演示阑尾炎压痛与反跳痛、浮髌试验的检查方法。（2017、2015、2013）

【参考答案】

（1）阑尾炎压痛与反跳痛检查：阑尾点：又称麦氏点，位于右髂前上棘与脐连线外1/3与中1/3交界处，触诊时，由浅入深进行按压，如发生疼痛，称为压痛。在检查到压痛后，手指稍停片刻，使压痛感趋于稳定，然后将手突然抬起，此时如患者感觉腹痛骤然加剧，并有痛苦表情，称为反跳痛。

（2）浮髌试验：被检者取平卧位，下肢伸直放松，检查者左手拇指和其余四指分别固定在患膝关节上方两侧，并加压压迫髌上囊，使关节液集中于髌骨底面，右手拇指和其余四指分别固定在患膝关节下方两侧，用右手食指连续垂直向下按压髌骨数次，压下时有髌骨与关节面的碰触感，松手时有髌骨随手浮起感，即为浮髌试验阳性。

10. 演示肝浊音界叩诊、脊柱压痛的检查方法。（2017、2014）

【参考答案】

（1）从右锁骨中线叩诊肝浊音界：肝脏叩诊时用间接叩诊法，被检者取仰卧位。医者沿右锁骨中线由肺区往下叩向腹部，当清音转为浊音时，即为肝上界，此处相当于被肺遮盖的肝顶部，故又称肝相对浊音界；再往下轻叩，由浊音转为实音时，此处肝脏不被肺遮盖，直接贴近胸壁，称肝绝对浊音界；继续往下叩，由实音转为鼓音处，即为肝下界。定肝下界时，也可由腹部鼓音区沿右锁骨中线向上叩，当鼓音转为浊音处即是。体形匀称型者，正常肝上界在右锁骨中线上第5肋间，下界位于右季肋下缘。

右锁骨中线上肝浊音区上下径之间的距离为9~11cm。瘦长型者肝上下界均可低一个肋间，矮胖型者则可高一个肋间。

(2) 脊柱压痛：嘱被检者取端坐位，身体稍向前倾。医师以右手拇指从枕骨粗隆开始自上而下逐个按压脊椎棘突及椎旁肌肉，正常时每个棘突及椎旁肌肉均无压痛。

11. 演示心脏听诊顺序、脾脏触诊的检查方法。(2017、2015、2014)
【参考答案】

(1) 心脏听诊顺序：按各瓣膜病变好发部位的顺序进行：二尖瓣区→肺动脉瓣区→主动脉瓣区→主动脉瓣第二听诊区→三尖瓣区（或二尖瓣区→主动脉瓣区→主动脉瓣第二听诊区→肺动脉瓣区→三尖瓣区）。

(2) 脾脏触诊：脾脏明显肿大而位置较表浅时，用单手浅部触诊即可触及。如肿大的脾脏位置较深，则用双手触诊法进行检查。被检者取仰卧位，双腿稍屈曲，医师左手绕过被检者腹部前方，手掌置于其左腰部第9~11肋处，将脾从后向前托起。右手掌平放于上腹部，与肋弓成垂直方向，以稍弯曲的手指末端轻压向腹部深处，随被检者腹式呼吸运动，由下向上逐渐移近左肋弓，直到触及脾缘或左肋缘。脾脏轻度肿大而仰卧位不易触及时，可嘱被检者改为右侧卧位，右下肢伸直，左下肢屈髋、屈膝，用双手触诊较易触及。触及脾脏后应注意其大小、质地、表面形态、有无压痛及摩擦感等。

12. 演示血管、脊柱叩击痛的检查方法。(2017)
【参考答案】

(1) 血管：正常人安静坐位或立位时，颈外静脉塌陷，平躺时颈外静脉充盈，充盈水平仅限于锁骨上缘至下颌角距离的下2/3以内。在坐位或半卧位（上半身与水平面形成45°）明显见到颈静脉充盈，称为颈静脉怒张，提示体循环静脉血回流受阻或上腔静脉压增高。安静状态下出现明显的颈动脉搏动，提示心排血量增加或脉压增大的疾病。

(2) 脊柱叩击痛：嘱被检查者取坐位，检查者可用中指或叩诊锤垂直叩击胸、腰椎棘突（颈椎位置深，一般不用此法），也可采用间接叩击法，具体方法是：检查者将左手掌置于被检者头部，右手半握拳，以小鱼际肌部位叩击左手背，了解检查者脊柱各部位有无疼痛。

13. 演示鼻窦检查、心左界叩诊的检查方法。(2017、2014)
【参考答案】

(1) 鼻窦检查：检查额窦压痛时，一手固定被检查者枕部，另一手拇指置于眼眶上缘内侧，用力向后上方按压，两侧分别进行。检查上颌窦压痛时，双手拇指置于被检查者颧部，其余手指分别置于被检查者的两侧耳后，固定其头部，双拇指向后方按压。检查筛窦压痛时，双手扶住被检查者两侧耳后，双拇指分别置于鼻根部与眼内眦之间，向后方按压。蝶窦因位置较深，不能在体表进行检查。

(2) 心左界叩诊：被检者取坐位时，宜保持上半身直立姿势，平稳呼吸，检查者面对被检者，左手叩诊板指一般与心缘平行（与肋骨垂直）。从心尖搏动最强点外2~

3cm处开始,沿肋间由外向内,叩诊音由清音变浊音时翻转板指,在板指中点相应的胸壁处用标记笔作一标记。如此自下而上,叩至第二肋间,分别标记。

14. 演示咽部及扁桃体、双手肝脏触诊的检查方法。(2017、2014、2013)

【参考答案】

(1)咽部及扁桃体:嘱被检查者头稍向后仰,口张大并拉长发"啊"声,医师用压舌板在舌的前2/3与后1/3交界处迅速下压舌体,此时软腭上抬,在照明下可见口咽组织,检查时注意咽后壁有无充血、水肿,扁桃体有无肿大。Ⅰ度肿大时扁桃体不超过咽腭弓;Ⅱ度肿大时扁桃体超过咽腭弓,介于Ⅰ度与Ⅲ度之间;Ⅲ度肿大时扁桃体达到或超过咽后壁中线。扁桃体充血红肿,并有不易剥离的假膜(强行剥离时出血),见于白喉。

(2)双手肝脏触诊:检查者用左手掌托住被检者右后腰,左手拇指张开置于右肋缘,右手方法不变。检查肝左叶有无肿大,可在腹正中线上由脐平面开始自下而上进行触诊。如遇腹水患者,可用沉浮触诊法。在腹部某处触及肝下缘后,应自该处起向两侧延伸触诊,以了解整个肝脏和全部肝下缘的情况。

15. 演示甲状腺后位触诊、心脏听诊的检查方法。(2016、2015、2014、2013)

【参考答案】

(1)甲状腺后位触诊:一手食、中指施压于一侧甲状软骨,将气管推向对侧,另一手拇指在对侧胸锁乳突肌后缘向前推挤甲状腺,食、中指在其前缘触诊甲状腺,配合吞咽动作,重复检查。用同样方法检查另一侧甲状腺。

(2)心脏听诊:被检者取坐位或仰卧位,听诊位置及顺序:①二尖瓣区:一般位于第5肋间左锁骨中线内侧。②主动脉瓣区:位于胸骨右缘第2肋间,主动脉瓣狭窄时的收缩期杂音在此区最响。③主动脉瓣第二听诊区:位于胸骨左缘第3~4肋间,主动脉瓣关闭不全时的舒张期杂音在此区最响。④肺动脉瓣区:在胸骨左缘第2肋间隙。⑤三尖瓣区:在胸骨体下端近剑突偏右或偏左处。听诊内容:心率、心律、心音、心脏杂音。

16. 演示脊柱弯曲度、振水音的检查方法。(2015、2014)

【参考答案】

(1)脊柱弯曲度:①脊柱前后凸:嘱被检查者取立位,侧面观察脊柱各部形态,了解有无前后凸畸形。正常人直立时,脊柱有四个生理弯曲。从侧面观察,颈段稍前凸,胸段稍后凸,腰椎明显前凸,骶椎明显后凸。②脊柱侧弯度:嘱被检者取立位或坐位,从后面观察脊柱有无侧弯。轻度侧弯时,检查者用示、中指或拇指沿脊椎的棘突以适当的压力由上向下划压,致使被压处皮肤出现一条红色压痕,以此痕为标准,观察脊柱有无侧弯(正常人脊柱无侧弯)。

(2)振水音:被检者取仰卧位,医师用耳凑近被检者上腹部或将听诊器体件放于此处,然后用稍弯曲的手指以冲击触诊法连续迅速冲击其上腹部,如听到胃内液体与气体相撞击的声音,称为振水音。也可用双手左右摇晃患者上腹部以闻及振水音。正常人餐后或饮入多量液体时,上腹部可出现振水音,但若在空腹或餐后6~8h以上仍有此音,则提示胃内有液体潴留,见于胃扩张、幽门梗阻及胃液分泌过多等。

17. 演示踝反射、甲状腺前面触诊的检查方法。(2015、2014)

【参考答案】

（1）踝反射：被检查者仰卧，下肢外旋外展，髋、膝关节稍屈曲，医师左手将被检查者足部背屈成直角，右手用叩诊锤叩击跟腱。正常为腓肠肌收缩，出现足向跖面屈曲，反射中枢在骶髓1~2节。

（2）甲状腺前面触诊：一手拇指施压于一侧甲状软骨，将气管推向对侧，另一手食、中指在对侧胸锁乳突肌后缘向前推挤甲状腺侧叶，拇指在胸锁乳突肌前缘触诊，配合吞咽动作，重复检查。用同样方法检查另一侧甲状腺。

18. 演示布鲁津斯基征、单手肝脏触诊的检查方法。(2015、2014、2013)

【参考答案】

（1）布鲁津斯基征：被检者去枕仰卧，双下肢自然伸直，检查者左手托患者枕部，右手置于患者胸前，使颈部前屈，如两膝关节和髋关节反射性屈曲为阳性。以同样的方法检查另一侧。

（2）单手肝脏触诊：检查时被检者取仰卧位，双腿稍屈曲，使腹壁松弛，医师位于被检者右侧，将右手掌平放于被检者右侧腹壁上，腕关节自然伸直，四指并拢，掌指关节伸直，以食指前端的桡侧或食指与中指指端对着肋缘，自髂前上棘连线水平，分别沿右锁骨中线、前正中线自下而上触诊。被检者吸气时，右手随腹壁隆起抬高，但上抬速度要慢于腹壁的隆起，并向季肋缘方向触探肝缘。呼气时，腹壁松弛并下陷，触诊手应及时向腹深部按压，如肝脏肿大，则可触及肝下缘从手指端滑过。若未触及，则反复进行，直至触及肝脏或肋缘。

19. 演示液波震颤、脊柱活动度的检查方法。(2014)

【参考答案】

（1）液波震颤：检查时患者平卧，医师以一手掌面贴于患者一侧腹壁，另一手四指并拢屈曲，用指端冲击患者另一侧腹壁，如有大量液体存在，则贴于腹壁的手掌有被液体波动冲击的感觉，即液波震颤（波动感）。为防止腹壁本身震动传至对侧，可让另一人将手掌尺侧缘压于脐部腹中线上。

（2）脊柱活动度：让被检者做前屈、后伸、侧弯、旋转等动作，观察脊柱的活动情况及有无变形，对脊柱外伤者或可疑骨折或关节脱位者，要避免脊柱活动，防止损伤脊髓。

分类	前屈	后伸	左右侧弯	旋转度（一侧）
颈椎	35°~45°	35°~45°	45°	60°~80°
胸椎	30°	20°	20°	35°
腰椎	90°	30°	20°~30°	30°

20. 演示霍夫曼征、腋窝淋巴结的检查方法。(2014、2013)
【参考答案】
（1）霍夫曼征：检查者用左手托住被检者腕部，用右手食指和中指夹持被检者中指，稍向上提，使其腕部处于轻度过伸位，用拇指快速弹刮被检者中指指甲，此时，如其余四指出现轻度掌屈反应为阳性。

（2）腋窝淋巴结：检查右腋窝淋巴结时，检查者右手握被检查者右手，向上屈肘外展抬高约45°，左手并拢，掌面贴近胸壁向上逐渐达腋窝顶部滑动触诊，然后依次触诊腋窝后壁、外侧壁、前壁和内侧壁。触诊腋窝后壁时应在腋窝后壁肌群仔细触诊，触诊腋窝外侧壁时应将患者上臂下垂，检查腋窝前壁时应在胸大肌深面仔细触诊，检查腋窝内侧壁时应在腋窝近肋骨和前锯肌处进行触诊。同样方法检查左侧腋窝淋巴结。

21. 演示脑膜刺激征、墨菲征的检查方法。(2014、2013)
【参考答案】
（1）脑膜刺激征：①颈强直：被检者去枕仰卧，下肢伸直，检查者左手托其枕部做被动屈颈动作，正常时下颏可贴近前胸，如下颏不能贴近前胸且检查者感到有抵抗感，被检者感颈后疼痛为阳性。②凯尔尼格征：被检者去枕仰卧，一腿伸直，检查者将另一下肢先屈髋、屈膝成直角，然后抬小腿伸直其膝部，正常人膝关节可伸135°以上，如小于135°时就出现抵抗，且伴有疼痛及屈肌痉挛为阳性。以同样的方法再检查另一侧。③布鲁津斯基征：被检者去枕仰卧，双下肢自然伸直，检查者左手托患者枕部，右手置于患者胸前，使颈部前屈，如两膝关节和髋关节反射性屈曲为阳性。以同样的方法检查另一侧。

（2）墨菲征：正常胆囊不能触及。急性胆囊炎时胆囊肿大，医师将左手掌平放于患者右肋下部，以左手拇指指腹用适度压力钩压右肋下部胆囊点处，然后嘱患者缓慢深吸气。此时发炎的胆囊下移时碰到用力按压的拇指引起疼痛，患者因疼痛而突然屏气，这一现象称为墨菲征阳性，又称胆囊触痛征。

23. 演示心脏触诊、前胸触诊的检查方法。(2014)
【参考答案】
（1）心脏触诊：用右手小鱼际或指尖指腹放在心尖部或心脏瓣膜区触诊。检查心尖搏动、震颤。

（2）前胸触诊：①胸廓扩张度：被检查者采取坐位或仰卧位，检查者两手四指并拢与拇指分开，分别平置于被检者胸壁下部的对称部位，感受被检者胸廓两侧呼吸动度。正常人两侧呼吸动度相等，发生病变时可见一侧或局部胸廓扩张度减弱，而对侧或其他部位动度增强。②语音震颤：检查者将两手掌或手掌尺侧缘平置于患者胸壁的对称部位，嘱其用同样强度重复拉长音发"yi"音，自上而下，从内到外，两手交叉，比较两侧相同部位语颤是否相同。③胸膜摩擦感：检查者用手掌轻贴胸壁，令病人反复做深呼吸，此时若有皮革相互摩擦的感觉，即为胸膜摩擦感。

第二部分　西医操作

（一）考试介绍

考查无菌操作、心肺复苏术等常用西医操作技能。每份试卷1题，每题10分，共10分。

【样题】演示口对鼻人工呼吸的操作方法。

【参考答案】

施救者稍用力抬起患者下颏，使口闭合，先深吸一口气，将口罩住患者鼻孔，将气体通过患者鼻腔吹入气道。其余操作同口对口人工呼吸。

（二）考点汇总

考点1★★★　外科手消毒

1. 操作前准备　着装符合要求（戴好口罩、帽子）；双手及手臂无破损，取下饰品；修剪指甲；查看洗手清洁剂、外科手消毒液等能否正常使用。

2. 操作步骤与方法

（1）洗手

①用流动水冲洗双手、前臂和上臂下1/3。

②取适量抗菌洗手液（约3mL）涂满双手、前臂、上臂至肘关节以上10cm处，按七步洗手法清洗双手、前臂至肘关节以上10cm处。七步洗手法：手掌相对→手掌对手背→双手十指交叉→双手互握→揉搓拇指→指尖→手腕、前臂至肘关节以上10cm处。两侧在同一水平交替上升，不得回搓。

③用流动水冲洗清洗剂，水从指尖到双手、前臂、上臂，使水从肘下流走，沿一个方向冲洗，不可让水倒流，彻底冲洗干净。

④再取适量抗菌洗手液（约3mL）揉搓双手，按照七步洗手法第二次清洗双手及前臂至肘关节以上10cm。

⑤用流动水冲洗清洗剂，水从指尖到双手、前臂、上臂，使水从肘下流走，沿一个方向冲洗，不可让水倒流，彻底冲洗干净。

⑥抓取无菌小毛巾中心部位，先擦干双手，然后将无菌小毛巾对折呈三角形，底边置于腕部，直角部位向指端，以另一手拉住两侧对角，边转动边顺势向上移动至肘关节以上10cm处，擦干经过部位水迹，不得回擦；翻转毛巾，用毛巾的另一面以相同方法擦干另一手臂。操作完毕将擦手巾弃于指定容器内。

⑦保持手指朝上，将双手悬空举在胸前，自然晾干手及手臂。

（2）手消毒

①取适量外科手消毒液（约3mL）于一手的掌心，将另一手指尖在消毒液内浸泡约5秒，搓揉双手，然后将消毒液环形涂抹于前臂直至肘上约10cm处，确保覆盖到所有皮肤。

②以相同方法消毒另一侧手、前臂至肘关节以上10cm处。

③取外科手消毒液（约3mL），涂抹双手所有皮肤，按七步洗手法揉搓双手，直至消毒剂干燥。

④整个涂抹揉搓过程约3分钟。

⑤保持手指朝上，将双手悬空举在胸前，待外科手消毒液自行挥发至彻底干燥。

考点2★★★ 戴无菌手套

1. 操作前准备 着装符合要求；戴好口罩、帽子；完成外科手消毒；查看无菌手套类型、号码是否合适、无菌有效期。

2. 操作步骤与方法

（1）选取合适的操作空间，确保戴无菌手套过程中不会因为手套放置不当或空间不足而发生污染事件。

（2）撕开无菌手套外包装，取出内包装平放在操作台上。

（3）一手捏住两只手套翻折部分，提出手套，适当调整使两只手套拇指相对并对齐。

（4）右手（或左手）手指并拢插入对应的手套内，然后适当张开手指伸入对应的指套内，再用戴好手套的右手（或左手）的2~5指插入左手（或右手）手套的翻折部内，用相同的方法将左手（或右手）插入手套内，并使各手指到位。

（5）分别将手套翻折部分翻回盖住手术衣袖口。

（6）在手术或操作开始前，应将双手举于胸前，严禁碰触任何物品而发生污染事件。

考点3★★★ 手术区皮肤消毒

1. 操作前准备 做好手术前皮肤准备；基础着装符合要求；戴好帽子、口罩；完成外科手消毒；核对患者信息等；准备消毒器具及消毒剂。

2. 操作步骤与方法

（1）将无菌纱布或消毒大棉球用消毒剂彻底浸透，用卵圆钳夹住消毒纱布或大棉球，由手术切口中心向四周稍用力涂擦，涂擦某一部位时方向保持一致，严禁做往返涂擦动作。消毒范围应包括手术切口周围半径15cm的区域，并应根据手术可能发生的变化适当扩大范围。

（2）重复涂擦3遍，第2、第3遍涂擦的范围均不能超出上一遍的范围。

（3）如为感染伤口或会阴、肛门等污染处手术，则应从外周向感染伤口或会阴、肛门处涂擦。

（4）使用过的消毒纱布或大棉球应按手术室要求处置。

考点4★★★ 穿、脱隔离衣

1. 操作前准备 戴好帽子、口罩；确定区域，防止隔离衣正面（污染面）碰触其他物品；查看隔离衣的大小是否合适。

2. 操作步骤与方法
（1）进入感染区穿、脱隔离衣
1）穿隔离衣

	操作步骤与方法
非一次性隔离衣	①戴好帽子及口罩，取下手表，卷袖过肘，洗手。 ②手持衣领取下隔离衣，清洁面（内侧面）朝向自己；将衣领两端向外平齐对折并对齐肩缝，露出两侧袖子内口。 ③右手抓住衣领，将左手伸入衣袖内；右手将衣领向上拉，使左手伸出袖口。 ④换左手抓住衣领，将右手伸入衣袖内；左手将衣领向上拉，使右手伸出袖口。 ⑤两手持衣领，由领子前正中顺着边缘向后将领子整理好并扣好领扣，然后分别扎好袖口或系好袖口扣子（此时手已污染）。 ⑥松开收起腰带的活结，将隔离衣一边在腰下5cm处渐向前拉，直到见边缘后捏住；同法捏住另一侧边缘的相同部位，注意手勿碰触到隔离衣的内面。然后双手在背后将边缘对齐，向一侧折叠，将后背完全包裹。一手按住折叠处，另一手将腰带拉至背后压住折叠处，将腰带在背后交叉，绕回到前面系好
一次性隔离衣	①戴好帽子及口罩，取下手表，卷袖过肘，洗手。 ②打开一次性隔离衣外包装，取出隔离衣。 ③选择不会碰触到周围物品发生污染的较大的空间，将隔离衣完全抖开。 ④抓住衣领部位分别将手插进两侧衣袖内，露出双手，整理隔离衣后先系好领部系带，然后将隔离衣两侧边襟互相叠压，自上而下分别系好后背的系带。 ⑤双手拎住两侧腰部系带在后背交叉，绕回到前面系好

2）脱隔离衣

	操作步骤与方法
非一次性隔离衣	①解开腰带，在前面打一活结收起腰带。 ②分别解开两侧袖口，抓起肘部的衣袖将部分袖子向上向内套塞入袖内，暴露出双手及手腕部，然后清洗、消毒双手。 ③消毒双手后，解开领扣，右手伸入左手腕部的衣袖内，抓住衣袖内面将衣袖拉下；用遮盖着衣袖的左手抓住右手隔离衣袖子的外面，将右侧袖子拉下，使双手从袖管中退出。 ④用左手自隔离衣内面抓住肩缝处协助将右手退出，再用右手抓住衣领外面，协助将左手退出。 ⑤左手抓住隔离衣衣领，右手将隔离衣两边对齐，用夹子夹住衣领，挂在衣钩上。 ⑥若挂在非污染区，隔离衣的清洁面（内面）向外，若挂在污染区，则污染面（正面）朝外
一次性隔离衣	①解开腰带，在前面将腰带打结收起。 ②抓起肘部的衣袖将部分袖子向上向内套塞入袖内，暴露出双手及手腕部，清洗、消毒双手。 ③消毒双手后，解开领扣，右手伸入左手腕部的衣袖内，抓住衣袖内面将衣袖拉下；用遮盖着衣袖的左手抓住右手隔离衣袖子的外面，将右侧袖子拉下，使双手从袖管中退出。 ④用左手自隔离衣内面抓住肩缝处协助将右手退出，再用右手抓住衣领外面，协助将左手退出。 ⑤脱下隔离衣后将隔离衣污染面（正面）向内折叠打卷后，掷于指定的污物桶内

（2）进入防污染区穿、脱隔离衣

1）穿隔离衣

	操作步骤与方法
非一次性隔离衣	①戴好帽子及口罩，取下手表，卷袖过肘，严格清洗、消毒双手。 ②手持衣领取下隔离衣，内侧面朝向自己，防止外面碰触任何物品造成污染；将衣领两端向外平齐对折并对齐肩缝，露出两侧袖子内口。 ③右手抓住衣领，将左手伸入衣袖内；右手将衣领向上拉，使左手伸出袖口。 ④换左手抓住衣领，将右手伸入衣袖内；左手将衣领向上拉，使右手伸出袖口。 ⑤两手持衣领，由领子前正中顺着边缘向后将领子整理好并扣好领扣。 ⑥根据需要戴一次性无菌手套，然后分别扎好袖口。 ⑦松开腰带的活结，将隔离衣一边约在腰下5cm处渐向前拉，直到见边缘后捏住；同法捏住另一侧边缘的相同部位，注意手勿碰触隔离衣的内面及操作者自己的衣服。然后双手在背后将边缘对齐，向一侧折叠，将后背完全包裹。一手按住折叠处，另一手将腰带拉至背后压住折叠处，将腰带在背后交叉，绕回到前面系好
一次性隔离衣	①戴好帽子及口罩，取下手表，卷袖过肘，严格清洗、消毒双手。 ②助手协助打开一次性隔离衣外包装，取出隔离衣（手不可碰触到外包装袋）。 ③选择不会碰触到周围物品发生污染的较大的空间，将隔离衣完全抖开。 ④抓住衣领部位分别将手插进两侧衣袖内，露出双手。 ⑤根据需要戴一次性无菌手套，整理隔离衣后先系好领部系带，然后将隔离衣两侧边襟互相叠压，自上而下分别系好后背的系带。操作过程中严禁手碰触隔离衣内面及操作者自己的衣服。 ⑥双手拎住两侧腰部系带在后背交叉，绕回到前面系好

2）脱隔离衣

	操作步骤与方法
非一次性隔离衣	①解开腰带，在前面打一活结收起腰带。 ②脱下一次性手套，掷于指定容器内。 ③分别解开衣领处、后背部系带，抓起衣袖分别将衣袖拉下，然后脱下隔离衣。 ④左手抓住隔离衣衣领，右手将隔离衣两边对齐内面向外翻折，确保隔离衣清洁面（正面）完全被内面包裹住，防止发生清洁面污染，用夹子夹住衣领，挂在指定的安全位置
一次性隔离衣	①解开腰带，在前面打一活结收起腰带。 ②脱下一次性手套，掷于指定容器内。 ③分别解开衣领处、后背部系带，抓起衣袖分别将衣袖拉下，然后脱下隔离衣。 ④将脱下的隔离衣折叠打卷后，掷于指定的容器内

考点5★★ 创伤的现场止血法

1. 操作前准备 判断出血的性质（动脉性、静脉性、毛细血管性出血）；根据出血的性质及部位选用止血物品；应用止血带前应检查弹性及抗拉伸性。

2. 操作步骤与方法

止血法		操作步骤与方法
指压止血法	头顶部、额部出血	指压颞浅动脉，一手固定伤者头部，另一手拇指在伤侧耳前将颞浅动脉压向下颌关节
	面部出血	指压面动脉，左、右手拇指分别放在两侧下颌角前1cm处的凹陷处，将左、右侧面动脉压向下颌骨，其余四指于伤者后枕部与拇指形成对应力
	前臂出血	指压肱动脉，一手固定伤者患肢，另一手四指并拢置于肱动脉搏动明显处，拇指放于对应部位，将肱动脉压向肱骨
	手部出血	指压桡、尺动脉，双手拇指与示指分别放在伤侧的桡动脉与尺动脉处，分别将桡动脉、尺动脉压向手腕部骨骼
	下肢出血	指压股动脉，将一手尺侧小鱼际置于伤肢股动脉搏动明显处，用力将股动脉压向股骨
	脚部出血	指压胫前、胫后动脉，双手拇指与示指分别放在伤侧脚踝处的胫前动脉与胫后动脉处，分别将胫前动脉、胫后动脉压向脚踝部骨骼
加压包扎止血法		用无菌敷料或洁净的毛巾、手绢、三角巾等覆盖伤口，加压包扎达到止血目的。必要时可将手掌放在敷料上均匀加压
填塞止血法		用无菌敷料或洁净的毛巾填塞在伤口内，然后加压包扎
止血带止血法	弹性止血带止血法	扎止血带之前先抬高患肢以增加静脉回心血量。将三角巾、毛巾或软布等织物包裹在扎止血带部位的皮肤上，扎止血带时左手掌心向上，手背贴紧肢体，止血带一端用虎口夹住，留出长约10cm的一段，右手拉较长的一端，适当拉紧拉长，绕肢体2~3圈，然后用左手的示指和中指夹住止血带末端用力拉下，使之压在缠绕在肢体上的止血带的下面。精确记录扎止血带的时间并标记在垫布上
	卡扣式弹性止血带止血法	扎止血带之前先抬高患肢以增加静脉回心血量。将三角巾、毛巾或软布等织物包裹在扎止血带部位的皮肤上，将卡扣式弹性止血带卡扣打开，捆扎在止血部位后将卡扣卡上，然后拉紧止血带，以出血明显减少或刚好终止出血的松紧度为宜。精确记录扎止血带的时间并标记在垫布上
屈曲加垫止血法		先抬高患肢以增加静脉回心血量。在肘或腘窝处垫以卷紧的棉垫卷或毛巾卷，然后将肘关节或膝关节尽力屈曲，借衬垫物压住动脉以减少或终止出血，并用绷带或三角巾将肢体固定于能有效止血的屈曲位。精确记录止血的时间并标记在垫布上

考点6★★★ 伤口（切口）换药

1. 操作前准备 清洗双手，戴好帽子、口罩；核对患者信息等；告知操作目的，取得配合；准备换药物品；特殊伤口可事先查验伤口。

2. 操作步骤与方法

（1）根据病情及换药需要，给患者取恰当的体位，要求使患者舒适不易疲劳，不易发生意外污染事件，伤口暴露充分，采光良好，便于操作者及需要时有助手相助的操作，伤口部位尽量避开患者的视线。

（2）将一次性换药包打开，并将其他换药物品合理地放置在医用推车上，再一次查验物品是否齐全、能用且够用。

（3）操作开始，先用手取下外层敷料（勿用镊子），再用1把镊子取下内层敷料。揭除内层敷料应轻巧，一般应沿伤口长轴方向揭除；若内层敷料粘连在创面上，则不可硬揭，可用生理盐水棉球浸湿后稍等片刻再揭去，以免伤及创面引起出血。

（4）双手执镊，右手镊接触伤口，左手镊子保持无菌，从换药碗中夹取无菌物品传递给右手镊子，两镊不可碰触。

（5）如为无感染伤口，用0.75%吡咯烷铜碘（碘伏）或2.5%碘酊消毒，由伤口中心向外侧消毒伤口及周围皮肤，涂擦时沿切口方向单向涂擦，范围半径距切口3~5cm，连续擦拭2~3遍。如用2.5%碘酊消毒，待碘酊干后再用70%酒精涂擦2~3遍脱碘。

（6）如为感染伤口，擦拭消毒时应从外周向感染伤口部位处。

（7）伤口分泌物较多且创面较深时，先用干棉球及生理盐水棉球清除分泌物，然后按感染伤口方法消毒。

（8）消毒完毕，一般创面用消毒凡士林纱布覆盖，污染伤口或易出血伤口根据需要放置引流纱条。

（9）用无菌纱布覆盖伤口，覆盖范围应超过伤口边缘3cm以上，一般8~10层纱布，医用胶带固定，贴胶带的方向应与肢体或躯干长轴垂直。

考点7★★★ 脊柱损伤的现场搬运

1. 操作前准备 了解受伤过程，查看现场安全性；评估伤者生命征；准备担架、固定带、颈托等；没有专用搬运器材时可就地取材。

2. 操作步骤与方法

（1）搬运前的现场急救处理

①有脊柱受伤部位的疼痛、压痛，或有隆起、畸形等，伤者意识清醒时，询问并诊查疼痛部位，对意识不清的伤者，进行轻柔的脊柱检查，判断可能的损伤部位，以便加强保护。

②通过观察是四肢瘫还是截瘫，以确定损伤部位是在颈椎还是颈椎以下的脊柱，以决定搬运方法。

③确定有脊柱损伤后，应进一步判断有无颅脑损伤、内脏损伤及肢体骨折等，如果发现伤处，应进行恰当的现场处理，再行搬运。

④实施现场处理及搬运过程中，如伤者发生心脏呼吸骤停，应停止搬运立即实施心肺复苏术。

（2）颈椎损伤的搬运

①可先用颈托固定颈部。

②搬运一般需要由三人或四人共同完成，可求助于现场的成年目击者。进行搬运时一人蹲在伤者的头顶侧，负责托下颌和枕部，并沿脊柱纵轴略加牵引，使颈部保持中立位，与躯干长轴呈一条直线，其他三人分别蹲在伤者的右侧胸部、右侧腰臀部及右下肢旁，由头侧的搬运者发出口令，四人动作协调一致将伤者平直地抬到担架（或木板）上。

③放置头部固定器将伤者的头颈部与担架固定在一起，或在伤者头及颈部两侧放置沙袋或卷紧的衣服等，然后用三角巾或长条围巾等将伤者头颈部与担架（或木板）捆扎固定在一起，防止在搬运中发生头颈部移动，并保持呼吸道通畅。

（3）胸腰椎损伤的搬运

①在搬动时，尽可能减少不必要的活动，以免引起或加重脊髓损伤。

②搬运一般需要由三人或四人共同完成，可求助于现场的成年目击者。进行搬运时一人蹲在伤者的头顶侧，负责托下颌和枕部，并沿脊柱纵轴略加牵引力，使颈部保持中立位，与躯干长轴呈一条直线，其他三人分别蹲在伤者的右侧胸部、右侧腰臀部及右下肢旁，由头侧的搬运者发出口令，四人动作协调一致并保持脊柱平直，将伤者平抬平放至硬质担架（或木板）上。

③分别在胸部、腰部及下肢处用固定带将伤者捆绑在硬质担架（或木板）上，保持脊柱伸直位。

考点8★★ 长骨骨折现场急救固定

1. 操作前准备 评估伤者生命征；查明伤情，根据需要准备夹板、棉垫、绷带、三角巾等；如无专用小夹板，可现场取材。

2. 操作步骤与方法

（1）闭合性骨折

①固定前将伤肢放到适当的功能位（固定位），一般上肢骨折采用肘关节屈曲位，下肢骨折采用伸直位。

②固定物与肢体之间要加衬垫（棉垫、毛巾、衣物等），骨突部位加垫棉花或软布类加以保护。

③其中一个夹板的长度应长及骨折处上下两个关节。

骨折部位		操作步骤与方法
上臂骨折		伤肢取肘关节屈曲呈直角位，长夹板放在上臂的外侧，长及肩关节及肘关节，短夹板放置在上臂内侧，用绷带分三个部位捆绑固定，然后用一条三角巾将前臂悬吊于胸前，用另一条三角巾将伤肢与胸廓固定在一起。若无可用的夹板，可用三角巾先将伤肢固定于胸廓，然后用另一条三角巾将伤肢悬吊于胸前
前臂骨折		伤肢取肘关节屈曲呈直角位，将两块夹板分别置于前臂的屈侧及伸侧面，用绷带分别捆绑固定肘、腕关节，然后用三角巾将肘关节屈曲功能位悬吊于胸前，用另一条三角巾将伤肢固定于胸廓。若无夹板，先用三角巾将伤肢悬吊于胸前，然后用另一条三角巾将伤肢固定于胸廓
大腿骨折	夹板固定法	将伤肢放置伸直固定位，取长夹板于伤肢外侧面，夹板长及伤侧腋窝至脚踝，另一夹板放置在伤肢内侧，然后用绷带取大腿上部、膝关节上方、脚踝上方三处捆绑固定，搬运时可用绷带或三角巾将双下肢与担架固定在一起，加强固定作用
	健肢固定法	无长夹板时，在膝、踝关节及两腿之间的空隙处加棉垫或折叠的衣服，用绷带或三角巾将双下肢分别在大腿上部、膝关节上方、脚踝上方三处捆绑在一起

骨折部位	操作步骤与方法
小腿骨折	伤肢取伸直固定位，取两块夹板分别放置在伤肢的内外两侧，夹板长及大腿中部至脚踝部，然后用绷带或三角巾分别在膝关节上方、膝关节下方、脚踝上方捆绑固定；亦可用三角巾以相同方法将伤肢与健侧下肢捆绑固定在一起

（2）开放性骨折

①应先查验伤口情况，去除污染物及异物，有效止血、包扎破损处，再固定骨折肢体。

②有外露的骨折端等组织时不应还纳，以免将污染物带入深层组织，应用消毒敷料或清洁布类进行严密地保护性包扎。

③伴有血管损伤者，先行加压包扎止血后再行伤肢临时固定。加压包扎止血无效时，用弹性止血带或三角巾、绷带等代替止血。

考点9★★★心肺复苏术

操作步骤与方法

（1）接到呼救信息到达床边（现场），首先判断环境的安全性，住院患者将隔布拉起以保护患者，减少对其他患者的病情影响。

（2）判断患者意识，用双手轻拍患者的肩部，同时对着耳部大声呼叫："醒醒！""喂！你怎么了？"患者无任何反应，确定意识丧失。

（3）快速检查患者的大动脉搏动及呼吸。施救者位于患者右侧，一手示指与中指并拢置于患者甲状软骨旁开2~3cm处的颈总动脉走行部位，稍用力深压判断大动脉搏动，同时将左侧面部贴近患者的口鼻部，感知有无自主呼吸的气息，眼睛看向患者胸廓，判断是否有呼吸运动。判断用时不超过5秒钟。并准确记录事件发生时间。

（4）确定患者自主心跳、自主呼吸消失，立即呼救，高声呼叫："来人啊！喊医生！推抢救车！取除颤仪！"

（5）将患者放置复苏体位，仰卧于硬板床或在普通病床上加复苏垫板，松解患者衣扣及裤带，充分暴露患者前胸部。因床面过高不便于实施操作时，应立即在床旁加用脚踏凳或直接跪在病床上实施急救。

（6）实施胸外心脏按压

①按压部位：胸骨中下1/3处（少年、儿童及成年男性可直接取两侧乳头连线的中点）。

②按压方法：左手掌根部放置在按压点上紧贴患者的胸部皮肤，手指翘起脱离患者胸部皮肤。将右手掌跟重叠在左手掌根背部，手指紧扣向左手的掌心部，上半身稍向前倾，双侧肘关节伸直，双肩连线位于患者的正上方，保持前臂与患者胸骨垂直，用上半身的力量垂直向下用力按压，然后放松使胸廓充分弹起。放松时掌根不脱离患者胸部皮肤，按压与放松的时间比为1:1。

③按压要求：成人按压时使胸骨下陷5~6cm，按压频率为100~120次/分。连续

按压30次后给予2次人工呼吸。有多位施救者分工实施心肺复苏术时，每2分钟或5个周期后，可互换角色，保证按压质量。

（7）检查口腔、清除口腔异物及义齿。用右手拇指及示指捏住患者下颌处向下拉，打开口腔，取出义齿并检查有无口腔异物，如有异物需要清除，轻轻将患者头部转向右侧，用右手拇指压住患者的舌，将左手示指弯曲约90°从左侧口角处插入患者口腔内，将异物抠出，清理完毕轻轻将患者头部转回。

（8）开放气道：应用仰头举颏法或仰头抬颈法（仰头抬颈法禁用于有颈部损伤的患者），患者耳垂和下颌角连线与地面成90°。

方法	操作步骤与方法
仰头举颏法	施救者将左手小鱼际置于患者前额眉弓上方，下压使其头部后仰，另一手示指和中指置于下颌处，将下颌向前上方抬起，协助头部充分后仰，打开气道
仰头抬颈法	施救者右手置于患者颈项部并抬起颈部，左手小鱼际放在前额眉弓上方向下施压，使头部充分后仰，打开气道

（9）实施人工呼吸

方法	操作步骤与方法
口对口人工呼吸	在患者口部覆盖无菌纱布（施救者戴着一次性口罩时不需要覆盖无菌纱布，可直接吹气），施救者用左手拇指和示指堵住患者鼻孔，右手固定患者下颌，打开患者口腔，施救者张大口将患者口唇严密包裹住，稍缓慢吹气，吹气时用眼睛的余光观察患者胸廓是否隆起。每次吹气时间不少于1秒，吹气量500～600mL，以胸廓明显起伏为有效。吹气完毕，松开患者鼻孔，使患者的胸廓自然回缩将气体排出，随后立即给予第2次吹气。吹气2次后立即实施下一周期的心脏按压，交替进行。心脏按压与吹气的比例为30:2
口对鼻人工呼吸	施救者稍用力抬起患者下颌，使口闭合，先深吸一口气，将口罩住患者鼻孔，将气体通过患者鼻腔吹入气道。其余操作同口对口人工呼吸

（10）心脏按压：人工呼吸为30:2的比例实施五个周期的操作，总用时不超过2分钟。五个周期操作完成后，立即判断颈动脉搏动及呼吸，评估复苏是否有效。评价心肺复苏成功的指标：①触摸到大动脉搏动；②有自主呼吸；③瞳孔逐渐缩小；④面色、口唇、甲床发绀逐渐褪去；⑤出现四肢不自主活动或意识恢复。

（11）患者大动脉搏动及自主呼吸恢复，整理患者衣服，如患者意识恢复对患者进行语言安慰，开始进行高级复苏环节。

考点10★★★气囊－面罩简易呼吸器的使用

1. 操作前准备　检查呼吸器各装置是否无破损，单向活瓣工作正常，管道通畅。

2. 操作步骤与方法

（1）简易呼吸器连接氧气，氧流量8～10mL/min。

（2）患者取去枕仰卧位，清除口腔分泌物，摘除假牙，头后仰打开气道。

（3）施救者站在患者头顶处或头部一侧，一手托起患者下颌，使患者头后仰以打开气道,将气囊面罩尖端向上罩在患者的口鼻部。

(4) 一手以"CE"手法固定面罩(C法:拇指和示指将面罩紧扣于患者口鼻部,固定面罩,保持面罩密闭无漏气。E法:中指、无名指和小指放在患者下颌角处,向前上托起下颌,保持气道通畅),另一手用拇指与其余四指的对应力挤压简易呼吸器气囊,每次挤压时间大于1秒,潮气量为8~12mL/kg,成人频率为12~16次/分,按压和放松气囊的时间比为1:(1.5~2)。

(三) 实战演练

1. 演示上臂闭合性骨折的固定方法。(2017)

【参考答案】(1) 操作前准备:评估伤者生命征;查明伤情,根据需要准备夹板、棉垫、绷带、三角巾等;如无专用小夹板,可现场取材。(2) 操作步骤与方法:伤肢取肘关节屈曲呈直角位,长夹板放在上臂的外侧,长及肩关节及肘关节,短夹板放置在上臂内侧,用绷带分三个部位捆绑固定,然后用一条三角巾将前臂悬吊于胸前,用另一条三角巾将伤肢与胸廓固定在一起。若无可用的夹板,可用三角巾先将伤肢固定于胸廓,然后用另一条三角巾将伤肢悬吊于胸前。

2. 演示股骨闭合性骨折的固定方法。(2017)

【参考答案】(1) 操作前准备:评估伤者生命征;查明伤情,根据需要准备夹板、棉垫、绷带、三角巾等;如无专用小夹板,可现场取材。(2) 操作步骤与方法:①夹板固定法:将伤肢放置伸直固定位,取长夹板置于伤肢外侧面,夹板长及伤侧腋窝至脚踝,另一夹板放置在伤肢内侧,然后用绷带取大腿上部、膝关节上方、脚踝上方三处捆绑固定,搬运时可用绷带或三角巾将双下肢与担架固定在一起,加强固定作用。②健肢固定法:无长夹板时,在膝、踝关节及两腿之间的空隙处加棉垫或折叠的衣服,用绷带或三角巾将双下肢分别在大腿上部、膝关节上方、脚踝上方三处捆绑在一起。

3. 演示感染区脱隔离衣的操作方法。(2017、2015、2014、2013)

【参考答案】(1) 非一次性隔离衣:①解开腰带,在前面打一活结收起腰带。②分别解开两侧袖口,抓起肘部的衣袖将部分袖子向上向内套塞入袖内,暴露出双手及手腕部,然后清洗、消毒双手。③消毒双手后,解开领扣,右手伸入左手腕部的衣袖内,抓住衣袖内面将衣袖拉下;用遮盖着衣袖的左手抓住右手隔离衣袖子的外面,将右侧袖子拉下,使双手从袖管中退出。④用左手自隔离衣内面抓住肩缝处协助将右手退出,再用右手抓住衣领外面,协助将左手退出。⑤左手抓住隔离衣衣领,右手将隔离衣两边对齐,用夹子夹住衣领,挂在衣钩上。⑥若挂在非污染区,隔离衣的清洁面(内面)向外,若挂在污染区,则污染面(正面)朝外。(2) 一次性隔离衣:①解开腰带,在前面将腰带打结收起。②抓起肘部的衣袖将部分袖子向上向内套塞入袖内,暴露出双手及手腕部,清洗、消毒双手。③消毒双手后,解开领扣,右手伸入左手腕部的衣袖内,抓住衣袖内面将衣袖拉下;用遮盖着衣袖的左手抓住右手隔离衣袖子的外面,将右侧袖子拉下,使双手从袖管中退出。④用左手自隔离衣内面抓住肩缝处协助将右手退出,再用右手抓住衣领外面,协助将左手退出。⑤脱下隔离衣后将隔离衣污染面

（正面）向内折叠打卷后，掷于指定的污物桶内。

4. 演示无菌伤口（切口）换药的操作方法。(2017、2016、2015、2014、2013)

【参考答案】（1）操作前准备：清洗双手，戴好帽子、口罩；核对患者信息等；告知操作目的，取得配合；准备换药物品；特殊伤口可事先查验伤口。（2）操作步骤与方法：①根据病情及换药需要，给患者取恰当的体位，要求使患者舒适不易疲劳，不易发生意外污染事件，伤口暴露充分，采光良好，便于操作者及需要时有助手相助的操作，伤口部位尽量避开患者的视线。②将一次性换药包打开，并将其他换药物品合理地放置在医用推车上，再一次查验物品是否齐全、能用且够用。③操作开始，先用手取下外层敷料（勿用镊子），再用1把镊子取下内层敷料。揭除内层敷料应轻巧，一般应沿伤口长轴方向揭除；若内层敷料粘连在创面上，则不可硬揭，可用生理盐水棉球浸湿后稍等片刻再揭去，以免伤及创面引起出血。④双手执镊，右手镊接触伤口，左手镊子保持无菌，从换药碗中夹取无菌物品传递给右手镊子，两镊不可碰触。⑤用0.75%吡咯烷酮碘（碘伏）或2.5%碘酊消毒，由伤口中心向外侧消毒伤口及周围皮肤，涂擦时沿切口方向单向涂擦，范围半径距切口3～5cm，连续擦拭2～3遍。如用2.5%碘酊消毒，待碘酊干后再用70%酒精涂擦2～3遍脱碘。⑥伤口分泌物较多且创面较深时，先用干棉球及生理盐水棉球清除分泌物，然后按感染伤口方法消毒。⑦消毒完毕，一般创面用消毒凡士林纱布覆盖，污染伤口或易出血伤口根据需要放置引流纱条。⑧用无菌纱布覆盖伤口，覆盖范围应超过伤口边缘3cm以上，一般8～10层纱布，医用胶带固定，贴胶带的方向应与肢体或躯干长轴垂直。

5. 演示气囊-面罩简易呼吸器的使用方法。(2017)

【参考答案】（1）操作前准备：检查呼吸器各装置是否无破损，单向活瓣工作正常，管道通畅。（2）操作步骤与方法：①简易呼吸器连接氧气，氧流量8～10mL/min。②患者取去枕仰卧位，清除口腔分泌物，摘除假牙，头后仰打开气道。③施救者站在患者头顶处或头部一侧，一手托起患者下颌，使患者头后仰以打开气道，将气囊面罩尖端向上罩在患者的口鼻部。④一手以"CE"手法固定面罩（C法：拇指和示指将面罩紧扣于患者口鼻部，固定面罩，保持面罩密闭无漏气。E法：中指、无名指和小指放在患者下颌角处，向前上托起下颌，保持气道通畅），另一手用拇指与其余四指的对应力挤压简易呼吸器气囊，每次挤压时间大于1秒，潮气量为8～12mL/kg，成人频率为12～16次/分，按压和放松气囊的时间比为1:（1.5～2）。

6. 演示心肺复苏胸外按压的操作方法。(2017、2014、2013)

【参考答案】①按压部位：胸骨中下1/3处（少年、儿童及成年男性可直接取两侧乳头连线的中点）。②按压方法：左手掌根放置在按压点上紧贴患者的胸部皮肤，手指翘起脱离患者胸部皮肤。将右手掌跟重叠在左手掌根背部，手指紧扣向左手的掌心部，上半身稍向前倾，双侧肘关节伸直，双肩连线位于患者的正上方，保持前臂与患者胸骨垂直，用上半身的力量垂直向下用力按压，然后放松使胸廓充分弹起。放松时掌根不脱离患者胸部皮肤，按压与放松的时间比为1:1。③按压要求：成人按压时使胸骨下陷5～6cm，按压频率为100～120次/分。连续按压30次后给予2次人工呼吸。有多位施救者分工实施心肺复苏术时，每2分钟或5个周期后，可互换角色，保证按压质量。

7. 演示戴无菌手套的操作方法。（2017、2015、2014、2013）

【参考答案】（1）操作前准备：着装符合要求；戴好口罩、帽子；完成外科手消毒；查看无菌手套类型、号码是否合适、无菌有效期。（2）操作步骤与方法：①选取合适的操作空间，确保戴无菌手套过程中不会因为手套放置不当或空间不足而发生污染事件。②撕开无菌手套外包装，取出内包装平放在操作台上。③一手捏住两只手套翻折部分，提出手套，适当调整使两只手套拇指相对并对齐。④右手（或左手）手指并拢插入对应的手套内，然后适当张开手指伸入对应的指套内，再用戴好手套的右手（或左手）的2~5指插入左手（或右手）手套的翻折部内，用相同的方法将左手（或右手）插入手套内，并使各手指到位。⑤分别将手套翻折部分翻回盖住手术衣袖口。⑥在手术或操作开始前，应将双手举于胸前，严禁碰触任何物品而发生污染事件。

8. 演示腹部手术区皮肤消毒的操作方法。（2017、2014、2013）

【参考答案】（1）操作前准备：做好手术前皮肤准备；基础着装符合要求；戴好帽子、口罩；完成外科手消毒；核对患者信息等；准备消毒器具及消毒剂。（2）操作步骤与方法：①将无菌纱布或消毒大棉球用消毒剂彻底浸透，用卵圆钳夹住消毒纱布或大棉球，由腹部手术切口中心向四周稍用力涂擦，涂擦某一部位时方向保持一致，严禁做往返涂擦动作。消毒范围应包括手术切口周围半径15cm的区域，并应根据手术可能发生的变化适当扩大范围。②重复涂擦3遍，第2、第3遍涂擦的范围均不能超出上一遍的范围。③如为感染伤口，则应从外周向感染伤口处涂擦。④使用过的消毒纱布或大棉球应按手术室要求处置。

9. 演示胸腰椎损伤的搬运方法。（2017、2015、2014、2013）

【参考答案】（1）操作前准备：了解受伤过程，查看现场安全性；评估伤者生命征；准备担架、固定带、颈托等；没有专用搬运器材时可就地取材。（2）操作步骤与方法：1）搬运前的现场急救处理：①确定有胸腰椎损伤后，应进一步判断有无颅脑损伤、内脏损伤及肢体骨折等，如果发现伤处，应进行恰当的现场处理，再行搬运。②实施现场处理及搬运过程中，如伤者发生心脏呼吸骤停，应停止搬运立即实施心肺复苏术。2）胸腰椎损伤的搬运：①在搬动时，尽可能减少不必要的活动，以免引起或加重脊髓损伤。②搬运一般需要由三人或四人共同完成，可求助于现场的成年目击者。进行搬运时一人蹲在伤者的头顶侧，负责托下颌和枕部，并沿脊柱纵轴略加牵引力，使颈部保持中立位，与躯干长轴呈一条直线，其他三人分别蹲在伤者的右侧胸部、右侧腰臀部及右下肢旁，由头侧的搬运者发出口令，四人动作协调一致并保持脊柱平直，将伤者平抬平放至硬质担架（或木板）上。③分别在胸部、腰部及下肢处用固定带将伤者捆绑在硬质担架（或木板）上，保持脊柱伸直位。

10. 演示口对口人工呼吸的操作方法。（2017、2015、2014、2013）

【参考答案】在患者口部覆盖无菌纱布（施救者戴着一次性口罩时不需要覆盖无菌纱布，可直接吹气），施救者用左手拇指和示指堵住患者鼻孔，右手固定患者下颌，打开患者口腔，施救者张大口将患者口唇严密包裹住，稍缓慢吹气，吹气时用眼睛的余光观察患者胸廓是否隆起。每次吹气时间不少于 1 秒，吹气量 500~600mL，以胸廓明显起伏为有效。吹气完毕，松开患者鼻孔，使患者的胸廓自然回缩将气体排出，随后立即给予第 2 次吹气。吹气 2 次后立即实施下一周期的心脏按压，交替进行。心脏按压与吹气的比例为 30∶2。

11. 演示心肺复苏术的操作方法。（2017、2013）

【参考答案】①接到呼救信息到达床边（现场），首先判断环境的安全性，住院患者将隔布拉起以保护患者，减少对其他患者的病情影响。②判断患者意识。③快速检查患者的大动脉搏动及呼吸。④确定患者自主心跳、自主呼吸消失，立即呼救，高声呼叫："来人啊！喊医生！推抢救车！取除颤仪！"⑤将患者放置复苏体位，仰卧于硬板床或在普通病床上加复苏垫板，松解患者衣扣及裤带，充分暴露患者前胸部。因床面过高不便于实施操作时，应立即在床旁加用脚踏凳或直接跪在病床上实施急救。⑥实施胸外心脏按压。⑦检查口腔、清除口腔异物及义齿。⑧开放气道。⑨实施人工呼吸。⑩心脏按压。⑪患者大动脉搏动及自主呼吸恢复，整理患者衣服，如患者意识恢复对患者进行语言安慰，开始进行高级复苏环节。

12. 演示颈椎无损伤开放气道的操作方法。（2015、2014、2013）

【参考答案】①仰头举颏法：施救者将左手小鱼际置于患者前额眉弓上方，下压使其头部后仰，另一手示指和中指置于下颏处，将下颏向前上方抬起，协助头部充分后仰，打开气道。②仰头抬颈法：施救者右手置于患者颈项部并抬起颈部，左手小鱼际放在前额眉弓上方向下施压，使头部充分后仰，打开气道。

13. 演示弹性止血带止血法的操作方法。（2015、2014、2013）

【参考答案】（1）操作前准备：判断出血的性质（动脉性、静脉性、毛细血管性出血）；根据出血的性质及部位选用止血物品；应用止血带前应检查弹性及抗拉伸性。（2）操作步骤与方法：扎止血带之前先抬高患肢以增加静脉回心血量。将三角巾、毛巾或软布等织物包裹在扎止血带部位的皮肤上，扎止血带时左手掌心向上，手背贴紧肢体，止血带一端用虎口夹住，留出长约 10cm 的一段，右手拉较长的一端，适当拉紧拉长，绕肢体 2~3 圈，然后用左手的示指和中指夹住止血带末端用力拉下，使之压在缠绕在肢体上的止血带的下面。精确记录扎止血带的时间并标记在垫布上。

14. 演示前臂屈曲加垫止血法的操作方法。（2014、2013）

【参考答案】（1）操作前准备：判断出血的性质（动脉性、静脉性、毛细血管性出血）；根据出血的性质及部位选用止血物品；应用止血带前应检查弹性及抗拉伸性。（2）操作步骤与方法：先抬高患肢以增加静脉回心血量。在肘或腘窝处垫以卷紧的棉垫卷或毛巾卷，然后将肘关节或膝关节尽力屈曲，借衬垫物压住动脉以减少或终止出血，并用绷带或三角巾将肢体固定于能有效止血的屈曲位。精确记录止血的时间并标记在垫布上。

第三部分 西医答辩或临床判读

一、西医答辩

（一）考试介绍

考查西医相关疾病的病因、症状、体征、诊断、治疗（本书中诊断、检查与治疗内容见第一站）等方面的内容。本类考题与临床判读考题2选1作答，每份试卷1题，每题5分，共5分。

【样题】叙述急性肺水肿的临床表现。

【参考答案】①突发的严重呼吸困难、端坐呼吸、喘息不止、烦躁不安并有恐惧感，呼吸频率可达30～50次/分。频繁咳嗽并咳出大量粉红色泡沫样血痰。②急性肺水肿早期可见血压一过性升高。随病情持续，血管反应减弱，血压下降。急性肺水肿如不能及时纠正，严重者可出现心源性休克。③体征表现为心率增快，心尖区第一心音减弱，心尖部常可闻及舒张早期奔马律，肺动脉瓣区第二心音亢进，两肺满布湿性啰音和哮鸣音。

（二）考点汇总

内科疾病

考点1★★急性上呼吸道感染

【病因】

（1）西医：①病毒感染：流感病毒、副流感病毒、呼吸道合胞病毒等。②细菌感染：溶血性链球菌、流感嗜血杆菌、肺炎链球菌和葡萄球菌等。

（2）中医：①卫外功能减弱，外邪趁机而入。②病邪犯肺，卫表不和。③病邪少有传变，病情轻重有别。

【临床表现】

病名	临床表现
普通感冒	症状：早期有咽干、鼻塞、低热、咳嗽、流涕。全身症状短暂，可见全身酸痛、头痛、乏力、腹胀、腹痛等；体征：鼻腔黏膜充血、水肿，有分泌物，偶有眼结膜充血，可有体温升高
急性病毒性咽炎和喉炎	症状：①急性病毒性咽炎：咽部发痒或有灼热感，咽痛不明显，咳嗽少见。②急性喉炎：声音嘶哑，说话困难，咳嗽时疼痛，常有发热、咽痛或咳嗽。体征：咽喉部水肿、充血，局部淋巴结轻度肿大，有触痛，有时可闻及喉部喘息声
急性咽-扁桃体炎	症状：起病急，咽痛明显，发热，畏寒，体温可达39℃以上。体征：咽部充血明显，扁桃体肿大、充血，表面有黄色点状渗出物，颌下淋巴结肿大压痛

续表

病名	临床表现
急性疱疹性咽峡炎	症状：明显咽痛、发热。体征：咽部、软腭、悬雍垂和扁桃体上有灰白色小丘疹，以后形成疱疹和浅表溃疡，周围黏膜有红晕
急性咽结膜炎	症状：发热、咽痛、流泪、畏光。体征：咽部及结膜充血，可有颈淋巴结肿大，或有角膜炎

【鉴别诊断】

①过敏性鼻炎。②流行性感冒。③急性传染病前驱期。

考点2 ★★慢性支气管炎（2020年版大纲新增考点）

【病因】

（1）西医：①吸烟。②感染因素。③职业粉尘和化学物质接触。④空气污染。⑤其他因素（自主神经功能紊乱、全身或呼吸道局部的防御及免疫功能减弱等）。

（2）中医：外邪侵袭、内脏亏损，导致肺失宣降。

【临床表现】

（1）症状：①咳嗽。②咳痰（多数为白色黏液痰和浆液性泡沫痰）。③喘息。

（2）体征：早期无明显体征。急性发作时在肺底部可闻及湿性和（或）干性啰音，喘息性支气管炎在咳嗽或深吸气后可听到哮鸣音，发作时可闻及广泛的湿啰音和哮鸣音。长期反复发作，可见肺气肿的体征。

（3）并发症：①阻塞性肺气肿。②支气管扩张症。③支气管肺炎。

【鉴别诊断】

①支气管扩张症。②支气管哮喘。③肺结核。④支气管肺癌。⑤尘肺。⑥特发性肺纤维化。

考点3 ★★★慢性阻塞性肺疾病

【病因】

（1）西医：①吸烟。②理化因素。③氧化应激及炎症机制。④感染因素。⑤其他（自主神经功能失调、营养不良等）。

（2）中医：①脏腑功能失调。②六淫等邪气侵袭。

【临床表现】

（1）症状：①慢性咳嗽、咳痰。②气短、喘息或呼吸困难（是COPD的标志性症状）。③晚期患者可有体重下降，食欲减退等。

（2）体征：①视诊：桶状胸，呼吸动度减弱。②触诊：双侧语颤减弱或消失。③叩诊：肺部过清音，心浊音界缩小，肺下界和肝浊音界下降。④听诊：两肺呼吸音减弱，呼气延长，部分患者可闻及湿和（或）干啰音。

(3) 分级

分级	分级标准
Ⅰ级：轻度	$FEV_1/FVC<70\%$，$FEV_1 \geq 80\%$ 预计值，有或无慢性咳嗽、咳痰症状
Ⅱ级：中度	$FEV_1/FVC<70\%$，$50\% \leq FEV_1<80\%$ 预计值，有或无慢性咳嗽、咳痰症状
Ⅲ级：重度	$FEV_1/FVC<70\%$，$30\% \leq FEV_1<50\%$ 预计值，有或无慢性咳嗽、咳痰症状
Ⅳ级：极重度	$FEV_1/FVC<70\%$，$FEV_1<30\%$ 预计值或 $FEV_1<50\%$ 预计值，伴慢性呼吸衰竭

【并发症】

①慢性呼吸衰竭。②自发性气胸。③慢性肺源性心脏病。

考点4★★ 慢性肺源性心脏病（2020年版大纲新增考点）

【病因】

（1）西医：①支气管、肺疾病：慢性阻塞性肺疾病多见，其次为支气管哮喘、支气管扩张、重症肺结核、肺尘埃沉着症等。②胸廓运动障碍性疾病。③肺血管疾病。④其他。

（2）中医：痰浊壅肺、痰热郁肺、痰蒙神窍、阳虚水泛、肺肾气虚、气虚血瘀。

【临床表现】

分期	临床表现
肺、心功能代偿期（缓解期）	①症状：咳嗽、咳痰、气促，活动后可有心悸、呼吸困难、乏力和劳动耐力下降。少有胸痛或咯血。 ②体征：不同程度的发绀和肺气肿。偶有干、湿性啰音，心音遥远，三尖瓣区收缩期杂音或剑突下心脏搏动增强（提示右心室肥厚）
肺、心功能失代偿期（急性发作期）	①呼吸衰竭：症见呼吸困难加重，夜间为甚，常有头痛、失眠、食欲下降，但白天嗜睡，甚至出现表情淡漠、神志恍惚、谵妄等肺性脑病的表现；体征见明显发绀，球结膜充血、水肿，严重时可有视网膜血管扩张、视乳头水肿等颅内压升高的表现。腱反射减弱或消失，出现病理反射。 ②右心衰竭：症见心悸、食欲不振、腹胀、恶心等。体征见周围性发绀，颈静脉怒张，心率增快，可出现心律失常，可闻及三尖瓣区舒张期杂音。肝大且有压痛，肝-颈静脉回流征阳性，下肢水肿，重者可有腹水。少数患者可出现肺水肿及全心衰竭的体征

【并发症】

①肺性脑病。②酸碱平衡失调及电解质紊乱。③心律失常。④休克。⑤消化道出血。

【鉴别诊断】

①冠心病。②风湿性心脏病。③原发性扩张型心肌病、缩窄性心包炎。

考点5★★★支气管哮喘

【病因】

(1) 西医：①遗传因素（宿主因素）。②激发因素（环境因素）：吸入花粉、尘螨、动物毛屑、硫酸、氨气等；细菌、病毒、支原体等感染；鱼、虾、奶、蛋类等食物；药物如阿司匹林、普萘洛尔等；其他如剧烈运动、妊娠等。

(2) 中医：①宿痰内伏。②诱因触发：外邪侵袭、饮食不当、情志内伤、过劳或病后体虚。

【临床表现】

(1) 症状：①发作性伴有哮鸣音的呼气性呼吸困难或发作性胸闷和咳嗽，严重者被迫采取坐位或呈端坐呼吸，甚至出现发绀、汗出、干咳等。②哮喘症状可在数分钟内发作。③有时顽固性咳嗽可为唯一症状。④在夜间及凌晨发作和加重常是哮喘的特征之一。⑤发作前有鼻痒、喷嚏、流涕、胸闷。

(2) 体征：发作时胸部呈过度充气状态，有"三凹征"，肺部有广泛的哮鸣音，呼气音延长。但在轻度哮喘或哮喘严重发作时，哮鸣音可不出现。心率增快、奇脉、胸腹反常运动和发绀常出现在严重哮喘患者中。

【鉴别诊断】

①心源性哮喘。②慢性阻塞性肺疾病。③上气道阻塞。④变态反应性肺浸润。

考点6★★★肺炎

【病因】

(1) 西医：①肺炎链球菌肺炎：受寒、疲劳、醉酒或病毒感染等。②支原体肺炎：由口、鼻分泌物在空气中传播引起呼吸道感染。

(2) 中医：邪犯肺卫、痰热壅肺、热闭心神、阴竭阳脱、正虚邪恋。

【临床表现】

病名	临床表现
肺炎链球菌肺炎	症状：寒战、发热、胸痛、咳嗽、咳痰、呼吸困难
	体征：①早期肺部无明显异常体征，仅有呼吸幅度减小、叩诊轻度浊音、听诊呼吸音减低和胸膜摩擦音。②肺实变时叩诊呈浊音、听诊语颤增强和支气管呼吸音等典型体征。消散期可闻及湿啰音。③病变累及胸膜时可有胸膜摩擦音
肺炎支原体肺炎	症状：持久的阵发性刺激性呛咳为本病的突出症状，无痰或偶有少量黏痰或少量脓性痰，可有痰中带血丝。常于秋季发病。多伴有咽炎、支气管炎等呼吸道感染，起病较缓，主要表现为上呼吸道感染症状
	体征：咽部充血，耳鼓膜充血，有时颈淋巴结肿大，肺部一般无明显异常体征，呼吸音可减弱，偶可闻及干性或湿性啰音，有时全病程可无任何阳性体征

【鉴别诊断】

①各型肺炎。②肺结核。③急性肺脓肿。④肺癌。⑤其他。

考点 7 ★肺结核
【病因】
(1) 西医：①病原学：结核分枝杆菌引起。②传播途径：呼吸道传染。③人群的易感性：遗传、居住环境、营养状况等。
(2) 中医：①外因感染，瘵虫袭肺。②内伤体虚，气血不足，阴精耗损。

【临床表现】
(1) 症状：①全身症状：长期午后低热，可伴乏力、盗汗、食欲减退、体重减轻等。②呼吸系统症状：咳嗽、咳痰；咯血；胸痛、呼吸困难。
(2) 体征：①早期无异常体征，病变范围大时叩诊呈浊音，听诊可闻及病理性支气管呼吸音和细湿啰音。②空洞性病变位置表浅而引流支气管通畅时有支气管呼吸音或伴湿啰音；巨大空洞可出现带金属调的空瓮音。③病变广泛纤维化或胸膜增厚粘连时有患侧胸廓下陷、肋间变窄、气管移位与叩浊，对侧可出现代偿性肺气肿。
(3) 特殊表现：①过敏反应：结核性风湿症（多发性关节炎、结节性红斑等）、类白塞病、滤泡性结膜角膜炎等。②无反应肺结核（亦称结核败血症）：急性暴发起病，高热、食欲不振、腹痛腹泻、腹水、黄疸、脑膜刺激征等，缺乏呼吸系统表现。
(4) 并发症：①气胸。②支气管扩张症。③脓胸。④慢性肺源性心脏病。

【鉴别诊断】
①肺癌。②肺炎。③肺脓肿。④支气管扩张症。⑤慢性支气管炎。⑥尘肺。⑦其他发热性疾病：伤寒、败血症、白血病等。

考点 8 ★★慢性呼吸衰竭（2020 年版大纲新增考点）
【病因】
(1) 西医：①气道阻塞性疾病。②肺组织病变。③肺血管疾病。④胸廓及胸膜疾病。⑤神经肌肉病变。
(2) 中医：痰浊阻肺、肺肾气虚、脾肾阳虚、痰蒙神窍、阳微欲脱。

【临床表现】
①呼吸困难（最早出现）：呼吸费力，严重时呼吸浅快，辅助呼吸肌活动加强，呈点头和抬肩呼吸。并发二氧化碳潴留，可出现慢呼吸和潮式呼吸。②神经精神症状：智力或定向功能障碍。③血液循环系统：长期缺氧、二氧化碳潴留引起肺动脉高压，发生右心衰，表现为全身体循环淤血征，如全身浮肿、肝脏肿大、颈静脉怒张等。

考点 9 ★★心力衰竭
【病因】
(1) 基本病因：①原发性心肌损害。②心脏负荷过重。
(2) 诱因：①感染。②心律失常。③过度劳累与情绪激动。④应用心肌抑制药物。⑤血容量增加。

【临床分类】
①根据心力衰竭发生的缓急分为急性心力衰竭和慢性心力衰竭。②根据心力衰竭的主要部位分为左心衰竭、右心衰竭和全心衰竭。③根据心室舒缩功能障碍不同分为

收缩性心力衰竭和舒张性心力衰竭。④根据心排血量分为低排血量性心力衰竭和高排血量性心力衰竭。

【心力衰竭分期及心功能分级】

分级	具体表现
Ⅰ级	患者患有心脏病，但日常活动量不受限制，一般活动不引起疲乏、心悸、呼吸困难或心绞痛
Ⅱ级	心脏病患者的体力活动受到轻度限制，休息时无自觉症状，但平时一般活动下可出现疲乏、心悸、呼吸困难或心绞痛
Ⅲ级	心脏病患者体力活动明显受限，小于平时一般活动即引起上述症状
Ⅳ级	心脏病患者不能从事任何体力活动。休息状态下也出现心衰的症状，体力活动后加重

1. 急性心力衰竭

【病因】

①慢性心衰急性加重。②急性心肌坏死和（或）损伤。③急性血流动力学障碍。

【临床表现】

（1）早期表现：出现原因不明的疲乏或运动耐力明显减低，以及心率增加15~20次/分。继续发展可出现劳力性呼吸困难、夜间阵发性呼吸困难、睡觉需用枕头抬高头部等。检查可见左心室增大、闻及舒张早期或中期奔马律、P_2亢进、两肺尤其肺底部有湿啰音，还可有干湿啰音和哮鸣音。

（2）急性肺水肿：①突发的严重呼吸困难、端坐呼吸、喘息不止、烦躁不安并有恐惧感，呼吸频率可达30~50次/分。频繁咳嗽并咳出大量粉红色泡沫样血痰。②急性肺水肿早期可见血压一过性升高。随病情持续，血管反应减弱，血压下降。急性肺水肿如不能及时纠正，严重者可出现心源性休克。③心率增快，心尖区第一心音减弱，心尖部常可闻及舒张早期奔马律，肺动脉瓣区第二心音亢进，两肺满布湿性啰音和哮鸣音。

（3）心源性休克：①持续性低血压。②组织低灌注状态：皮肤湿冷、苍白和发绀；心动过速；尿量显著减少，甚至无尿；意识障碍，常有烦躁不安、激动焦虑、恐惧和濒死感。收缩压<70mmHg，可出现抑制症状，如神志恍惚、表情淡漠，逐渐发展至意识模糊，甚至昏迷。③血流动力学障碍。④低氧血症和代谢性酸中毒。

（4）其他：晕厥、心脏骤停。

2. 慢性心力衰竭

【病因】

（1）西医：①原发性心肌损害。②心脏负荷过重。

（2）中医：①外邪侵袭，内舍于心。②心肺气虚，瘀血内阻。③心肾阳虚，饮邪内停。④痰饮阻肺，通调失职。⑤脏腑病变，五脏虚损。

【临床表现】

（1）左心衰竭：以肺淤血及心排血量降低致器官低灌注表现为主。

①症状：呼吸困难；咳嗽、咳痰、咯血；乏力、疲倦、头昏、心慌。

②体征：肺部体征：心源性哮喘时两肺可闻及哮鸣音，胸腔积液时有相应体征。心脏体征：除原有心脏病体征外，一般均心脏扩大、心率加快，并有 P_2 亢进、心尖区舒张期奔马律和（或）收缩期杂音、交替脉等。

（2）右心衰竭：以体循环静脉淤血的表现为主。

①症状：腹胀、食欲不振、恶心、呕吐、肝区胀痛、少尿等。

②体征：静脉淤血体征：颈静脉怒张和（或）肝-颈静脉回流征阳性；黄疸、肝大伴压痛；周围性发绀；下垂部位凹陷性水肿；胸水和（或）腹水。心脏体征：除原有心脏病体征外，右心室显著扩大，有三尖瓣收缩期杂音。

（3）全心衰竭：左、右心衰竭均存在，有肺淤血、心排血量降低和体循环淤血的相关症状和体征。

【鉴别诊断】

（1）左心衰鉴别诊断：①呼吸困难：与肺源性呼吸困难、支气管哮喘、急性肺源性心脏病（肺动脉栓塞）、急性呼吸窘迫综合征、主动脉夹层、心包压塞、心包缩窄等鉴别。②咳嗽、咯血：与肺结核、肺癌、支气管扩张等慢性咳嗽、咯血性疾病鉴别。

（2）右心衰鉴别诊断：①水肿：与心源性水肿、肾性水肿、肝病性水肿、营养不良性水肿鉴别。②肝大、肝硬化：与肝脏本身病变引起的肝大、肝病性肝硬化、心包积液、缩窄性心包炎鉴别。

考点10★心律失常——快速心律失常

【病因】

（1）西医：可见于无器质性心脏病者，以及各种器质性心脏病，如室性心动过速、房颤和房扑。

（2）中医：感受外邪、情志失调、饮食不节、劳欲过度、久病失养、药物因素。

【临床表现】

（1）期前收缩：可无症状，频发者可有心悸、胸闷、头晕、乏力等。听诊有心脏提前搏动。

（2）阵发性室上性心动过速：呈阵发性，心率在160次/分以上，感心悸、胸闷、头晕、乏力、胸痛或紧压感。持续时间长者，可发生血流动力学障碍，表现为面色苍白、四肢厥冷、血压降低，偶可晕厥等。

（3）心房纤颤：阵发性房颤或房颤心室率快者有心悸、胸闷、头晕、乏力等。听诊心音强弱不等、心律绝对不规则、脉搏短绌等。

考点11★★原发性高血压

【病因】

（1）西医：①遗传因素。②环境因素：高钠、低钾膳食，超重和肥胖，饮酒，精神紧张，缺乏体力活动，年龄等。

（2）中医：肝阳上亢、痰湿中阻、瘀血阻络、肝肾阴虚、阴阳两虚。

【临床表现】

（1）一般症状、体征：头晕、头痛、颈项板紧、疲劳、心悸；主动脉瓣区第二心音亢进,主动脉瓣收缩期杂音。长期持续高血压可见心尖搏动向左下移位、心界向左下扩大等左心室肥大体征,还可闻及第四心音。

(2)并发症

①心:左心室肥厚、扩大,形成高血压性心脏病,最终可导致充血性心力衰竭。

②脑:并发急性脑血管病,包括脑出血、短暂性脑缺血、脑血栓形成等。

③肾:并发肾动脉硬化等肾脏病变。

④主动脉夹层。

(3)高血压危重症

①恶性高血压:发病急,血压显著升高,舒张压持续≥130mmHg,头痛、视力减退、视网膜出血、渗出和视神经乳头水肿。肾功能损害明显,出现蛋白尿、血尿、管型尿,迅速发生肾功能不全。

②高血压危象:短暂收缩压急剧升高(可达260mmHg),也可伴舒张压升高(120mmHg以上),同时出现剧烈头痛、心悸、气急、烦躁、恶心、呕吐、面色苍白或潮红、视力模糊等。

③高血压脑病:严重头痛、呕吐、意识障碍,轻者仅有烦躁、意识模糊或一过性失明、失语、偏瘫等;重者发生抽搐、昏迷。

【鉴别诊断】

①肾实质病变:急性肾小球肾炎、慢性肾小球肾炎。②肾动脉狭窄。③嗜铬细胞瘤。④原发性醛固酮增多症。⑤库欣综合征。⑥主动脉夹层。

考点12★冠状动脉粥样硬化性心脏病

【危险因素】

冠心病的病因是冠状动脉粥样硬化,与下列因素有关:①血脂异常。②高血压。③吸烟。④糖尿病或糖耐量异常。⑤性别。⑥年龄。⑦肥胖。⑧家族史。

【西医分型】

(1)急性冠脉综合征:①不稳定型心绞痛。②非ST段抬高性心梗。③ST段抬高性心梗。

(2)慢性冠脉病变:①稳定型心绞痛。②缺血性心肌病。③隐匿性冠心病。

1. 心绞痛

【病因】

(1)西医:冠状动脉血流量不能满足心肌代谢的需要。

(2)中医:心血瘀阻、痰浊内阻、阴寒凝滞、气虚血瘀、气阴两虚、心肾阳虚。

【临床表现】

(1)症状:①部位:主要在胸骨体中段或上段之后,可波及心前区,常放射至左肩、左臂内侧达无名指和小指,或至颈、咽或下颌部。②性质:胸痛常为压榨性、闷胀性或窒息性,也可有烧灼感。③诱因:常由体力劳动或情绪激动所诱发,饱食、寒冷、吸烟、心动过速、休克等亦可诱发。④持续时间:疼痛出现后常逐步加重,然后在3~5分钟内渐消失,很少超过15分钟。⑤缓解方式:一般在停止诱发症状的活动后即可缓解,舌下含用硝酸甘油能在几分钟内使之缓解。

（2）体征：发作时常见心率增快、血压升高、表情焦虑、皮肤冷或出汗，有时出现第四或第三心音奔马律。可有暂时性心尖部收缩期杂音、第二心音逆分裂或交替脉。

【鉴别诊断】

①急性心肌梗死。②心脏神经症。③肋间神经痛和肋软骨炎。④不典型疼痛。

2. 急性心肌梗死

【病因】

（1）西医：冠状动脉粥样硬化。

（2）中医：气滞血瘀、寒凝心脉、痰瘀互结、气虚血瘀、气阴两虚、阳虚水泛、心阳欲脱。

【临床表现】

（1）先兆：发病前数日有乏力，胸部不适，活动时心悸、气急、烦躁、心绞痛等前驱症状。

（2）症状：①疼痛。②全身症状。③胃肠道症状。④心律失常。⑤低血压和休克。⑥心力衰竭。

（3）体征：血压降低。部分患者可出现心脏浊音界轻度至中度增大，心尖区第一心音减弱，可出现第四心音（心房性）奔马律，少数有第三心音（心室性）奔马律，可有与心律失常、休克或心力衰竭相关的其他体征。

（4）并发症：①乳头肌功能不全或断裂。②心室壁瘤。③心肌梗死后综合征。④栓塞。⑤心脏破裂。

【鉴别诊断】

①心绞痛。②急性肺动脉栓塞。③急腹症。④急性心包炎。⑤主动脉夹层。

考点13★慢性胃炎

【病因】

（1）西医：①幽门螺杆菌感染（最主要）。②自身免疫。③其他：幽门括约肌功能不全、酗酒等。

（2）中医：肝胃不和、脾胃虚弱、脾胃湿热、胃阴不足、胃络瘀阻。

【临床表现】

（1）症状：幽门螺杆菌引起的慢性胃炎多数病人常无任何症状，部分病人表现为上腹胀满不适、隐痛、嗳气、反酸、食欲不佳等消化不良症状，自身免疫性胃炎患者可伴有贫血及维生素 B_{12} 缺乏。

（2）体征：多不明显，偶见上腹部轻度压痛。

【鉴别诊断】

①消化性溃疡。②慢性胆囊炎。③功能性消化不良。④胃神经症。

考点14★★★消化性溃疡

【病因】

（1）西医：①幽门螺杆菌。②非甾体抗炎药。③胃酸和胃蛋白酶。④其他如吸烟、遗传等。

(2) 中医：肝胃不和、脾胃虚寒、胃阴不足、肝胃郁热、胃络瘀阻。

【临床表现】

(1) 症状：周期性、规律性上腹痛。性质多为灼痛，或钝痛、胀痛、剧痛和（或）饥饿样不适感。多位于上腹，可偏左或偏右。十二指肠溃疡患者空腹痛或（和）午夜痛，腹痛多于进食或服用抗酸药后缓解；胃溃疡患者也可发生规律性疼痛，但多为餐后痛，偶有夜间痛。

(2) 体征：溃疡活动时上腹部可有局限性压痛，缓解期无明显体征。

(3) 特殊类型的消化性溃疡：①复合性溃疡。②幽门管溃疡。③球后溃疡。④巨大溃疡。⑤老年人消化性溃疡。⑥无症状性溃疡。

【并发症】

①出血。②穿孔。③幽门梗阻。④癌变。

【鉴别诊断】

①胃癌。②胃泌素瘤。③功能性消化不良。④慢性胆囊炎和胆石症。

考点15★★ 上消化道出血（2020年版大纲新增考点）

【病因】

(1) 西医：①上消化道疾病。②门脉高压。③上消化道邻近器官或组织的疾病。④全身性疾病。⑤应激相关胃黏膜损伤。

(2) 中医：胃中积热、肝火犯胃、脾不统血、气随血脱。

【临床表现】

①呕血与黑便。②失血性周围循环衰竭。③贫血和血象变化。④发热。⑤氮质血症。

考点16★★ 肝硬化（2020年版大纲新增考点）

【病因】

(1) 西医：①病毒性肝炎。②慢性酒精中毒。③非酒精性脂肪性肝炎。④胆汁淤积。⑤肝脏淤血。⑥其他：遗传代谢性疾病、工业毒物或药物中毒引起的肝硬化等。

(2) 中医：气滞湿阻、寒湿困脾、湿热蕴脾、肝脾血瘀、脾肾阳虚、肝肾阴虚。

【临床表现】

(1) 肝功能代偿期：临床症状较轻，且缺乏特异性，体征多不明显，可有肝大及质地改变，部分有脾肿大、肝掌和蜘蛛痣。肝功能正常或有轻度异常。

(2) 肝功能失代偿期

①肝功能减退的临床表现：全身症状（消瘦乏力，精神不振，严重者卧床不起，肝病面容）、消化道症状（常见食欲减退，厌食，勉强进食后上腹饱胀不适，恶心呕吐）、出血倾向及贫血、内分泌紊乱。

②门静脉高压症的临床表现：脾肿大、侧支循环的建立和开放、腹水。

③并发症：上消化道出血、肝性脑病、感染、原发性肝癌、肝肾综合征、电解质和酸碱平衡紊乱。

【鉴别诊断】

①肝、脾肿大的鉴别：应与血液病、代谢性疾病的肝脾肿大鉴别。②腹腔积液的鉴别：如结核性腹膜炎、慢性肾小球肾炎、缩窄性心包炎、腹内肿瘤、卵巢癌等。③肝硬化并发症的鉴别诊断：应与上消化道出血、肝性脑病、肝肾综合征等鉴别。

考点17★急性胰腺炎

【病因】

（1）西医：①胆道系统疾病。②大量饮酒和暴饮暴食。③感染。④外伤与手术。⑤营养障碍。⑥遗传因素。⑦药物和毒物。

（2）中医：肝郁气滞、湿热瘀毒。

【临床表现】

（1）症状：①腹痛。②恶心、呕吐、腹胀。③发热。④低血压或休克。⑤水、电解质、酸碱平衡及代谢紊乱。

（2）体征：①轻症急性胰腺炎：腹部体征较轻，可有腹胀和肠鸣音减少，无肌紧张和反跳痛。②重症急性胰腺炎：上腹或全腹压痛明显，并有腹肌紧张、反跳痛，肠鸣音减弱或消失，可出现移动性浊音，并发脓肿时可扪及有明显压痛的腹部肿块，伴麻痹性肠梗阻且有明显腹胀，腹水多呈血性。

（3）并发症：①局部并发症：胰腺脓肿、胰腺假性囊肿。②全身并发症。

【鉴别诊断】

①胆石症和急性胰腺炎。②胃及十二指肠溃疡穿孔。③急性肾绞痛。④冠心病或心肌梗死。⑤急性肠梗阻。

考点18★慢性肾小球肾炎

【病因】

（1）西医：由急性肾炎发展而来，其他细菌及病毒（如乙型肝炎病毒等）感染均可引发。

（2）中医：先天禀赋不足、劳倦过度、饮食不节、情志不遂等。

【临床表现】

（1）症状：起病隐匿，发展缓慢。常见蛋白尿、血尿、高血压、水肿以及不同程度的肾功能减退。早期患者可有疲倦乏力、腰部酸痛、食欲缺乏等，多数患者有水肿，有的患者无明显临床症状。

（2）体征：水肿、高血压、贫血。

【鉴别诊断】

①原发性高血压肾损害。②慢性肾盂肾炎。③Alport综合征（遗传性肾炎）。④继发性肾病。⑤急性肾小球肾炎。

考点19★尿路感染

【病因】

（1）西医：①病菌：革兰阴性菌（大肠杆菌）、革兰阳性菌（葡萄球菌）。②易感因素：尿路梗阻、尿路损伤、尿路畸形、女性尿路解剖生理特点、机体抵抗力下降、遗传因素。

(2) 中医：①膀胱湿热。②肝胆郁热。③脾肾亏虚，湿热屡犯。④肾阴不足，湿热留恋。

【感染途径】

①上行感染（主要）。②血行感染。③淋巴道感染。④直接感染。

【临床表现】

(1) 膀胱炎：尿频、尿急、尿痛、排尿困难、下腹部疼痛等，部分患者迅速出现排尿困难。

(2) 肾盂肾炎

①急性肾盂肾炎：全身症状：高热、寒战、头痛，体温多在38℃以上，热型多呈弛张热，亦可呈间歇热或稽留热；泌尿系统症状：尿频、尿急、尿痛、排尿困难等；体格检查：肋腰点（腰大肌外缘与第12肋交叉点）有压痛，肾区叩击痛。

②慢性肾盂肾炎：间断出现尿频、排尿不适、腰酸痛等，部分患者有不同程度的低热以及夜尿增多、低比重尿等表现。

(3) 无症状性菌尿：无尿路感染的症状，尿常规可无明显异常，但尿培养有真性细菌。

(4) 并发症：①肾乳头坏死。②肾周围脓肿。

【鉴别诊断】

①肾结核。②尿道综合征（尿频、排尿困难综合征）。③急性发热性疾病。④肾小球肾炎。

考点20 ★慢性肾衰竭

【病因】

(1) 西医：糖尿病肾病、高血压、肾小动脉硬化、原发性与继发性肾小球肾炎、肾小管间质病变（慢性肾盂肾炎、慢性尿酸性肾病、梗阻性肾病、药物性肾病等）、肾血管病变、遗传性肾病（如多囊肾、遗传性肾炎）等。

(2) 中医：感受外邪、饮食不当、劳倦过度、药毒伤肾、劳伤久病。

【临床表现】

(1) 水、电解质代谢紊乱：①代谢性酸中毒。②水钠代谢紊乱。③钾代谢紊乱。④钙磷代谢紊乱。

(2) 蛋白质、糖类、脂肪和维生素的代谢紊乱。

(3) 心血管系统表现：①高血压和左心室肥厚。②心力衰竭，是尿毒症患者最常见的死亡原因。③尿毒症性心肌病。④心包病变。⑤血管钙化和动脉粥样硬化。

(4) 呼吸系统症状：体液过多或酸中毒时均可出现气短、气促，严重酸中毒可致呼吸深长。

(5) 胃肠道症状：食欲不振、恶心、呕吐、口腔有尿味、消化道出血。

(6) 血液系统表现：肾性贫血和出血倾向。

(7) 神经肌肉系统症状：早期见疲乏、失眠、注意力不集中等，其后见性格改变、抑郁、记忆力减退、判断力降低。尿毒症时常有反应淡漠、谵妄、惊厥、幻觉、昏迷、精神异常等。

（8）内分泌功能紊乱。

（9）骨骼病变：肾性骨病。

考点21★★缺铁性贫血

【病因】

（1）西医：①损失过多。②需铁量增加而摄入量不足。③铁的吸收不良。

（2）中医：先天禀赋不足、饮食不节、长期失血、劳倦过度、妊娠失养、病久虚损、虫积。

【临床表现】

（1）贫血本身的表现：皮肤和黏膜苍白，疲乏无力，头晕耳鸣，眼花，记忆力减退，严重者可出现眩晕或晕厥，活动后心悸、气短，甚至心绞痛、心力衰竭。尚有食欲减退、恶心呕吐、腹胀、腹泻等消化道症状。

（2）组织缺铁症状

①精神和行为改变：妇女疲乏、烦躁、头痛，患儿发育迟缓、烦躁、易激惹、注意力不集中等。

②消化道黏膜病变：口腔炎、舌炎、唇炎、胃酸分泌缺乏及萎缩性胃炎，常见食欲减退、腹胀、嗳气、便秘等。部分患者有异食癖。

③外胚叶组织病变：皮肤干燥，毛发干枯脱落，指甲缺乏光泽、脆薄易裂，甚至反甲等。

【鉴别诊断】

①地中海贫血。②慢性病性贫血。③铁粒幼细胞性贫血。

考点22★★再生障碍性贫血

【病因】

（1）西医：先天性再障是常染色体遗传性疾病，最常见的是范科尼贫血，伴有先天性畸形。继发性再障的原因：①药物因素。②化学毒物。③电离辐射。④病毒感染。⑤免疫因素。⑥其他因素。

（2）中医：先天不足、七情妄动、外感六淫、饮食不节、邪毒外侵、大病久病。

【临床表现】

（1）症状：贫血、感染和出血。贫血多呈进行性；出血以皮肤黏膜多见，严重者有内脏出血；容易感染，引起发热。可伴头晕、乏力、心悸、气短、食欲减退，出虚汗，低热等。

（2）体征：贫血面容，睑结膜、甲床及黏膜苍白，皮肤可见出血点及紫癜。贫血重者，可有心率加快，心尖部可闻及收缩期吹风样杂音，一般无肝脾肿大。按病程经过分为急性与慢性两型。

①急性型再障（重型再障Ⅰ型）：起病急，进展迅速，常以出血和感染发热为首发主要表现。60%以上有内脏出血，主要表现为消化道出血、血尿、女性月经过多、眼

底出血和颅内出血。颅内出血是本病的主要死亡原因。

②慢性型再障：起病和进展缓慢，以贫血为首起和主要表现。

【鉴别诊断】

与阵发性睡眠性血红蛋白尿、骨髓增生异常综合征及低增生性白血病等相鉴别。

考点23 原发免疫性血小板减少症

【病因】

(1) 西医：①感染。②免疫因素。③肝脾的作用。④其他因素。

(2) 中医：外感热毒之邪和内伤脏腑、气血阴阳失调。

【临床表现】

(1) 急性型：多见于儿童，80%以上在发病前1~2周有上呼吸道感染史，特别是病毒感染史。部分患者可有畏寒、寒战、发热。全身皮肤出现瘀点、瘀斑，可见血疱及血肿。鼻出血、牙龈出血、口腔黏膜及舌出血常见，损伤及注射部位可渗血不止或形成大片瘀斑。当血小板低于 $20 \times 10^9/L$ 时，可有内脏出血。颅内出血可致意识障碍，是致死的主要原因。

(2) 慢性型：主要见于青年和中年女性，皮肤、黏膜出血，外伤后出血不止，鼻出血、牙龈出血亦常见。

【鉴别诊断】

应排除继发性血小板减少症，如再生障碍性贫血、白血病、系统性红斑狼疮、药物性免疫性血小板减少等。本病与过敏性紫癜不难鉴别。

考点24★甲状腺功能亢进症

(1) 西医：一般认为，本病主要是在遗传的基础上，因精神刺激、感染等应激因素而诱发的器官特异性自身免疫疾病。

(2) 中医：情志失调、体质因素。

【临床表现】

(1) 症状：①高代谢综合征：怕热多汗，皮肤温暖湿润，体重锐减，疲乏无力。②精神神经系统：神经过敏，幻觉，亚躁狂症；寡言、抑郁。舌、手伸出时可有细震颤，腱反射亢进。③心血管系统：心悸，胸闷，气促等。④消化系统：食欲亢进，易饥多食，大便次数增多等。⑤肌肉骨骼系统：肌肉软弱无力，伴周期性麻痹。⑥生殖系统：女性月经减少，闭经；男性阳痿，偶见乳房发育。

(2) 体征：①甲状腺肿：甲状腺一般呈弥漫性肿大，双侧对称，质地不等，可随吞咽运动上下移动。甲状腺左右叶上下极可有震颤并伴有血管杂音。②非浸润性突眼和浸润性突眼。③胫前黏液性水肿。④心律失常（早搏最常见）。

(3) 特殊的临床表现及类型

①甲状腺危象：高热、大汗、心动过速（140次/分以上）、烦躁、焦虑不安、谵妄、恶心、呕吐、腹泻，严重者可有心衰、休克即昏迷等。

②甲状腺毒症性心脏病：心脏扩大、心律失常或心力衰竭。

③淡漠型甲亢：明显消瘦、心悸、乏力、震颤、头晕、昏厥、神经质或神志淡漠、

腹泻、厌食，伴心房颤动和肌病等。

④亚临床甲亢：血 T_3、T_4 正常，TSH 降低。

⑤其他：T_3 甲状腺毒症、妊娠期甲状腺功能亢进症、胫前黏液性水肿、Greaves 眼病。

【鉴别诊断】

①亚急性甲状腺炎。②慢性淋巴细胞性甲状腺炎。③多结节性毒性甲状腺肿、甲状腺腺瘤及恶性肿瘤。④单纯性甲状腺肿。⑤神经官能症。⑥其他部分不典型患者。

考点 25 ★★★ 糖尿病

【病因】

（1）西医

①1 型糖尿病：遗传因素和环境因素（病毒感染、化学毒性物质、饮食因素等）。②2 型糖尿病：遗传因素和环境因素（增龄、现代生活方式、营养过剩、体力活动不足、子宫内环境、应激、化学毒物等）。③特殊类型糖尿病：不同的单基因缺陷。④妊娠期糖尿病：个体素质及内外环境因素。

（2）中医：禀赋不足、饮食失节、情志失调、劳欲过度、外感热邪。

【临床表现】

（1）代谢紊乱症状群："三多一少"，即多尿、多饮、多食和体重减轻。皮肤瘙痒，尤其外阴瘙痒。血糖升高较快时可致视力模糊。

（2）反应性低血糖及昏迷。

（3）并发症：急性并发症：①糖尿病酮症酸中毒：表现为烦渴、尿多、乏力、恶心呕吐、精神萎靡或烦躁、神志恍惚、嗜睡、昏迷，严重酸中毒时出现深大呼吸，呼吸有烂苹果味。②高渗高血糖综合征：严重脱水和进行性意识障碍。感染性并发症：①皮肤化脓性感染。②真菌感染。③肺结核。④泌尿道感染。慢性并发症：①大血管病变。②微血管病变。③神经病变。④糖尿病足。⑤其他：眼部并发症（视网膜黄斑病、白内障、青光眼等），皮肤病。

【鉴别诊断】

①其他原因所致的尿糖阳性。②继发性糖尿病。

考点 26 ★ 血脂异常（2020 年版大纲新增考点）

【病因】

（1）西医：原发性血脂异常：基因与环境因素。继发性高脂血症：①获得性因素：高脂肪、高胆固醇、高脂肪酸饮食；体重增加；增龄；雌激素缺乏；不良的生活习惯。②全身系统性疾病：糖尿病，肾病，肝胆系统疾病等。③药物：噻嗪类利尿剂、β 受体阻滞剂等。

（2）中医：素体肥胖，饮食不节，恣食肥甘，过逸少动，情志不畅，年老体衰，先天禀赋不足。

【临床表现】

（1）黄色瘤、早发性角膜环和脂血症眼底病变：以黄色瘤较为多见，最常见的是眼睑周围扁平黄色瘤。早发性角膜环出现于 40 岁以下，伴血脂异常。严重的高甘油三酯血症可产生脂血症眼底病变。

(2) 动脉粥样硬化。

考点 27 ★★类风湿关节炎

【病因】

(1) 西医：①感染因素。②遗传因素。③其他因素：内分泌、寒冷、潮湿等。

(2) 中医：正气虚弱，感受风寒湿热之邪。

【临床表现】

(1) 临床特点：缓慢、隐匿发病。受累关节以腕关节、掌指关节和近端指间关节最常见。

(2) 关节表现：晨僵、疼痛与压痛（出现最早）、肿胀、关节畸形、关节功能障碍。

(3) 关节外表现：①类风湿结节。②类风湿血管炎。③肺：咳嗽、气短等。④心脏：可伴发心包炎、心肌炎和心内膜炎。⑤神经系统。⑥其他：发热、乏力、贫血、口干、眼干等。

【鉴别诊断】

①骨关节炎。②痛风性关节炎。③强直性脊柱炎。④系统性红斑狼疮。

考点 28 脑梗死

1. 动脉硬化性脑梗死

【病因】

(1) 西医：①动脉管腔狭窄和血栓形成。②血管痉挛。

(2) 中医：①肝阳暴亢，风火上扰。②风痰瘀血，痹阻脉络。③痰热腑实，风痰上扰。④气虚血瘀，脉络不畅。

【临床表现】

(1) 一般特点：动脉粥样硬化所致者以中、老年人多见；动脉炎所致者以中青年多见。常在安静或休息状态下发病。神经系统局灶性症状及体征多在发病后10余小时或1~2天内达到高峰。

(2) 临床类型

①根据症状和体征的演进过程划分：完全性卒中、进展性卒中、缓慢进展性卒中、可逆性缺血性神经功能缺失。

②根据梗死的特点划分：大面积脑梗死、分水岭脑梗死、出血性脑梗死、多发性脑梗死。

(3) 不同动脉闭塞的症状和体征

闭塞部位	临床表现
颈内动脉	出现病灶侧单眼一过性黑矇，或病灶侧 Horner 征

续表

闭塞部位		临床表现
大脑中动脉	主干	三偏症状
	皮层支	上分支闭塞时可见病灶对侧偏瘫和感觉缺失等；下分支闭塞时可见感觉性失语、命名性失语和行为障碍等，而无偏瘫
	深穿支	对侧中枢性上下肢均等性偏瘫；对侧偏身感觉障碍；主侧半球病变可见皮质下失语
大脑前动脉	主干	发生于前交通动脉之后可有对侧中枢性面舌瘫及偏瘫，以面舌瘫及下肢瘫为重，可伴轻度感觉障碍等
	皮层支	对侧下肢远端为主的中枢性瘫，可伴感觉障碍；对侧肢体短暂性共济失调、强握反射及精神症状
	深穿支	对侧中枢性面舌瘫及上肢近端轻瘫
大脑后动脉		临床上较少见
椎-基底动脉		主干闭塞引起广泛的脑桥梗死，分支闭塞导致脑干或小脑不同水平的梗死
小脑梗死		眩晕、恶心、呕吐、眼球震颤、共济失调等

【鉴别诊断】

①脑出血。②脑栓塞。③颅内占位性病变。

2. 脑栓塞

【病因】

①心源性（最常见）：慢性心房纤颤、风湿性心脏病、感染性心内膜炎、心肌梗死或心肌病的附壁血栓等。②非心源性：主动脉弓及其发出的大血管的动脉粥样硬化斑块和附着物脱落。③来源不明：不能确定原因。

【临床表现】

（1）病史：以青壮年多见。多在活动中突然发病，常无前驱表现，症状多在数秒至数分钟内发展到高峰，是发病最急的脑卒中，且多表现为完全性卒中。

（2）症状和体征：①意识障碍。②局限性神经缺失症状与栓塞动脉供血区的功能相对应。③原发疾病表现。④脑外多处栓塞证据。

考点29★★★脑出血

【病因】

（1）西医：①高血压合并小动脉硬化（最常见）。②脑动脉粥样硬化。③继发于脑梗死的出血。④先天性脑血管畸形或动脉瘤。⑤血液病。⑥抗凝或溶血栓治疗。

（2）中医：参见"动脉硬化性脑梗死"。

【临床表现】

（1）基底节区（内囊区）出血：①壳核出血：突发病灶对侧偏瘫、偏身感觉障碍和同向偏盲，双眼球向病灶对侧同向凝视不能，主侧半球可有失语、失用。②丘脑出血:突发对侧偏瘫、偏身感觉障碍和同向偏盲等。③尾状核头出血:仅有脑膜刺激征而无明显瘫痪,可有对侧中枢性面舌瘫。

(2) 脑叶出血:①额叶出血:前额痛、呕吐、痫性发作;对侧偏瘫、共同偏视、精神障碍;优势半球出血时可见运动性失语。②顶叶出血:偏侧感觉障碍;对侧下象限盲;优势半球出血时可见混合性失语。③颞叶出血:对侧中枢性面舌瘫及以上肢为主的瘫痪;对侧上象限盲;优势半球出血时可见感觉性失语或混合性失语;颞叶癫痫、幻嗅、幻视。④枕叶出血:对侧同向性偏盲,黄斑回避现象,一过性黑蒙和视物变形。

(3) 脑桥出血:轻症或早期检查时可发现单侧脑桥损害的体征,重症脑桥出血多很快波及对侧,患者迅速出现昏迷、四肢瘫痪,双侧病理征阳性等。

(4) 小脑出血:突发眩晕,频繁呕吐,枕部头痛,一侧肢体共济失调而无明显瘫痪,可有眼球震颤,一侧周围性面瘫,但无肢体瘫痪。重症大量出血者呈进行性颅内压迅速增高,发病时或发病后12~24h内出现昏迷及脑干受压症状,多在48h内因急性枕骨大孔疝而死亡。

(5) 脑室出血:小量出血见头痛、呕吐、脑膜刺激征;大量出血见突然昏迷,脑膜刺激征、四肢弛缓性瘫痪等。

考点30 癫痫

【病因】

(1) 西医:①遗传。②先天性疾病。③遗传代谢性疾病。④中枢神经系统感染。⑤脑血管疾病。⑥其他颅脑疾病。⑦全身性疾病。

(2) 中医:七情失调,先天因素,脑部外伤,饮食不节,劳累过度,或患他病之后。

【临床表现】

(1) 部分性发作:①单纯部分性发作:部分性运动性发作(一侧口角、眼睑、手指或足趾、足部肌肉的发作性抽搐)、感觉性发作(对侧身体局限部位有针刺感、麻木感、触电感等)、自主神经症状的发作(烦渴、欲排尿、出汗、面部及全身皮肤发红、呕吐、腹痛等)、精神症状的发作(各种类型遗忘症、情感异常、错觉)。②复杂部分性发作:发作时突然与外界失去接触,进行一些无意识的动作,清醒后对发作经过无记忆。③部分性发作继发全面性发作:病人意识丧失,全身强直-阵挛;发作后记忆丧失而忘却先出现的部分性发作症状。

(2) 全面性发作

①强直-阵挛发作:以意识丧失和全身对称性抽搐为特征。

②强直性发作:突发肢体或躯干强直收缩,其后不出现阵挛期。

③肌阵挛发作:身体一部分或全身肌肉突然、短暂的单次或重复跳动。

④失神发作:意识短暂丧失,失去知觉。

⑤失张力发作:因部分或全身肌肉张力的突然丧失而跌倒地上,但不发生肌肉的强直性收缩。

(3) 癫痫持续状态:患者出现强直阵挛性发作持续5分钟以上即有可能发生神经元损伤,对于GTCS的患者持续时间超过5分钟应考虑诊断为癫痫持续状态。病人始终处于昏迷状态,随反复发作而间歇期越来越短,体温升高,昏迷加深。如不及时采取紧急措施终止发作，病人将因衰竭而死亡。

考点31★有机磷杀虫药中毒

【临床表现】

（1）急性中毒

1）主要症状和体征

①毒蕈碱样症状：又称为M样症状。先有苍白、皮肤湿冷、多汗、恶心、呕吐、腹痛，还有流泪、流涕、流涎、腹泻、尿频、大小便失禁、心跳减慢和瞳孔缩小、支气管痉挛、呼吸道分泌物增多、咳嗽、气急，严重者出现肺水肿。

②烟碱样症状：又称为N样症状。表现为横纹肌肌束颤动至全身肌肉抽搐，肌无力至全身瘫痪，血压升高或陡降，心率缓慢或增快等，最后可因呼吸肌麻痹而死亡。

③中枢神经系统症状：中枢神经系统受乙酰胆碱刺激后有头晕、头痛、疲乏、共济失调、烦躁不安、谵妄，严重者抽搐、昏迷，可因中枢性呼吸衰竭而死亡。

2）迟发性多发性神经病。

3）中间型综合征。

4）局部损害。

（2）慢性中毒：头痛、头昏、恶心、食欲缺乏、乏力、容易出汗。部分患者可见瞳孔缩小、肌肉纤维颤动等。

【鉴别诊断】

与急性胃肠炎、细菌性食物中毒、中暑和脑炎、其他种类杀虫药中毒等鉴别。

考点32★★★病毒性肝炎

【病因病理】

（1）传播途径

①甲型肝炎：经口传播。

②乙型肝炎：母婴围产期传播、医源性传播、密切接触传播。

③丙型肝炎：经血传播。

④丁型肝炎：同乙型肝炎。

⑤戊型肝炎：经粪－口途径传播。

（2）中医病因：湿热疫毒隐伏。

【临床表现】

（1）急性肝炎

急性肝炎		临床表现
急性黄疸性肝炎	黄疸前期	全身乏力、食欲减退、恶心、呕吐、厌油、腹胀、肝区痛、尿色加深等，ALT升高
	黄疸期	自觉症状好转，发热消退，尿黄加深，巩膜和皮肤出现黄疸，1～3周内黄疸达高峰。肝功能检查ALT和胆红素升高，尿胆红素阳性
	恢复期	症状逐渐消失，黄疸消退，肝、脾回缩，肝功能逐渐恢复正常
急性无黄疸型肝炎		除无黄疸外，其他临床表现与黄疸型肝炎相似

续表

急性肝炎	临床表现
急性丙型肝炎	多无明显症状或症状很轻，多数病例无发热，血清 ALT 呈轻中度升高
急性丁型肝炎	与急性乙型肝炎相似，大多为黄疸型，偶见双峰型 ALT 升高
戊型肝炎	与甲型肝炎相似，但黄疸前期较长，症状较重，自觉症状至黄疸出现后 4~5 天方可缓解

（2）慢性肝炎

慢性肝炎	临床表现
轻度	病情较轻，可反复出现乏力，头晕，食欲减退，厌油，尿黄，肝区不适，睡眠不佳，肝稍大有轻触痛，可有轻度脾大
中度	症状、体征、实验室检查居于轻度和重度之间
重度	有明显或持续的肝炎症状，如乏力、纳差、腹胀、尿黄、便溏等，伴肝病面容、肝掌、蜘蛛痣、脾大，ALT 和（或）AST 反复或持续升高，白蛋白降低或 A/G 比值异常，丙种球蛋白明显升高

（3）重型肝炎（肝衰竭）

重型肝炎	临床表现
急性	以急性黄疸型肝炎起病，但病情发展迅猛，2 周内出现极度乏力，严重消化道症状，出现神经、精神症状，表现为嗜睡、性格改变、烦躁不安、昏迷等，体检可见扑翼样震颤及病理反射，有肝性脑病，黄疸急剧加深，胆酶分离，肝浊音界进行性缩小，有出血倾向，PTA 小于 40%，血氨升高，出现中毒性鼓肠、肝臭、急性肾衰竭
亚急性	以急性黄疸型肝炎起病，15 天至 24 周出现极度乏力、食欲缺乏、频繁呕吐、腹胀等中毒症状，黄疸进行性加深，胆红素每天上升≥17.1μmol/L 或大于正常值 10 倍，明显腹胀，有肝性脑病，有明显出血现象，凝血酶原时间显著延长，凝血酶原活动度小于 40%
慢性	临床表现同亚急性重型肝炎

（4）淤胆型肝炎：急性淤胆型肝炎起病类似急性黄疸型肝炎，但自觉症状较轻。黄疸较深，持续 3 周以上，甚至持续数月或更长。有皮肤瘙痒，大便颜色变浅，肝大。肝功能检查血清胆红素明显升高，以直接胆红素为主，PTA >60%，γ-GT、ALP 或 AKP、TBA、CHO 等升高。在慢性肝炎或肝硬化基础上发生上述表现者，为慢性淤胆型肝炎。

（5）肝炎肝硬化

分期	临床表现
活动期	有慢性肝炎活动的表现，ALT 升高，乏力及消化道症状明显，黄疸，白蛋白下降，伴门脉高压征表现
静止期	无肝脏炎症活动的表现，症状轻或无特异性

【鉴别诊断】

(1) 其他原因引起的黄疸：①溶血性黄疸。②肝外梗阻性黄疸。

(2) 其他原因引起的肝炎：①其他病毒所致的肝炎。②感染中毒性肝炎。③药物性肝损害。④酒精性肝病。⑤自身免疫性肝炎。⑥脂肪肝及妊娠期急性脂肪肝。

Ⅱ 外科疾病

考点 33 ★乳腺增生病

【病因】

(1) 西医：卵巢功能失调。

(2) 中医：肝气不疏、冲任失调。

【病理分型】

可分为乳痛症型（生理性的单纯性乳腺上皮增生症）、普通型腺病小叶增生症型、纤维腺病型、纤维化型和囊肿型（即囊肿性乳腺上皮增生症）。

【临床表现】

(1) 症状：①乳房肿块。②乳房胀痛。③乳头溢液。

(2) 体征：乳房内可扪及多个形态不规则的肿块，多呈片块状、条索状或颗粒状结节，也可各种形态混合存在。

【鉴别诊断】

①乳房纤维瘤。②乳腺导管扩张症。③乳腺癌。

考点 34 ★★急性乳腺炎（2020 年版大纲新增考点）

【病因】

(1) 西医：①乳汁淤积。②细菌入侵。

(2) 中医：产后乳头损伤、外邪入侵，乳汁过多，情志内伤，饮食不节。

【临床表现】

(1) 症状：①乳房肿胀疼痛。②发热。

(2) 体征：①初起时患部压痛，结块或有或无，皮色微红或不红。②化脓时患部肿块逐渐增大，结块明显，皮肤红热水肿，触痛显著，拒按。③脓已成时肿块变软，按之有波动感。

【鉴别诊断】

①炎性乳癌。②乳腺导管扩张症。③哺乳期外伤性乳房血肿。

考点 35 ★急性阑尾炎

【病因】

(1) 西医：①阑尾腔梗阻学说。②细菌感染学说。③神经反射学说。

(2) 中医：饮食不节、寒温不适、情志不畅、暴急奔走或跌仆损伤。

【临床表现】

(1) 症状：①转移性右下腹疼痛。②胃肠道症状。③全身症状。

(2) 体征：①压痛。②反跳痛。③腹肌紧张。④右下腹包块。⑤其他：结肠充气试验、腰大肌试验、闭孔内肌试验均出现阳性。直肠指诊、经穴触诊均有触痛。

【鉴别诊断】

①胃十二指肠溃疡穿孔。②急性胃肠炎。③急性肠系膜淋巴结炎。④右肺下叶大叶性肺炎或右侧胸膜炎。⑤急性胆囊炎、胆石症。⑥右侧输尿管结石。⑦异位妊娠破裂。

考点36★肠梗阻

【病因】

(1) 西医：病因复杂。

(2) 中医：饮食不节、寒邪凝滞、热邪郁闭、气血瘀阻、燥屎内结、蛔虫聚团。

【临床表现】

(1) 症状：①腹痛。②呕吐。③腹胀。④停止排气排便。

(2) 体征：①全身情况：晚期有脱水表现，严重者可见休克。②腹部体征：腹部膨胀；可出现轻压痛，或腹膜刺激征；叩诊一般呈鼓音，或移动性浊音；肠鸣音亢进，麻痹性肠梗阻时，肠鸣音减弱或消失。

(3) 直肠指检：直肠肿瘤引起肠梗阻时，可触及直肠内肿物；肠套叠、绞窄性肠梗阻时，指套可染有血迹。

【鉴别诊断】

①机械性与动力性肠梗阻的鉴别。②单纯性与绞窄性肠梗阻的鉴别。③高位肠梗阻与低位肠梗阻的鉴别。④完全性肠梗阻与不完全性肠梗阻的鉴别。⑤肠梗阻病因的鉴别。

考点37★★胆石症

【病因】

(1) 西医：①胆固醇结石：胆汁内胆固醇浓度过高、胆汁酸盐和卵磷脂含量相对减少、胆汁中胆固醇成核过程异常、胆囊因素。②胆色素结石：胆道感染和梗阻、胆道蛔虫症。

(2) 中医：情志不遂、饮食失节、蛔虫上扰、久病耗阴、劳欲过度、郁久化热、胆汁久淤。

【临床表现】

(1) 胆囊结石：分为静止性结石和有症状结石，前者主要在体格检查、手术或尸体解剖时偶然发现。后者只有少数人出现，常表现为急性或慢性胆囊炎的临床表现。主要表现为胆绞痛。体格检查可有上腹部压痛及 Murphy 征阳性。

(2) 肝外胆管结石：①当结石造成胆管梗阻时，出现腹痛或黄疸。②继发胆管炎时，出现腹痛、寒战、高热和黄疸（典型的夏柯三联征）。③合并胆管炎时，可有不同程度的腹膜炎体征。

(3) 肝内胆管结石：①不合并感染时，表现为肝区持续性闷胀痛。②合并感染时，表现为寒战、高热、腹痛及黄疸。

【鉴别诊断】

①胃十二指肠溃疡。②传染性肝炎。③壶腹周围癌。

考点38 ★★ 下肢深静脉血栓形成（2020年版大纲新增考点）

【病因】

(1) 西医：①静脉损伤。②血流缓慢。③血液高凝状态。

(2) 中医：久卧、久坐、产后伤气、手术外伤等致气血运行不畅。

【临床表现】

中央型	①症状：患肢沉重、胀痛或酸痛，股三角区疼痛。②体征：全下肢肿胀明显，患侧髂窝股三角区有疼痛和压痛；胫前可有压陷痕，患侧浅静脉怒张，伴发热
周围型	①症状：大腿或小腿肿痛、沉重、酸胀，发生在小腿深静脉者疼痛明显，不能踏平行走。②体征：股静脉为主的大腿肿胀，程度不重，皮温升高不明显，皮肤正常或稍红。局限于小腿深静脉者小腿剧痛，跛行，腓肠肌压痛明显，Homans征阳性
混合型	①症状：全下肢沉重、酸胀、疼痛，股三角及腘窝和小腿肌肉疼痛。②体征：下肢肿胀，股三角、腘窝、腓肠肌处压痛明显
并发症	下肢回流障碍、肺栓塞。后遗症：深静脉瓣膜功能不全综合征、再次形成血栓

【鉴别诊断】

①心源性水肿。②淋巴水肿。

考点39 ★★ 直肠癌（2020年版大纲新增考点）

【病因】

(1) 西医：①饮食因素。②癌前病变。③直肠慢性炎症。④遗传因素。

(2) 中医：忧思抑郁、脾胃不和、湿热蕴结、饮食不洁、久泻久痢。

【临床表现】

①排便习惯改变。②出血。③脓血便。④大便变细或变形。⑤转移征象。

考点40 湿疹

【病因】

(1) 西医：①外在因素：生活环境、气候条件等。②内在因素：过敏体质、新陈代谢障碍、病灶感染等。

(2) 中医：①禀赋不耐。②饮食失节，或过食辛辣刺激、荤腥动风之物。③外受风邪。

【临床表现】

(1) 急性湿疹：急性发病，皮损多为密集的粟粒大小的丘疹、丘疱疹，基底潮红，病变常为片状或弥漫性，无明显边界。皮损呈多形性，常有红斑、潮红、丘疹、丘疱疹、水疱、脓疱、流滋、结痂等数种皮损共存。可发生在身体的任何部位，亦可泛发全身，但常发于头面、耳后、手足、阴囊、外阴、肛门等，多呈对称分布。

(2) 亚急性湿疹：皮损较急性湿疹轻，以丘疹、结痂、鳞屑为主，仅有少量水疱及轻度糜烂。

(3) 慢性湿疹：皮损表现为皮肤肥厚粗糙、浸润、色暗红或紫褐色，有不同程度的苔藓样变。表面常附有鳞屑伴抓痕、血痂、色素沉着等。皮损多局限于某一部位。

发生于手足及关节部位者常易出现皲裂，自觉疼痛，影响活动。自觉瘙痒，呈阵发性。

【鉴别诊断】

①接触性皮炎。②药物性皮炎。③神经性皮炎。

考点41 ★★荨麻疹（2020年版大纲新增考点）

【病因】

（1）西医：①免疫性荨麻疹：变态反应。②非免疫性荨麻疹：生物、化学、物理因素。③其他：饮酒、发热、受冷、运动、情绪紧张。

（2）中医：禀赋不足，卫外不固；表虚不固；肠胃湿热，复感风邪；平素体弱，气血不足；病久气血耗伤。

【临床表现】

本病可以发生于任何年龄和季节。发病突然，在皮肤上出现大小形态不一的鲜红或白色的风团，少数患者也可仅有水肿性红斑。自觉灼热，瘙痒剧烈。部分患者可有怕冷、发热等症状。荨麻疹型血管炎者的皮损可发生于任何部位，但以面部、上肢和躯干部最多见，反复发作风团，有时为多形红斑样皮损，其上可见微细紫癜，皮损消退后遗留紫癜、鳞屑或色素沉着。

按病程长短可分为急性和慢性。急性者骤发速愈，一般经1周左右可以痊愈；慢性者病程在1~2个月或以上，反复发作，迁延数月，甚至数年。

【鉴别诊断】

①接触性皮炎。②多形性红斑。

考点42 ★★甲状腺腺瘤（2020年版大纲新增考点）

【病因】

（1）西医：①慢性促甲状腺素的刺激及缺碘。②摄入致甲状腺肿物质。

（2）中医：肝郁气滞、痰凝血瘀、肝肾亏虚。

【临床表现】

多以颈前无痛性肿块为首发症状，常偶然发现。颈部出现圆形或椭圆形结节，质韧有弹性，表面光滑，边界清楚，无压痛，多为单发，随吞咽上下移动。多数病人无任何症状。腺瘤生长缓慢。

【鉴别诊断】

①结节性甲状腺肿。②甲状舌骨囊肿。③甲状腺癌。

Ⅲ 妇产科疾病

考点43 排卵障碍性异常子宫出血

【病因】

（1）西医：精神紧张、情绪变化、营养不良、代谢紊乱及环境、气候骤变。

（2）中医：血热（虚热、实热）、肾虚、脾虚、血瘀。

【临床表现】

异常子宫出血（最常见）：月经周期紊乱、经期长短不一、经量不定或增多、大量出血。出血量多或时间长时常继发贫血，大量出血可导致休克。

【鉴别诊断】

①异常妊娠或并发症。②生殖器肿瘤。③生殖器感染。④性激素药物使用不当。⑤全身性疾病。⑥生殖道损伤。

考点 44 ★★阴道炎症（2020 年版大纲新增考点）

【病因】

（1）西医：①滴虫性阴道炎：阴道毛滴虫。有直接传播、间接传播、医源性传播。②外阴阴道假丝酵母菌病：假丝酵母菌为致病菌。感染途径为内源性传染、性交、衣物传染。③细菌性阴道病：病原体为加德纳菌、厌氧菌及人型支原体，与频繁性交或阴道灌洗有关。④萎缩性阴道炎：卵巢功能减退，阴道上皮糖原减少，抵抗力下降，致病菌过度繁殖。

（2）中医：肝经湿热、湿虫滋生。

【临床表现】

（1）滴虫性阴道炎：白带多，呈灰黄色稀薄泡沫状。阴道口及外阴瘙痒。阴道黏膜点状充血，后穹隆有多量灰黄色稀薄脓性分泌物，多呈泡沫状。

（2）外阴阴道假丝酵母菌病：白带增多，呈白色凝乳状或豆渣样，略带腥臭味。外阴及阴道奇痒。阴道黏膜附有白色膜状物，擦去后见黏膜充血红肿。

（3）细菌性阴道病：分泌物增多，灰白色稀薄，有鱼腥臭味。腹部坠胀，有灼痛感、瘙痒，性交痛。阴道黏膜无红肿、充血等炎症反应，分泌物易从阴道壁拭去。

（4）萎缩性阴道炎：阴道分泌物增多，多呈水状，外阴瘙痒，灼热，干涩感。外阴、阴道潮红、充血、萎缩，呈老年性改变，黏膜皱襞消失，上皮平滑、菲薄。

【鉴别诊断】

①生殖道恶性肿瘤。②各种阴道炎症。

考点 45 盆腔炎性疾病

【病因】

（1）西医：年龄、性活动、下生殖道感染、宫腔内手术操作后感染、性卫生不良、邻近器官炎症直接蔓延、盆腔炎性疾病再次急性发作为高危因素。

（2）中医：①盆腔炎性疾病：热毒炽盛、湿热瘀结。②盆腔炎性后遗症：气滞血瘀、寒湿凝滞、气虚血瘀。

【感染途径】

①沿生殖器黏膜上行蔓延。②经淋巴系统蔓延。③经血循环蔓延。④直接蔓延。

【临床表现】

（1）症状：常见下腹痛、发热、阴道分泌物增多。若病情严重可有寒战、高热、头痛、食欲缺乏。月经期发病可出现经量增多，经期延长。若有腹膜炎，则出现消化系统症状。若有脓肿形成，可有下腹部包块及局部压迫刺激症状。

（2）体征：轻者无明显异常发现，或妇科检查仅发现宫颈举痛或宫体压痛或附件区压痛。严重病例呈急性病容，体温升高，心率加快，下腹部有压痛、反跳痛及肌紧张，甚至出现腹胀，肠鸣音减弱或消失。阴道可见脓性臭味分泌物；宫颈充血、水肿。

穹隆触痛明显；宫颈举痛；宫体稍大，有压痛，活动受限；子宫两侧压痛明显。

【鉴别诊断】

应与急性阑尾炎、输卵管妊娠流产或破裂、卵巢囊肿蒂扭转或破裂等急症相鉴别。

考点46 先兆流产

【病因】

(1) 西医：遗传因素、母体因素、免疫因素、环境因素。

(2) 中医：胎元因素、母体因素。

【临床表现】

停经后有早孕反应，出现阴道少量流血，或时下时止，或淋漓不断，色红，持续数日或数周，无腹痛或有轻微下腹胀痛、腰痛及下腹坠胀感。宫口未开，胎膜未破，妊娠物尚未排出，子宫大小与停经周数相符。

【鉴别诊断】

(1) 流产不同类型的鉴别要点

流产类型	症状		妇科检查			辅助检查
	出血	下腹痛	妊娠物排出	宫颈口	子宫大小	妊娠试验	B超检查
先兆流产	少	轻	无	闭合	与孕周相符	+	胚胎存活
难免流产	中→多	加剧	无	扩张	相符或略小	+或-	胚胎堵在宫口
不全流产	少→多	减轻	部分排出	扩张或有物堵塞	小于孕周	+或-	排空或有
完全流产	少→无	无	全部排出	闭合	正常或稍大	+或-	宫内无妊娠物

(2) 疾病鉴别：①异位妊娠。②葡萄胎。③排卵障碍性异常子宫出血。④子宫肌瘤。

考点47★★异位妊娠

【病因】

(1) 西医：①输卵管炎症（主要）。②输卵管妊娠史或手术史。③输卵管发育不良或功能异常。④与辅助生殖技术的应用有关。⑤宫内节育器避孕失败。⑥输卵管周围肿瘤压迫及输卵管子宫内膜异位症。

(2) 中医：少腹宿有瘀滞，冲任不畅，先天肾气不足。

【临床表现】

(1) 症状：①停经。②腹痛。③阴道出血。④晕厥休克。⑤腹部包块。

(2) 体征

①一般情况：腹腔内出血多时呈贫血貌。失血性休克时，患者面色苍白，四肢湿冷，脉搏快而细弱，血压下降。体温一般正常或略低，腹腔内血液吸收时体温可略

升高。

②腹部检查：检查下腹有明显压痛、反跳痛，以患侧为著，但腹肌紧张较轻，内出血多时可出现移动性浊音。少数患者下腹部可触及包块。

③盆腔检查：阴道内可有少量暗红色血液，后穹隆可饱满、触痛，宫颈可有举痛或摆痛，子宫相当于停经月份或略大而软，宫旁可触及有轻压痛的包块。内出血多时，子宫有漂浮感。

【鉴别诊断】

应与流产、急性输卵管炎、急性阑尾炎、卵巢囊肿蒂扭转、黄体破裂相鉴别。

考点48★★子宫肌瘤（2020年版大纲新增考点）

【病因】

（1）西医：相关因素有遗传因素、雌激素作用、孕激素作用。

（2）中医：气滞血瘀、气虚血瘀、痰湿瘀阻、湿热瘀阻、肾虚血瘀。

【临床表现】

（1）症状：①月经异常：月经量多，经期延长，或不规则阴道出血。②下腹包块。③压迫症状：压迫膀胱出现尿频尿急；压迫肠道引起下腹坠胀、便秘；压迫宫颈部可出现排尿困难、尿潴留。④其他：黏膜下肌瘤可引起阴道排液增多或有血性分泌物；浆膜下肌瘤蒂扭转可出现急性腹痛，肌瘤红色样变可有剧烈腹痛伴发热；长期出血可引起继发贫血等。

（2）体征：肌瘤大于孕3月子宫大小时，可在下腹部扪及实质性不规则肿块。妇科检查可发现子宫增大，表面不规则单个或多个结节或包块状突起，或触及单个球形肿块与子宫相连，质地硬。

【鉴别诊断】

①妊娠。②卵巢肿瘤。③子宫腺肌病。④子宫肥大症。⑤盆腔炎性包块。

Ⅳ 儿科疾病

考点49 小儿肺炎

【临床表现】

（1）轻症肺炎

①症状：以发热、咳嗽、气促为主。

②体征：肺部体征早期可不明显或仅有呼吸音粗糙，以后可闻及固定的中、细湿啰音。

（2）重症肺炎

①循环系统：常见心肌炎和心力衰竭。心力衰竭的表现为：心率突然加快，超过180次/分；呼吸突然加快，超过60次/分；突然发生极度烦躁不安，明显发绀，皮肤苍白发灰，指（趾）甲微血管再充盈时间延长；心音低钝，有奔马律，颈静脉怒张；肝脏迅速增大；颜面、眼睑或下肢水肿，尿少或无尿。

②神经系统：常见烦躁不安、嗜睡，或两者交替出现。继而出现昏迷，惊厥，前囟隆起，呼吸不规则，瞳孔对光反应迟钝或消失，及有脑膜刺激征。

③消化系统：常见食欲不振，呕吐，腹泻，腹胀等。重症肺炎可见中毒性肠麻痹，肠鸣音消失，腹胀严重时致使膈肌上升，压迫胸部，使呼吸困难加重。

【鉴别诊断】

①急性支气管炎。②支气管异物。③肺结核。

考点50 小儿腹泻病

【临床表现】

（1）胃肠道症状：大便次数增多，每日数次至数十次，多为黄色水样或蛋花样大便，含有少量黏液，少数患儿也可有少量血便。食欲低下，常有呕吐，严重者可吐咖啡色液体。

（2）其他症状：①脱水。②代谢性酸中毒。③低钾血症。④低钙和低镁血症。

【鉴别诊断】

①生理性腹泻。②导致小肠消化吸收功能障碍的各种疾病。③细菌性痢疾。④坏死性肠炎。

考点51 ★★水痘

【临床表现】

典型水痘：前驱期可无症状或仅有轻微症状，可见低热或中等程度发热、头痛、全身不适、乏力、食欲减退、咽痛、咳嗽等，持续1～2天即迅速进入出疹期。

皮疹特点：

①红斑疹，数小时后变为深红色丘疹，再经数小时发展为疱疹。位置表浅，形似露珠水滴，椭圆形，3～5mm大小，壁薄易破，周围有红晕。疱液初透明，数小时后变为混浊，若继发化脓性感染则成脓疱，常因瘙痒使患者烦躁不安。

②皮疹呈向心分布，先出现于头面、躯干，继为四肢，四肢远端、手掌及足底均较少。部分患者鼻、咽、口腔、结膜和外阴等处黏膜可发疹，黏膜疹易破，形成溃疡而疼痛。

③水痘皮疹先后分批陆续出现，每批历时1～6天，皮疹数目为数个至数百个不等。同一时期常可见斑、丘、疱疹和结痂同时存在。

④疱疹持续2～3天后从中心开始干枯结痂，再经1周痂皮脱落，一般不留疤痕，若继发感染则脱痂时间延长，甚至可能留有疤痕。

【鉴别诊断】

①丘疹样荨麻疹。②手足口病。

考点52 流行性腮腺炎（2020年版大纲新增考点）

【临床表现】

（1）典型临床表现：腮腺肿大（首发）。先于一侧肿大，继之累及对侧。以耳垂为中心，向前、后、下发展，边缘不清，触之有弹性感及触痛，表面皮肤不红，张口、咀嚼困难，当进食酸性食物促使唾液腺分泌时疼痛加剧。腮腺导管口（位于上颌第二磨牙旁的颊黏膜处）在早期常有红肿。腮肿1～3天达高峰，1周左右逐渐消退。有时颌下腺或舌下腺可以同时受累。不典型病例可无腮腺肿胀而以单纯睾丸炎或脑膜脑炎的症状出现，也有仅见颌下腺、舌下腺肿胀者。

（2）并发症：①脑膜脑炎。②生殖器并发症。③胰腺炎。④其他：心肌炎、乳腺炎、甲状腺炎、关节炎、肝炎等，部分患儿遗留耳聋。

【鉴别诊断】

①化脓性腮腺炎。②其他病毒性腮腺炎。③急性淋巴结炎。

考点53 ★★手足口病（2020年版大纲新增考点）

【临床表现】

（1）病前1~2周有手足口病接触史。

（2）潜伏期2~7天，多数患儿突然起病，发热，多在38℃左右，伴头痛、咳嗽、流涕、口痛、纳差、恶心、呕吐、泄泻等症状。一般体温越高，病程越长，则病情越重。

（3）口腔及手足部发生疱疹。口腔疱疹多发生在硬腭、颊部、齿龈、唇内及舌部。在口腔疱疹出现1~2天后可见皮肤斑丘疹，呈离心性分布，以手足部多见，并很快变为疱疹。疱疹一般7~10天消退，疹退后无瘢痕及色素沉着。

【鉴别诊断】

①水痘。②疱疹性咽峡炎。

V 骨科疾病

考点54 ★★颈椎病

【病因】

（1）西医：①颈椎间盘退行性变。②颈椎骨质增生。③颈部受伤。

（2）中医：①肝肾不足。②筋骨懈惰。③颈部的冷刺激。④外邪的侵袭。⑤毒邪的感染。

【临床表现】

分型	临床表现
颈型	①症状：颈部疼痛，可放射到枕部或肩部，颈肌僵硬，头颈活动受限。②体征：头颈往往限制在一定位置，一侧疼痛者头偏向另一侧，患者常用手托住下颌以缓解疼痛
神经根型	①症状：颈肩背疼痛，枕部和后枕部酸痛，并放射到前臂和手指。轻者为持续性酸痛、胀痛，重者可如刀割样、针刺样，有的皮肤过敏，抚摸即有触电感，有的麻木如隔布感。颈后伸，或咳嗽、喷嚏、用力大便时疼痛加剧。部分患者出现手无力、沉重感或持物不稳等。②体征：颈部活动受限，颈项肌肉较紧张，且可在斜方肌、冈上肌、冈下肌、菱形肌或胸大肌上有压痛点。受压神经根皮肤节段分布区感觉减退。腱反射异常，肌力减弱。臂丛神经牵拉试验阳性，颈椎间孔挤压试验阳性
脊髓型	①症状：慢性进行性四肢瘫痪。早期双侧或单侧下肢发紧、麻木、疼痛，走路不稳或有踩棉花感。手部肌肉无力，发抖，活动不灵活。重症者可出现四肢瘫痪、小便潴留或失禁、卧床不起，常有头颈部疼痛、半边脸发热、面部出汗异常等。②体征：颈部活动受限不明显，上肢动作欠灵活。四肢肌张力增高，腱反射亢进；重症时常可引出病理反射，如Hoffman征、Babinski征等阳性，甚至踝阵挛和髌阵挛

续表

分型	临床表现
椎动脉型	①症状：常有头痛、头晕，颈后伸或侧弯时眩晕加重，甚至猝倒，猝倒后颈部位置改变而立即清醒。较少见的症状有声音嘶哑、吞咽困难、视物不清、听力下降、Horner征，还可有心脏症状，若伴神经根压迫则症状更复杂。②体征：颈椎棘突部有压痛。颈椎间孔挤压试验阳性，仰头或转头试验阳性
交感神经型	可与神经根型合并发生。有交感神经兴奋（如头痛或偏头痛，头晕特别在转头时加重，有时伴恶心、呕吐，视物模糊或视力下降、心律不齐、发音障碍等）和抑制的症状（头昏眼花、眼睑下垂、心动过缓、血压下降及胃肠胀气等）
混合型	两种以上压迫同时存在

【鉴别诊断】

①脊髓肿瘤。②肩周炎。③颈椎骨关节炎。④冠状动脉供血不全。⑤胸廓出口综合征。

考点55★★腰椎间盘突出症

【病因】

（1）西医：①腰椎间盘的退变。②慢性劳损。③外伤。④感受寒湿。

（2）中医：①肾虚。②感受风寒湿热邪。③闪挫。④气滞。⑤痰饮。⑥瘀血。

【临床表现】

（1）症状：①多数患者先有腰痛或腰酸，少数患者始终只有腰痛或腿痛。②腰腿疼痛可因咳嗽、打喷嚏、用力排便等腹腔内压升高时加剧，步行、弯腰、伸膝起坐等牵拉神经根的动作也使疼痛加剧。③腰前屈活动受限，屈髋屈膝、卧床休息可使疼痛减轻；重者卧床不起，翻身极感困难。④病程较长者，其下肢放射痛部位感觉麻木、冷感、无力；中央型突出造成马尾神经压迫症状为会阴部麻木、刺痛、二便功能障碍，阳痿或双下肢不全瘫痪。

（2）体征：①腰椎生理前凸变浅或消失，甚至后凸。②急性期腰椎活动受限；慢性期和复发时，前屈和向患侧弯腰受限较多，强制弯曲时，将加重放射痛。③突出间隙的棘上韧带、棘间韧带及棘突旁常有压痛，并伴有放射性神经痛。④受累神经根所支配区域的皮肤可出现感觉异常，早期多为皮肤过敏，继而出现麻木或感觉减退。⑤直腿抬高试验阳性，直腿抬高加强试验阳性，屈颈试验阳性。

【鉴别诊断】

①腰椎结核。②马尾神经瘤。③椎弓峡部裂和脊柱滑脱。④强直性脊柱炎。⑤梨状肌综合征。

（三）实战演练

1. 叙述小儿腹泻病的共同临床表现。(2017)

【参考答案】

（1）胃肠道症状：大便次数增多，每日数次至数十次，多为黄色水样或蛋花样大便，含有少量黏液，少数患儿也可有少量血便。食欲低下，常有呕吐，严重者可吐咖啡色液体。

（2）其他症状：①脱水。②代谢性酸中毒。③低钾血症。④低钙和低镁血症。

2. 叙述支气管哮喘的临床表现。（2017）

【参考答案】

（1）症状：①发作性伴有哮鸣音的呼气性呼吸困难或发作性胸闷和咳嗽，严重者被迫采取坐位或呈端坐呼吸，甚至出现发绀、汗出、干咳等。②哮喘症状可在数分钟内发作。③有时顽固性咳嗽可为唯一症状。④在夜间及凌晨发作和加重常是哮喘的特征之一。⑤发作前有鼻痒、喷嚏、流涕、胸闷。

（2）体征：发作时胸部呈过度充气状态，有"三凹征"，肺部有广泛的哮鸣音，呼气音延长。但在轻度哮喘或哮喘严重发作时，哮鸣音可不出现。心率增快、奇脉、胸腹反常运动和发绀常出现在严重哮喘患者中。

3. 叙述慢性阻塞性肺疾病的体征。（2017）

【参考答案】①视诊：桶状胸，呼吸动度减弱。②触诊：双侧语颤减弱或消失。③叩诊：肺部过清音，心浊音界缩小，肺下界和肝浊音界下降。④听诊：两肺呼吸音减弱，呼气延长，部分患者可闻及湿和（或）干啰音。

4. 叙述肺炎的病因治疗。（2017）

【参考答案】肺炎球菌肺炎：青霉素G。肺炎支原体肺炎：大环内酯类。

5. 叙述急性左心衰的治疗原则。（2017、2014）

【参考答案】降低左房压和（或）左室充盈压；增加左室心搏量；减少循环血量；减少肺泡内液体渗入，保证气体交换。

6. 叙述冠状动脉粥样硬化性心脏病的西医分型。（2017）

【参考答案】

（1）急性冠脉综合征：①不稳定型心绞痛。②非ST段抬高性心梗。③ST段抬高性心梗。

（2）慢性冠脉病变：①稳定型心绞痛。②缺血性心脏病。③隐匿性心脏病。

7. 叙述典型心绞痛的胸痛特点。（2017）

【参考答案】胸痛常为压榨性、闷胀性或窒息性，也可有烧灼感。常由体力劳动或情绪激动所诱发，饱食、寒冷、吸烟、心动过速、休克等亦可诱发。疼痛出现后常逐步加重，然后在3~5分钟内渐消失，很少超过15分钟。

8. 叙述心绞痛的分型。（2017、2013）

【参考答案】①稳定型心绞痛（稳定型劳力性心绞痛）。②不稳定型心绞痛：初发劳力型心绞痛、恶化劳力型心绞痛、静息心绞痛、梗死后心绞痛、变异型心绞痛。

9. 叙述急性心肌梗死溶栓治疗的适应证。（2017）

【参考答案】心前区疼痛持续30分钟以上，硝酸甘油不能缓解；心电图相邻两个或以上导联ST段抬高，肢联≥0.1mV，胸导联≥0.2mV；起病时间<12小时；年龄<75岁。

10. 叙述颈椎病的诊断要点。(2017)

【参考答案】①有慢性劳损或外伤史,或有颈椎先天性畸形、颈椎退行性病变,多发于40岁以上的中年人、长期低头工作者,往往呈慢性发病。②颈、肩背疼痛,头痛头晕,颈部板硬,上肢麻木。③颈部活动受限,病变颈椎棘突、患侧肩胛骨内上角常有压痛,可摸到条索状硬块,可有上肢肌力减弱和肌肉萎缩。④臂丛牵拉试验阳性,颈椎间孔挤压试验阳性。⑤X线正位摄片显示钩椎关节增生,张口位可有齿状突偏歪。⑥侧位片显示颈椎曲度变直,椎间隙变窄,有骨质增生或钙化。⑦斜位片可见椎间孔变小等改变;CT和MRI检查可进行定性、定位诊断。

11. 叙述高血压急症的治疗原则。(2017)

【参考答案】及时降低血压;控制性降压;合理选择降压药。

12. 叙述急性胰腺炎的诊断要点。(2017)

【参考答案】有胆石症、大量饮酒和暴饮暴食等病史及典型的临床表现,如上腹痛或恶心呕吐,伴有上腹部压痛或腹膜刺激征;血清、尿液或腹腔穿刺液有淀粉酶含量增加;超声等显示有胰腺炎症或手术所见胰腺炎病变;能除外其他类似临床表现的病变。

13. 叙述类风湿关节炎诊断要点。(2017)

【参考答案】下列符合4项即可诊断:①晨僵至少1h(≥6周)。②3个或3个以上的关节肿胀(≥6周)。③腕、MCP或PIP关节肿胀(≥6周)。④对称性关节肿胀(≥6周)。⑤有类风湿皮下结节。⑥手和腕关节的X线片有关节端骨质疏松和关节间隙狭窄。⑦类风湿因子阳性(该滴度在正常的阳性率<5%)。

14. 叙述脑出血的诊断要点。(2017)

【参考答案】50岁以上,多有高血压史,起病急;早期有意识障碍及头痛、呕吐,并有脑膜刺激征及偏瘫、失语等;头颅CT示高密度影。

15. 叙述病毒性肝炎的传播途径。(2017)

【参考答案】①甲型肝炎:经口传播。②乙型肝炎:母婴围产期传播、医源性传播、密切接触传播。③丙型肝炎:经血传播。④丁型肝炎:同乙型肝炎。⑤戊型肝炎:经粪-口途径传播。

16. 叙述原发性高血压的鉴别诊断。(2017)

【参考答案】

①肾实质病变:急性肾小球肾炎、慢性肾小球肾炎。②肾动脉狭窄。③嗜铬细胞瘤。④原发性醛固酮增多症。⑤库欣综合征。⑥主动脉缩窄。

17. 叙述急性心肌梗死的并发症。(2017、2014)

【参考答案】①乳头肌功能不全或断裂。②心室壁瘤。③心肌梗死后综合征。④栓塞。⑤心脏破裂。

18. 叙述心力衰竭的诱因。(2017)

【参考答案】①感染。②心律失常。③过度劳累与情绪激动。④应用心肌抑制药物。⑤血容量增加。

19. 叙述肾盂肾炎的临床表现。（2016、2014）

【参考答案】①急性肾盂肾炎：全身症状：高热、寒战、头痛，体温多在38℃以上，热型多呈弛张热，亦可呈间歇热或稽留热；泌尿系统症状：尿频、尿急、尿痛、排尿困难等；体格检查：肋腰点（腰大肌外缘与第12肋交叉点）有压痛，肾区叩击痛。②慢性肾盂肾炎：间断出现尿频、排尿不适、腰酸痛等，部分患者有不同程度的低热以及夜尿增多、低比重尿等表现。

20. 叙述缺铁性贫血口服铁剂的注意事项。（2016、2014）

【参考答案】口服铁剂要先从小剂量开始，渐达足量。进餐时或饭后吞服，可减少恶心、呕吐、上腹部不适等胃肠道不良反应。口服铁剂有效者3~4天后网织红细胞开始升高，1周后血红蛋白开始上升，一般2个月可恢复正常。贫血纠正后仍要继续治疗3~6个月以补充体内应有的贮存铁。

21. 叙述腰椎间盘突出症的非手术手法。（2015）

【参考答案】①基础治疗：急性期、症状重者，卧床休息。慢性期或症状缓解后可与功能锻炼交替进行。②手法治疗：循经按揉法、穴位点压法、脊柱斜扳法、拔伸按腰法、屈膝屈髋法、俯卧扳腿法、直腿抬高法、坐位旋转法。③牵引治疗。④针灸治疗。⑤封闭疗法。⑥药物治疗。⑦功能锻炼。

22. 叙述慢性阻塞性肺疾病的X线表现。（2015）

【参考答案】早期胸片可无异常，以后可出现肺纹理增粗、紊乱等，也可出现肺气肿。

23. 叙述再生障碍性贫血的病因。（2015）

【参考答案】

（1）西医：先天性再障是常染色体遗传性疾病，最常见的是范科尼贫血，伴有先天性畸形。继发性再障的原因：①药物因素。②化学毒物。③电离辐射。④病毒感染。⑤免疫因素。⑥其他因素。

（2）中医：先天不足、七情妄动、外感六淫、饮食不节、邪毒外侵、大病久病。

24. 叙述糖尿病应做的实验室检查。（2015）

【参考答案】①尿糖测定。②血糖测定。③葡萄糖耐量试验（OGTT）。④糖化血红蛋白和糖化血浆白蛋白测定。⑤血浆胰岛素和C肽测定。

25. 叙述再生障碍性贫血的诊断要点。（2014）

【参考答案】全血细胞减少，网织红细胞绝对值减少，淋巴细胞比例增高；一般无肝、脾肿大；骨髓检查显示至少一部位增生减低或重度减低，骨髓小粒成分中应见非造血细胞增多；能除外其他引起全血细胞减少的疾病；一般抗贫血药物治疗无效。

26. 叙述急性胰腺炎的病因。（2014）

【参考答案】（1）西医：①胆道系统疾病。②大量饮酒和暴饮暴食。③感染。④外伤与手术。⑤营养障碍。⑥遗传因素。⑦药物和毒物。（2）中医：肝郁气滞、湿热瘀毒。

27. 叙述原发免疫性血小板减少症的诊断要点。(2014)

【参考答案】广泛出血累及皮肤、黏膜及内脏；多次检查血小板计数减少；脾不大或轻度大；骨髓巨核细胞增多或正常，有成熟障碍；具备下列五项中任一项：①泼尼松治疗有效。②脾切除治疗有效。③PAIg 阳性。④PAC_3 阳性。⑤血小板生存时间缩短。

28. 叙述缺铁性贫血的临床表现。(2014)

【参考答案】

（1）贫血本身的表现：皮肤和黏膜苍白，疲乏无力，头晕耳鸣，眼花，记忆力减退，严重者可出现眩晕或晕厥，活动后心悸、气短，甚至心绞痛、心力衰竭。常有食欲减退、恶心呕吐、腹胀、腹泻等消化道症状。

（2）组织缺铁症状：①精神和行为改变：妇女疲乏、烦躁、头痛，患儿发育迟缓，烦躁、易激惹、注意力不集中等。②消化道黏膜病变：口腔炎、舌炎、唇炎、胃酸分泌缺乏及萎缩性胃炎，常见食欲减退、腹胀、嗳气、便秘等。部分患者有异食癖。③外胚叶组织病变：皮肤干燥，毛发干枯脱落，指甲缺乏光泽、脆薄易裂，甚至反甲等。

29. 叙述再生障碍性贫血的临床表现。(2014、2013)

【参考答案】①症状：贫血、感染和出血。贫血多呈进行性；出血以皮肤黏膜多见，严重者有内脏出血；容易感染，引起发热。可伴头晕、乏力、心悸、气短、食欲减退、出虚汗、低热等。②体征：贫血面容，睑结膜、甲床及黏膜苍白，皮肤可见出血点及紫癜。贫血重者，可有心率加快，心尖部可闻及收缩期吹风样杂音，一般无肝脾肿大。按病程经过分为急性与慢性两型。急性型再障（重型再障Ⅰ型）：起病急，进展迅速，常以出血和感染发热为首发主要表现。60%以上有内脏出血，主要表现为消化道出血、血尿、女性月经过多、眼底出血和颅内出血。颅内出血是本病的主要死亡原因。慢性型再障：起病和进展缓慢，以贫血为首起和主要表现。

30. 叙述膀胱炎的临床表现。(2014)

【参考答案】尿频、尿急、尿痛、排尿困难、下腹部疼痛等，部分患者迅速出现排尿困难。尿液多混浊，并有异味，部分患者可见血尿。

31. 叙述有机磷杀虫药中毒毒蕈碱样症状。(2014、2013)

【参考答案】又称为 M 样症状。先有苍白、皮肤湿冷、多汗、恶心、呕吐、腹痛，还有流泪、流涕、流涎、腹泻、尿频、大小便失禁、心跳减慢和瞳孔缩小、支气管痉挛、呼吸道分泌物增多、咳嗽、气急，严重者出现肺水肿。

32. 叙述支气管哮喘的诊断要点。(2014)

【参考答案】反复发作喘息、气急、胸闷或咳嗽。发作时在双肺可闻及散在或弥漫性以呼气相为主的哮鸣音，呼气相延长。上述症状和体征可经治疗缓解或自行缓解。除外其他疾病所引起的喘息、气急、胸闷和咳嗽。症状不典型者具备以下 1 项试验阳性：①支气管激发试验或运动激发试验阳性。②支气管舒张试验阳性。③呼气流量峰值（PEF）日内（或 2 周）变异率≥20%。

33. 叙述慢性胃炎的病因。(2014)

【参考答案】

（1）西医：①幽门螺杆菌感染（最主要）。②自身免疫。③其他：幽门括约肌功能不全、酗酒等。

（2）中医：肝胃不和、脾胃虚弱、脾胃湿热、胃阴不足、胃络瘀阻。

34. 叙述盆腔炎性疾病的病因。(2014、2013)

【参考答案】

（1）西医：年龄、性活动、下生殖道感染、宫腔内手术操作后感染、性卫生不良、邻近器官炎症直接蔓延、盆腔炎性疾病再次急性发作为高危因素。

（2）中医：①盆腔炎性疾病：热毒炽盛、湿热瘀结。②盆腔炎性后遗症：气滞血瘀、寒湿凝滞、气虚血瘀。

35. 叙述小儿重症肺炎心衰的表现。(2014)

【参考答案】心率突然加快，超过180次/分；呼吸突然加快，超过60次/分；突然发生极度烦躁不安，明显发绀，皮肤苍白发灰，指（趾）甲微血管再充盈时间延长；心音低钝，有奔马律，颈静脉怒张；肝脏迅速增大；颜面、眼睑或下肢水肿，尿少或无尿。

36. 叙述脑出血降颅压的方法。(2014)

【参考答案】立即使用脱水剂，快速静滴甘露醇；利尿剂：静脉注射呋塞米，常与甘露醇合用，亦可使用甘油、10%血浆白蛋白等。

37. 叙述颈椎病椎动脉型的临床表现及X线表现。(2014)

【参考答案】①症状：常有头痛、头晕，颈后伸或侧弯时眩晕加重，甚至猝倒，猝倒后颈部位置改变而立即清醒。较少见的症状有声音嘶哑、吞咽困难、视物不清、听力下降、Horner征，还可有心脏症状，若伴神经根压迫则症状更复杂。②体征：颈椎棘突部有压痛。颈椎间孔挤压试验阳性，仰头或转头试验阳性。X线表现为钩椎关节有骨质增生，向侧方隆突，以及椎间孔变小。

38. 叙述颈椎病的分型。(2014)

【参考答案】①颈型。②神经根型。③脊髓型。④椎动脉型。⑤交感神经型。⑥混合型。

39. 叙述糖尿病胰岛素的适应证。(2014、2013)

【参考答案】T_1DM替代治疗；T_2DM患者经饮食及口服降糖药治疗未获得良好控制；T_2DM糖尿病无明显诱因出现体重显著下降者，应该尽早使用胰岛素治疗；新诊断的T_2DM，GHbA1c＞9%或空腹血糖＞11.1mmol/L，首选胰岛素；糖尿病酮症酸中毒、高渗高血糖综合征和乳酸性酸中毒伴高血糖者；各种严重的糖尿病其他急性或慢性并发症；糖尿病手术、妊娠和分娩；某些特殊类型糖尿病。

40. 叙述原发性高血压的诊断要点。(2014)

【参考答案】进行非同日三次测量血压，在未使用降压药物的情况下，收缩压＞140mmHg和（或）舒张压＞90mmHg，即可诊断为高血压。若收缩压＞140mmHg和舒张压<90mmHg为单纯性收缩期高血压。按血压水平分类如下：

分类	收缩压（mmHg）		舒张压（mmHg）
正常血压	<120	和	<80
正常高值	120~139	和（或）	80~89
高血压	≥140	和（或）	≥90
1级高血压（轻度）	140~159	和（或）	90~99
2级高血压（中度）	160~179	和（或）	100~109
3级高血压（重度）	≥180	和（或）	≥110
单纯收缩期高血压	≥140	和	<90

41．叙述甲状腺危象的表现。（2013）

【参考答案】高热、大汗、心动过速（140次/分以上）、烦躁、焦虑不安、谵妄、恶心、呕吐、腹泻，严重者可有心衰、休克即昏迷等。

42．叙述高血压急症的治疗。（2013）

【参考答案】①治疗原则：及时降低血压；控制性降压；合理选择降压药。②降压药的应用：硝普钠、硝酸甘油、尼卡地平、拉贝洛尔。

43．叙述支气管哮喘的用药措施。（2013）

【参考答案】常用药物：①糖皮质激素。②$β_2$受体激动剂。③白三烯受体拮抗剂。④茶碱类。⑤抗胆碱药物。⑥抗IgE治疗。⑦变应原特异性免疫疗法。

44．叙述癫痫的病因。（2013）

【参考答案】

（1）西医：①遗传。②先天性疾病。③遗传代谢性疾病。④中枢神经系统感染。⑤脑血管疾病。⑥其他颅脑疾病。⑦全身性疾病。

（2）中医：七情失调，先天因素，脑部外伤，饮食不节，劳累过度，或患他病之后。

45．叙述肺炎链球菌肺炎的表现。（2013）

【参考答案】①症状：寒战、发热、胸痛、咳嗽、咳痰、呼吸困难。②体征：早期肺部无明显异常体征，仅有呼吸幅度减小、叩诊轻度浊音、听诊呼吸音减低和胸膜摩擦音；肺实变时叩诊呈浊音、听诊语颤增强和支气管呼吸音等典型体征，消散期可闻及湿啰音；病变累及胸膜时可有胸膜摩擦音。

46．叙述排卵障碍性异常子宫出血的治疗原则。（2013）

【参考答案】出血期止血并纠正贫血，血止后调整周期预防子宫内膜增生和AUB突发，有生育要求者促排卵治疗。青春期以止血，调整周期为主；生育期以止血，调整周期和促排卵为主；绝经过渡期患者以止血、调整周期、减少经量、防止子宫内膜病变为原则。

47. 叙述缺铁性贫血的诊断要点。(2013)

【参考答案】①小细胞低色素性贫血，男性 Hb < 120g/L，女性 Hb < 110g/L，孕妇 Hb < 100g/L，MCV < 80fL，MCH < 27pg，MCHC < 30%。②有明确的缺铁病因和临床表现。③血清铁浓度常 < 8.95μmol/L，总铁结合力 > 64.44μmol/L。④转铁蛋白饱和度 < 15%。⑤血清铁蛋白 < 12μg/L。⑥骨髓铁染色显示骨髓小粒可染铁消失，铁粒幼红细胞 < 15%。⑦红细胞内游离原卟啉 > 0.9μmol/L。⑧铁剂治疗有效。符合第①条和第②~⑧条中任何两条以上者，可确诊。

48. 叙述癫痫的诊断方法。(2013)

【参考答案】

（1）根据患者的发作病史、发作过程和表现，辅以脑电图痫性放电即可诊断。

（2）检查：①脑电图：40%~50% 患者在发作间歇期的首次 EEG 检查可见棘波、尖波或棘-慢波、尖-慢波等痫性放电波形。②神经影像学检查：可确定脑结构性异常或损害。

49. 叙述消化性溃疡的并发症。(2013)

【参考答案】①出血。②穿孔。③幽门梗阻。④癌变。

50. 叙述心绞痛的症状。(2013)

【参考答案】①部位：主要在胸骨体中段或上段之后可波及心前区，常放射至左肩、左臂内侧达无名指和小指，或至颈、咽或下颌部。②性质：胸痛常为压榨性、闷胀性或窒息性，也可有烧灼感。③诱因：常由体力劳动或情绪激动所诱发，饱食、寒冷、吸烟、心动过速、休克等亦可诱发。④持续时间：疼痛出现后常逐步加重，然后在 3~5 分钟内渐消失，很少超过 15 分钟。⑤缓解方式：一般在停止诱发症状的活动后即可缓解，舌下含用硝酸甘油能在几分钟内使之缓解。

二、临床判读

◆心电图

本部分所考查的内容为看图判断，以下考点中的心电图请扫描微信二维码按图号查看。

扫一扫，看图片

（一）考试介绍

考查西医诊断学中心电图内容。本类考题与西医答辩考题 2 选 1 抽题作答，每份试卷 1 题，每题 5 分，共 5 分。

【样题】患者，男，57 岁。心悸 4 天。心电图表现：提早出现的 QRS-T 波群，其前无提早出现的异位 P'波，QRS 波群形态宽大畸形，时间为 0.12s，T 波方向与 QRS 波群主波方向相反，有完全性代偿间歇。

【参考答案】室性过早搏动。

（二）考点汇总

考点1★正常心电图（见心电图1）

正常心电图波形特点及正常值：①P波：正常P波外形多钝圆，可有轻微切迹，但双峰间距＜0.04s。②P-R间期：正常为0.12~0.20s。③QRS波：正常成人时间为0.06~0.10s，儿童为0.04~0.08s。④ST段：正常多为一等电位线，有时可有轻度偏移。⑤T波：正常外形光滑不对称，前支较长，后支较短。⑥QT间期：正常范围在0.32~0.44s。⑦U波：方向与T波一致，电压低于同导联的T波。

考点2★★心室肥大（见心电图2、心电图3、心电图4）（2020年版大纲新增考点）

（1）左心室肥大：①QRS波群电压增高，胸导联R_{V_5}或$R_{V_6}>2.5mV$，$R_{V_5}+S_{V_1}$男性$>4.0mV$，女性$>3.5mV$；肢体导联$R_I>1.5mV$，$R_{aVL}>1.2mV$，$R_{aVF}>2.0mV$，$R_I+S_{III}>2.5mV$。②额面QRS心电轴左偏。③QRS波群时间延长，一般在0.10~0.11s，不超过0.12s。④以R波为主的导联ST段可呈下斜型压低$\geq 0.05mV$，伴有T波低平、双向或倒置。在以S波为主的导联则可见直立的T波。⑤QRS波群电压增高同时伴有ST-T改变者，称为左心室肥大伴劳损，多为继发性改变，但亦可能同时伴有心肌缺血。常见于高血压心脏病、二尖瓣关闭不全、主动脉瓣病变、冠心病、心肌病等。

（2）右心室肥大：①V_1导联$R/S\geq 1$，呈R型或Rs型，重度右心室肥大可使V_1导联呈qR型（应除外心肌梗死）；V_5导联$R/S\leq 1$或S波比正常加深；aVR导联以R波为主，R/q或$R/S\geq 1$。②$R_{V_1}+S_{V_5}>1.05mV$甚至$>1.2mV$（重度）；$R_{aVR}>0.5mV$。③心电轴右偏$\geq +90°$或$>+110°$（重度）。④常同时伴有右胸V_1、V_2导联ST段压低及T波倒置，称为右心室肥大伴劳损，属继发性ST-T改变。常见于慢性肺源性心脏病、二尖瓣狭窄、房间隔缺损及肺动脉瓣狭窄等，亦可见于正常婴幼儿。

考点3★★心肌缺血（见心电图5）

（1）缺血型心电图改变：①心内膜下心肌缺血时，出现高大的T波，如急性左心室前壁心内膜下缺血时，胸导联可出现高耸直立的T波。②心外膜下心肌缺血时，出现与正常方向相反的T波向量，面向缺血区的导联出现倒置的T波，如急性左心室前壁心外膜下缺血时，胸导联可出现T波倒置。

（2）损伤型心电图改变：①心内膜下心肌损伤时，ST向量背离心外膜面指向心内膜，使位于心外膜面的导联出现ST段压低；②心外膜下心肌损伤时，ST向量指向心外膜面导联，引起ST段抬高。发生损伤型ST改变时，心脏对侧部位的导联常可出现相反的ST改变。

临床上冠心病心绞痛发作时，出现ST-T动态性改变。典型的心肌缺血发作时，面向缺血部位的导联常出现水平型或下斜型ST段压低$\geq 0.1mV$和（或）T波倒置。变异型心绞痛发作时多出现暂时性ST段抬高并伴有高耸T波和对应导联的ST段下移。

考点4★★★心肌梗死（见心电图6、心电图7）

（1）缺血型T波改变：表现为两支对称的、尖而深的倒置T波，即"冠状T波"。

（2）损伤型 ST 段改变：表现为面向损伤区心肌的导联 ST 段呈弓背向上抬高，甚至形成单向曲线（心肌梗死急性期的特征性心电图改变）。

（3）坏死型 Q 波改变：表现为面向梗死区心肌的导联上 Q 波异常加深增宽，即宽度≥0.04s，深度≥同导联 R 波的1/4，R 波振幅降低，甚至 R 波消失而呈 QS 型。

（4）心肌梗死的定位诊断

定位	V_1	V_2	V_3	V_4	V_5	V_6	V_7	V_8	V_9	aVL	aVF	Ⅰ	Ⅱ	Ⅲ
前间壁	+	+	+											
前壁			+	+	+									
前侧壁					+	+				+		+		
广泛前壁	+	+	+	+	+	+				±		±		
下壁											+		+	+
正后壁	*	*	*				+	+	+					
后下壁							+	+	+		+		+	+
高侧壁										+		+		
后侧壁			±	±	+	+	+	+	+	+		+		

注：+ 表示有特征性改变；± 表示可能有特征性改变；* 表示有对应性改变，即 R 波增高、T 波高耸。

考点5★★★过早搏动（见心电图8、心电图9、心电图10）

（1）室性过早搏动：①提早出现的 QRS-T 波群，其前无提早出现的异位 P′波。②QRS 波群形态宽大畸形，时间≥0.12s。③T 波方向与 QRS 波群主波方向相反。④有完全性代偿间歇（即室性早搏前、后的两个窦性 P 波的时距等于窦性 P-P 间距的两倍）。

（2）房性过早搏动：①提早出现的房性 P′波，形态与窦性 P 波不同。②P′-R 间期≥0.12s。③房性 P′波后有正常形态的 QRS 波群。④房性过早搏动后的代偿间歇不完全（房性早搏前后的两个窦性 P 波的时距短于窦性 P-P 间距的两倍）。

（3）交界性过早搏动：①提早出现的 QRS 波群，形态基本正常。②逆行的 P′波可出现在提早出现的 QRS 波群之前、之后、之中（见不到逆行的 P′波）。若逆行 P′波在 QRS 波群之前，P′-R 间期<0.12s；若逆行 P′波在 QRS 波群之后，R-P′间期<0.20s。③常有完全性代偿间歇。

考点6★★阵发性室上性心动过速（见心电图11）

①突然发生，突然终止，频率多为150~250次/分，节律快而规则。②QRS 波群形态基本正常，时间<0.10s。③ST-T 可无变化，但发作时 ST 段可有下移和 T 波倒置表现。④如能确定房性 P′波存在，且 P′-R 间期≥0.12s，为房性心动过速；如为逆行 P′波，P′-R 间期<0.12s 或 R-P′间期<0.20s，则为交界性心动过速；如不能明确区分，则统称为室上性心动过速。

考点7★★★室性心动过速（见心电图12）（2020年版大纲新增考点）

连续出现3个或3个以上室性早搏：①频率多在140～200次/分，R-R间期稍不规则；②QRS波群形态宽大畸形，时限>0.12s；③如能发现P波，则P波频率慢于QRS波频率，呈完全性房室分离，有助于明确诊断；④可见心房激动夺获心室（心室夺获）或出现室性融合波，支持室性心动过速的诊断。

考点8★★★心房颤动（见心电图13）

①P波消失，被一系列大小不等、间距不均、形态各异的心房颤动波（f波）所取代，f波频率为350～600次/分，V_1导联最清楚。②R-R间距绝对不匀齐，即心室率完全不规则。③QRS波群形态一般与正常窦性者相同。④可出现宽大畸形的QRS波群，为房颤伴室内差异性传导。

考点9 心室颤动（见心电图14）

最严重的心律失常，是心脏停搏前的征象，此时表现为QRS-T波完全消失，被大小不等、极不匀齐的低小波所取代，频率为200～500次/分。

考点10★★★房室传导阻滞（见心电图15、心电图16、心电图17、心电图18）（2020年版大纲新增考点）

（1）一度房室传导阻滞：主要表现为P-R间期延长，成人P-R间期>0.20s，老年人P-R间期>0.22s，或两次心电图检测结果比较，心率没有明显改变的情况下，P-R间期延长>0.04s。

（2）二度房室传导阻滞

二度Ⅰ型（莫氏Ⅰ型）：①P波规律地出现。②P-R间期逐渐延长，直到1个P波后脱漏1个QRS波群，漏搏后的第一个P-R间期缩短，之后又逐渐延长，如此周而复始地出现，该现象称为文氏现象。通常以P波数与P波下传出现的QRS波群数的比例表示房室阻滞的程度，可形成5:4、4:3、3:2传导。

二度Ⅱ型（莫氏Ⅱ型）：①P-R间期恒定，正常或延长，部分P波后无QRS波群，形成5:4、4:3、3:2、2:1、3:1传导。②凡连续出现2次或2次以上的QRS波群脱漏者，称高度房室传导阻滞，如3:1、4:1传导的房室传导阻滞。

（3）三度房室传导阻滞：P波与QRS波毫无关系，呈完全性房室分离，心房率>心室率。

（三）实战演练

1. 患者，男，50岁。心悸突发突止3天，伴多尿、多汗、呼吸困难。心电图表现：QRS形态、时限正常，频率190次/分，未见完整清晰的P′波，节律绝对规整。请做出诊断。（2019、2017、2014、2013）

【参考答案】阵发性室上性心动过速。

2. 急性心肌梗死的心电图表现。（2017、2014、2013）

【参考答案】（1）缺血型T波改变：表现为两支对称的尖而深的、倒置T波，即

"冠状 T 波"。（2）损伤型 ST 段改变：表现为面向损伤区心肌的导联 ST 段呈弓背向上抬高，甚至形成单向曲线（心肌梗死急性期的特征性心电图改变）。（3）坏死型 Q 波改变：表现为面向梗死区心肌的导联上 Q 波异常加深增宽，即宽度≥0.04s，深度≥同导联 R 波的 1/4，R 波振幅降低，甚至 R 波消失而呈 QS 型。

3. 心室颤动的心电图表现。（2017、2014、2013）

【参考答案】表现为 QRS - T 波完全消失，被大小不等、极不匀齐的低小波所取代，频率为 200~500 次/分。

4. 房性过早搏动的心电图表现。（2017、2014）

【参考答案】①提早出现的房性 P′波，形态与窦性 P 波不同。②P′- R 间期≥0.12s。③房性 P′波后有正常形态的 QRS 波群。④房性过早搏动后的代偿间歇不完全（房性早搏前后的 2 个窦性 P 波的时距短于窦性 P - P 间距的 2 倍）。

5. 房室交界性过早搏动的心电图表现。（2014）

【参考答案】①提早出现的 QRS 波群，形态基本正常。②逆行的 P′波可出现在提早出现的 QRS 波群之前、之后、之中（见不到逆行的 P′波）。若逆行 P′波在 QRS 波群之前，P′- R 间期 <0.12s；若逆行 P′波在 QRS 波群之后，R - P′间期 <0.20s。③常有完全性代偿间歇。

6. 变异型心绞痛的心电图表现。（2014）

【参考答案】暂时性 ST 段抬高并伴有高耸 T 波和对应导联的 ST 段下移。

◆ **普通 X 线片**

本部分所考查的内容为看图判断，以下考点中的 X 线图片内容请扫描微信二维码按图号查看。

扫一扫，看图片

（一）考试介绍

考查西医诊断学中影像学内容。本类考题与西医答辩考题 2 选 1 抽题作答，每份试卷 1 题，每题 5 分，共 5 分。

【样题】患者，男，33 岁。搬运重物后出现胸部疼痛。胸部 X 线示右侧肺野中外带可见无肺纹理区，肺组织被压缩至中下肺野内带，呈密度均匀的软组织影。纵隔向左轻度移位，右侧膈肌下移。请做出诊断。

【参考答案】右侧大量气胸。

（二）考点汇总

考点 1 ★ 正常胸部正位片（见 X 线片 1、X 线片 2、X 线片 3）

正常胸部 X 线影像是胸腔组织器官及胸壁软组织、骨骼、心、肺、大血管、胸膜、膈肌等相互重叠的综合投影。

考点 2 ★ 阻塞性肺气肿

①两肺野透亮度增加。②肺纹理分布稀疏、纤细。③横膈位置低平（膈穹隆平坦，位置下降），活动度减弱。④胸廓呈桶状胸，前后径增宽，肋骨横行，肋间隙增宽。⑤心影狭长，呈垂位心。⑥侧位胸片见胸骨后间隙增宽。

考点3★★★气胸（见X线片4）

肺组织被气体压缩，于壁层胸膜与脏层胸膜之间形成无肺纹理的气胸区，少量气胸时，气胸区呈线状或带状无肺纹理区；大量气胸时，气胸区可占据肺野中外带；张力性气胸，可将肺完全压缩在肺门区，呈均匀的软组织影，可使纵隔向健侧移位，膈肌向下移位。

考点4★★★胸腔积液（见X线片5、X线片6）

（1）游离性胸腔积液：游离性胸腔积液最先积存在后肋膈角。

①少量积液时，于站位胸片正位时，仅见肋膈角变钝。

②中等量积液时，胸片可见渗液曲线，液体上缘呈外高内低边缘模糊的弧线样影，此为胸腔积液的典型X线表现。

③大量积液时，患侧肺野呈均匀致密阴影，纵隔向健侧移位，肋间隙增宽，膈肌下移。

（2）局限性胸腔积液

①包裹性积液：胸膜炎时，脏、壁层胸膜粘连使积液局限于胸膜腔的某部位，称为包裹性积液。好发于侧后胸壁。

②叶间积液：胸腔积液局限在水平裂或斜裂的叶间裂时，称叶间积液。侧位胸片上可见液体位于叶间裂位置，呈梭形，密度均匀，边缘清晰。

考点5★★大叶性肺炎（见X线片7、X线片8）（2020年版大纲新增考点）

多见于青壮年，常以急性起病，寒战高热、咳嗽、胸痛、咳铁锈色痰为特征。

①早期充血期无明显异常表现。②实变期表现为大片状密度均匀的致密影，形态与肺叶或肺段轮廓一致，以叶间裂为界边界清楚，如仅累及肺叶的一部分则边缘模糊。③消散期表现为实变阴影密度减低、范围缩小，呈散在小斑片状致密影，进一步吸收可遗留少量索条状影或完全消散。

考点6★★★原发性肺癌（见X线片9、X线片10）（2020年版大纲新增考点）

（1）中央性肺癌：早期胸片常无异常表现。中晚期主要表现为肺门肿块，可伴有阻塞性肺炎或肺不张。

（2）周围性肺癌：肺内结节影，形态可不规则，边缘毛糙，常见分叶征和（或）短细毛刺征。

考点7★★胃溃疡（见X线片11）（2020年版大纲新增考点）

好发于20~50岁，临床表现为反复性、周期性和节律性的上腹部疼痛。

胃直接征象为腔外龛影，多位于小弯侧，形状规则呈乳头状、锥状，边缘光滑整齐，密度均匀，底部平整，急性期口部黏膜水肿带（黏膜线、项圈征、狭颈征），慢性期溃疡瘢痕收缩表现为黏膜纠集。

考点8★急性胃肠穿孔（见X线片12）

主要征象为膈下游离气体，表现为双侧膈下线条状或新月状透光影，也称气腹。50mL以上的气体X线才能发现。

考点 9★★长骨骨折（见 X 线片 13、X 线片 14）

①X 线表现为锐利而透明的骨折线，细微或不全骨折有时看不到明确的骨折线，而表现为骨皮质皱折、成角、凹折、裂痕，骨小梁中断、扭曲或嵌插。在中心 X 线通过骨折断面时，则骨折线显示清楚，否则显示不清，甚至不易发现。严重骨折骨骼常弯曲、变形。嵌入性或压缩性骨折骨小梁紊乱，甚至密度增高，而看不到骨折线。

②根据骨折程度可分为完全性骨折和不完全性骨折。完全性骨折时骨折线贯穿骨骼全径，经常有骨折端移位。骨折线有横形、纵形、星形、斜形、螺旋形或粉碎形等，多见于四肢长骨。不完全性骨折时骨折线不贯穿全径。长骨端近关节处骨折多分为 T 形、Y 形骨折及嵌顿性骨折等。儿童青枝骨折常见于四肢长骨，似春天嫩柳枝折断时外皮相连而得名。

（三）实战演练

1. 患者，男，51 岁。右侧胸痛 10 天，侧睡时加重。胸部 X 线示右侧肺野呈均匀致密阴影，纵隔向左侧移位，肋间隙增宽，膈肌下移。请做出诊断。(2019)

【参考答案】右侧大量胸腔积液。

2. **桡骨骨折的 X 线表现。**(2017、2014)

【参考答案】桡骨骨折处 X 线可见锐利而透明的骨折线。

3. **右侧胸腔积液的 X 线表现。**(2017、2014)

【参考答案】①少量积液时，于站位胸片正位时，仅见肋膈角变钝。②中等量积液时，胸片可见渗液曲线，液体上缘呈外高内低边缘模糊的弧线样影，此为胸腔积液的典型 X 线表现。③大量积液时，右侧肺野呈均匀致密阴影，纵隔向左侧移位，肋间隙增宽，膈肌下移。

◆ 实验室检查

（一）考试介绍

考查西医诊断学中实验室检查内容。本类考题与西医答辩考题 2 选 1 抽题作答，每份试卷 1 题，每题 5 分，共 5 分。

【样题】试述血沉增快的临床意义。

【参考答案】

（1）生理性增快：见于妇女月经期、妊娠、儿童、老年人。

（2）病理性增快：①各种炎症，如细菌性急性炎症、风湿热和结核病活动期。②损伤及坏死，如急性心肌梗死、严重创伤等。③恶性肿瘤。④各种原因导致的高球蛋白血症，如多发性骨髓瘤、系统性红斑狼疮等。⑤贫血。

(二) 考点汇总

考点1★★血红蛋白测定和红细胞计数

【参考值】

	血红蛋白测定	红细胞计数
男	120~160g/L	$(4.0~5.5)\times10^{12}/L$
女	110~150g/L	$(3.5~5.0)\times10^{12}/L$
新生儿	100~190g/L	$(6.0~7.0)\times10^{12}/L$

【临床意义】

(1) 血红蛋白减少：见于贫血。贫血分为四级，轻度：男性低于120g/L，女性低于110g/L但高于90g/L；中度：60~90g/L；重度：30~60g/L；极重度：低于30g/L。贫血可分为三类：①红细胞生成减少，见于造血原料不足（如缺铁性贫血、巨幼细胞贫血），造血功能障碍（如再生障碍性贫血、白血病等），慢性系统性疾病（慢性感染、恶性肿瘤、慢性肾病等）。②红细胞破坏过多，见于各种溶血性贫血。③失血，如各种失血性贫血。

(2) 红细胞和血红蛋白增多

相对性红细胞增多：见于大量出汗、连续呕吐、反复腹泻、大面积烧伤等。

绝对性红细胞增多：①继发性：生理性增多见于新生儿、高山居民、登山运动员和重体力劳动者。病理性增多见于阻塞性肺气肿、肺源性心脏病、发绀型先天性心脏病。②原发性：见于真性红细胞增多症。

考点2★白细胞计数

【参考值】

成人：$(4~10)\times10^9/L$；儿童：$(5~12)\times10^9/L$；新生儿：$(5~12)\times10^9/L$。

【临床意义】

白细胞高于$10\times10^9/L$称白细胞增多，低于$4\times10^9/L$称白细胞减少。

(1) 反应性粒细胞增多：见于①感染。②严重组织损伤。③急性大出血、溶血。④其他：如中毒、类风湿关节炎等。

(2) 异常增生性粒细胞增多：见于急、慢性粒细胞性白血病，骨髓增殖性疾病（骨髓纤维化、真性红细胞增多症）等。

考点3★★★淋巴细胞计数

【参考值】

0.20~0.40。

【临床意义】

淋巴细胞增高见于①感染性疾病：主要为病毒感染，如麻疹、风疹、水痘、流行性腮腺炎、传染性单核细胞增多症等，也可见于某些杆菌感染，如结核病、百日咳、布氏杆菌病。②某些血液病。③急性传染病的恢复期。

考点4 血小板计数

【参考值】

$(100\sim300)\times10^9/L$。

【临床意义】

①血小板数低于 $100\times10^9/L$ 为血小板减少，见于再生障碍性贫血、急性白血病、原发性血小板减少性紫癜、脾功能亢进等。

②血小板数高于 $400\times10^9/L$ 为血小板增多。血小板反应性增多见于脾脏摘除术后、急性大失血及溶血之后。血小板原发性增多见于真性红细胞增多症、原发性血小板增多症、慢性粒细胞性白血病等。

考点5 网织红细胞计数

【参考值】

成人：$0.005\sim0.015$，绝对值 $(24\sim48)\times10^9/L$；新生儿：$0.003\sim0.006$。

【临床意义】

溶血性贫血、急性失血性贫血时网织红细胞显著增多；网织红细胞减少见于再生障碍性贫血、骨髓病性贫血（如白血病）。

考点6★★★红细胞沉降率（ESR）

【参考值】

成年男性：$0\sim15mm/h$；成年女性：$0\sim20mm/h$。

【临床意义】

（1）生理性增快：见于妇女月经期、妊娠、儿童、老年人。

（2）病理性增快：见于①各种炎症，如细菌性急性炎症、风湿热和结核病活动期。②损伤及坏死，如急性心肌梗死、严重创伤、骨折等。③恶性肿瘤。④各种原因导致的高球蛋白血症，如多发性骨髓瘤、感染性心内膜炎、系统性红斑狼疮、肾炎、肝硬化等。⑤贫血。

考点7 尿液的酸碱反应

【参考值】

pH $4.5\sim8.0$。

【临床意义】

尿液酸度增高见于多食肉类、蛋白质，代谢性酸中毒，痛风等；碱性尿见于多食蔬菜、服用碳酸氢钠类药物、代谢性碱中毒、呕吐等。

考点8★尿液比密

【参考值】

$1.015\sim1.025$。

【临床意义】

尿比密减低见于尿崩症、慢性肾小球肾炎、急性肾衰竭和肾小管间质疾病等；肾实质严重损害出现等张尿，尿比密常固定，在1.010左右。

考点 9★★★尿酮体
【参考值】
定性试验为阴性。
【临床意义】
糖尿病酮症酸中毒时尿酮体呈强阳性反应，妊娠呕吐、重症不能进食等也可呈阳性。

考点 10★尿红细胞
【参考值】
玻片法 0～3/HP，定量检查 0～5/μL。
【临床意义】
离心后的尿沉渣，若红细胞＞3个/高倍视野，尿外观无血色者，称为镜下血尿；尿内含血量较多，外观呈红色，称肉眼血尿。多形性红细胞大于计数的80%称为肾小球源性血尿，见于各类肾小球疾病，如急慢性肾小球肾炎、紫癜性肾炎、狼疮性肾炎等；多形性红细胞＜50%，为非肾小球性血尿，见于泌尿系统肿瘤、肾结石、肾盂肾炎、急性膀胱炎等。

考点 11★红细胞管型的临床意义
见于肾小球疾病，如急进性肾小球肾炎、急性肾小球肾炎、慢性肾小球肾炎、狼疮性肾炎等。

考点 12★★★黏液脓样或黏液脓血便的临床意义
常见于痢疾、溃疡性结肠炎、直肠癌等。在阿米巴痢疾时，以血为主，呈暗红色果酱样；细菌性痢疾则以黏液及脓为主。

考点 13★★★粪便检查出现白细胞、红细胞的临床意义
（1）白细胞：大量白细胞出现，见于急性细菌性痢疾、溃疡性结肠炎。过敏性结肠炎、肠道寄生虫时，可见较多的嗜酸性粒细胞。
（2）红细胞：肠道下段炎症或出血时可见，如痢疾、溃疡性结肠炎、结肠癌、痔疮出血、直肠息肉等。

考点 14★★★隐血试验阳性的临床意义
阳性常见于消化性溃疡的活动期、胃癌、钩虫病以及消化道炎症、出血性疾病等。消化性溃疡隐血试验呈间断阳性，消化道癌症呈持续性阳性，故本试验对消化道出血的诊断及消化道肿瘤的普查、初筛和监测均有重要意义。服用铁剂，食用动物血或肝类、瘦肉以及大量绿叶蔬菜时，可出现假阳性。口腔出血或消化道出血被咽下后，可呈阳性反应。

考点 15 血清总蛋白（STP）和白蛋白/球蛋白（A/G）比值测定
【参考值】
血清总蛋白：60～80g/L；白蛋白：40～55g/L；球蛋白：20～30g/L；A/G比值：1.5∶1～2.5∶1。
【临床意义】
（1）血清总蛋白和白蛋白增高：见于各种原因引起的血液浓缩、肾上腺皮质功能减退。

(2) 血清总蛋白和白蛋白降低：①肝脏疾病，如亚急性重型肝炎、重度慢性肝炎、肝硬化、肝癌等。②营养不良。③蛋白丢失过多，如肾病综合征、慢性肾炎、严重烧伤等。④消耗增加，如恶性肿瘤、重症结核病、甲状腺功能亢进症等。

(3) 血清总蛋白和球蛋白增高：①慢性肝脏疾病，如慢性活动性肝炎、自身免疫性肝炎、肝硬化等。②M蛋白血症，如多发性骨髓瘤、淋巴瘤、原发性巨球蛋白血症等。③自身免疫性疾病，如系统性红斑狼疮、类风湿关节炎等。④慢性炎症，如结核病、疟疾等。

(4) A/G比值倒置（A/G<1）：见于肝功能严重损害及M蛋白血症，如肝硬化、肝癌、多发性骨髓瘤、原发性巨球蛋白血症等。

考点16★★血清氨基转移酶测定

【参考值】

ALT 10~40U/L，AST 10~40U/L，ALT/AST≤1。

【临床意义】

(1) 肝脏疾病：①病毒性肝炎时，ALT与AST均显著升高，以ALT升高更加明显，是诊断病毒性肝炎的重要检测项目。急性重症肝炎AST明显升高，但在病情恶化时，黄疸进行性加深，酶活性反而降低，即出现"胆酶分离"现象，提示肝细胞严重坏死，预后不良。②慢性病毒性肝炎转氨酶轻度上升或正常。③肝硬化转氨酶活性正常或降低。④肝内、外胆汁淤积。⑤酒精性肝病、药物性肝炎、脂肪肝、肝癌等，转氨酶轻度升高或正常。酒精性肝病AST显著增高，ALT轻度增高。

(2) 心肌梗死：急性心肌梗死后6~8小时AST增高，4~5天后恢复正常。

(3) 其他疾病：骨骼肌疾病、肺梗死、肾梗死等转氨酶轻度升高。

考点17★γ-谷氨酰转移酶（γ-GT）

【参考值】

γ-GT<50U/L。

【临床意义】

γ-GT增高：见于①肝癌。②胆道阻塞。③肝脏疾病：急性肝炎γ-GT呈中等度升高；慢性肝炎、肝硬化的非活动期，γ-GT正常，若γ-GT持续升高，提示病变活动或病情恶化；急慢性酒精性肝炎、药物性肝炎，γ-GT可明显升高。

考点18★★胆红素代谢检查

	血清胆红素定量（μmol/L）			尿液		粪便	
	总胆红素	非结合胆红素	结合胆红素	尿胆原	尿胆红素	颜色	粪胆原
健康人	3.4~17.1	1.7~10.2	0~6.8	1:20(-)	(-)	黄褐色	正常
溶血性黄疸	↑↑	↑↑	轻度↑或正常	强(+)	(-)	加深	增加

续表

	血清胆红素定量（μmol/L）			尿液		粪便	
阻塞性黄疸	↑↑	轻度↑或正常	↑↑	(−)	(+)	变浅或灰白色	↓或消失
肝细胞性黄疸	↑↑	↑	↑	(+)或(−)	(+)	变浅或正常	↓或正常

考点19★甲、乙、丙型肝炎病毒标志物

1. 甲型病毒性肝炎（2020年版大纲新增考点）

【参考值】

正常人抗HAV–IgM阴性。

【临床意义】

抗HAV–IgM阳性提示近期感染HAV，结合临床可作为甲型病毒性肝炎诊断标准。

2. 乙型病毒性肝炎

【临床意义】

（1）HBsAg及抗–HBs测定：HBsAg是感染HBV的标志，见于HBV携带者或乙肝患者。抗–HBs阳性，见于注射过乙型肝炎疫苗或曾感染过HBV，目前HBV已被清除者，对HBV已有了免疫力。

（2）抗–HBc测定：主要有IgM和IgG两型。抗–HBc IgM阳性，是诊断急性乙肝和判断病毒复制的重要指标，并提示有强传染性。抗–HBc IgG阳性高滴度，表明患有乙型肝炎且HBV正在复制。

（3）HBeAg及抗–HBe测定：HBeAg阳性表示有HBV复制，传染性强。抗–HBe多见于HBeAg转阴的病人，意味着HBV大部分已被清除或抑制，是传染性降低的一种表现。

3. 丙型病毒性肝炎（2020年版大纲新增考点）

【参考值】

正常人抗HCV抗体阴性、HCV抗原阴性。

【临床意义】

抗HCV检测阳性提示感染过HCV；对大部分病例而言，抗HCV阳性常伴有HCV RNA存在。抗HCV阳性而血清中没有HCV RNA提示既往感染。HCV感染急性期患者血清HCV核心抗原阳性。

考点20★"大三阳""小三阳"的临床意义

HBsAg、HBeAg及抗–HBc阳性俗称"大三阳"，提示HBV正在大量复制，有较强的传染性。HBsAg、抗–HBe及抗–HBc阳性俗称"小三阳"，提示HBV复制减少，传染性已降低。

考点 21 血肌酐（Cr）测定

【参考值】

全血肌酐 88～177μmol/L。血清或血浆肌酐：男性 53～106μmol/L；女性 44～97μmol/L。

【临床意义】

测定血中 Cr 浓度可反映肾小球的滤过功能，敏感性优于血尿素氮，是评价肾功能损害程度的重要指标。肾功能代偿期 Cr 133～177μmol/L，肾功能失代偿期 Cr 186～442μmol/L，肾功能衰竭期 Cr 445～701μmol/L，尿毒症期 Cr＞707μmol/L。

考点 22 血清尿素氮（BUN）测定

【参考值】

成人：3.2～7.1mmol/L。

【临床意义】

（1）肾前性因素：肾血流量不足：见于脱水、心功能不全、休克、水肿、腹水等。

（2）肾脏疾病：如慢性肾炎、肾动脉硬化症、严重肾盂肾炎、肾结核和肾肿瘤的晚期。对尿毒症的诊断及预后估计有重要意义。

（3）肾后性因素：尿路梗阻，如尿路结石、前列腺肥大、泌尿生殖系统肿瘤等。

（4）体内蛋白质分解过剩：见于急性传染病、脓毒血症、上消化道出血、大面积烧伤、大手术后和甲状腺功能亢进症等。

考点 23★★★血清尿酸（UA）测定

【参考值】

男性：268～488μmol/L；女性：178～387μmol/L。

【临床意义】

血清尿酸增高：见于①UA 排泄障碍，如急慢性肾炎、肾结石、尿道梗阻等。②UA生成增加，见于痛风、慢性白血病、多发性骨髓瘤等。③进食高嘌呤饮食过多。④药物影响如吡嗪酰胺等。

考点 24★血糖测定

【参考值】

空腹血糖：血清 3.9～6.1mmol/L。

【临床意义】

（1）病理性高血糖：见于①各型糖尿病。②其他内分泌疾病，如甲状腺功能亢进症、嗜铬细胞瘤、肾上腺皮质功能亢进等。③应激性高血糖，如颅内高压、颅脑外伤、中枢神经系统感染、心肌梗死等。④药物影响，如噻嗪类利尿剂、口服避孕药、泼尼松等。⑤肝脏和胰腺疾病，如严重肝病、重症胰腺炎、胰腺癌等。⑥其他，如高热、呕吐、腹泻等。

（2）病理性血糖降低：见于①胰岛 B 细胞增生或肿瘤、胰岛素注射过量等。②缺乏抗胰岛素的激素，如生长激素、甲状腺激素、肾上腺皮质激素等。③肝糖原贮存缺乏，如急性重症肝炎、急性肝炎、肝硬化、肝癌等。④其他，如药物影响（如磺胺药、水杨酸等)、急性乙醇中毒、特发性低血糖等。

考点25★★糖化血红蛋白检测

【参考值】

HbA_{1c} 4%~6%,HbA_1 5%~8%。

【临床意义】

(1) 评价糖尿病控制程度:HbA_{1c}增高提示近2~3个月糖尿病控制不良,HbA_{1c}越高,血糖水平越高,病情越重,可作为糖尿病长期控制的检测指标。

(2) 筛检糖尿病:HbA_{1c}≥6.5%作为糖尿病诊断标准之一。

(3) 鉴别高血压:糖尿病高血糖的HbA_{1c}增高,而应激性糖尿病的HbA_{1c}正常。

(4) 预测血管并发症:HbA_{1c}>10%,提示血管并发症重。

考点26★★★血清总胆固醇(TC)测定

【参考值】

合适水平 TC<5.20mmol/L,边缘水平5.23~5.69mmol/L,升高 TC>5.72mmol/L。

【临床意义】

TC 增高:是冠心病的危险因素之一,高 TC 者动脉硬化、冠心病的发生率较高。TC 升高还见于甲状腺功能减退症、糖尿病、肾病综合征、胆总管阻塞、长期高脂饮食等。

考点27★★血清甘油三酯(TG)测定

【参考值】

0.56~1.70mmol/L。

【临床意义】

(1) TG 增高:见于冠心病、原发性高脂血症、动脉硬化症、肥胖症、阻塞性黄疸、糖尿病、肾病综合征等。

(2) TG 降低:见于甲状腺功能亢进症、肾上腺皮质功能减退或肝功能严重低下等。

考点28★★血清脂蛋白测定

【参考值】

低密度脂蛋白胆固醇(LDL-C):≤3.12mmol/L 为合适范围,3.15~3.61mmol/L 为边缘性升高,>3.64mmol/L 为升高。

高密度脂蛋白胆固醇(HDL-C):1.03~2.07mmol/L,>1.04mmol/L 为合适范围,<0.91mmol/L 为降低。

【临床意义】

低密度脂蛋白胆固醇:LDL-C 与冠心病发病呈正相关,LDL-C 升高是动脉粥样硬化的潜在危险因素。

高密度脂蛋白胆固醇:HDL-C 具有抗动脉粥样硬化作用,与 TG 呈负相关,也与冠心病发病呈负相关。HDL-C 明显降低,多见于心脑血管病、糖尿病、肝炎、肝硬化等。

考点 29 ★ 血钾测定
【参考值】
3.5~5.5mmol/L。
【临床意义】
(1) 血清钾增高：见于①肾脏排钾减少，如急慢性肾功能不全及肾上腺皮质功能减退等。②摄入或注射大量钾盐，超过肾脏排钾能力。③严重溶血或组织损伤。④组织缺氧或代谢性酸中毒时大量细胞内的钾转移至细胞外。

(2) 血清钾降低：见于①钾盐摄入不足，如长期低钾饮食、禁食或厌食等。②钾丢失过多，如严重呕吐、腹泻或胃肠减压，应用排钾利尿剂及肾上腺皮质激素。

考点 30 ★ 血清钠测定
【参考值】
135~145mmol/L。
【临床意义】
血清钠降低见于①胃肠道失钠，如幽门梗阻，呕吐，腹泻，胃肠道、胆道、胰腺手术后造瘘、引流等。②尿钠排出增多，见于严重肾盂肾炎、肾小管严重损害、肾上腺皮质功能不全、糖尿病及应用利尿剂治疗等。③皮肤失钠，如大量出汗、大面积烧伤及创伤等。④抗利尿激素过多，如肾病综合征、肝硬化腹水及右心衰竭等。

考点 31 ★ ★ 血清氯化物测定
【参考值】
96~106mmol/L。
【临床意义】
低钠血症常伴低氯血症。但当大量损失胃液时，以失氯为主而失钠很少；若大量丢失肠液时，则失钠甚多而失氯较少。低氯血症还见于大量出汗、长期应用利尿剂等引起氯离子丢失过多。

考点 32 ★ 血清钙测定（2020 年版大纲新增考点）
【参考值】
总钙：①甲基麝香草酚蓝比色法：成年人：2.08~2.60mmol/L；儿童：2.23~2.80 mmol/L。②邻-甲酚酞络合酮比色法：成年人：2.03~2.54mmol/L；儿童：2.25~2.67 mmol/L。③乙二胺四乙酸二钠滴定法：成年人：2.25~2.75mmol/L；儿童：2.50~3.00 mmol/L。

【临床意义】
(1) 血清钙增高：甲状腺功能亢进、维生素 D 过多症、多发性骨髓瘤、结节病引起肠道过量吸收钙而使血钙增加。

(2) 血清钙减低：①甲状旁腺功能减退。②慢性肾炎尿毒症。③佝偻病与软骨病。④吸收不良性低血钙。⑤大量输入柠檬酸盐抗凝后。

考点33★★★淀粉酶（AMS）测定
【参考值】
血清800~1800U/L，尿液100~1200U/L。
【临床意义】
活性增高：见于①胰腺炎：急性胰腺炎血、尿淀粉酶明显升高，慢性胰腺炎急性发作、胰腺囊肿等AMS也升高。②胰腺癌。③急腹症，如消化性溃疡穿孔、机械性肠梗阻、胆管梗阻、急性胆囊炎等。

考点34★★血清肌酸激酶（CK）测定
【参考值】
男性38~174U/L，女性26~140U/L。
【临床意义】
（1）心脏疾患：①急性心肌梗死：发病后数小时即开始增高，是AMI早期诊断的敏感指标之一。②心肌炎。
（2）骨骼肌病变与损伤：如多发性肌炎、进行性肌营养不良、重症肌无力等。
（3）其他：心脏或非心脏手术及心导管术、电复律等时，均可引起CK活性升高。

考点35 血清肌酸激酶同工酶测定
【参考值】
CKMM活性94%~96%，CKMB活性<5%，CKBB极少或为0。
【临床意义】
（1）CKMB增高：见于：①急性心肌梗死：是早期诊断急性心肌梗死的重要指标，特异性及敏感性较高。②其他心肌损伤：如心肌炎、心脏手术等。
（2）CKMM增高：见于急性心肌梗死，其他肌肉疾病，如重症肌无力、肌萎缩、多发性肌炎，以及手术、创伤等。
（3）CKBB增高：见于：①神经系统疾病，如脑梗死、脑损伤、脑出血等。②肿瘤，如肺、肠、胆囊、前列腺等部位肿瘤。

考点36★乳酸脱氢酶测定
【参考值】
LDH活性104~245U/L。
【临床意义】
（1）肝胆疾病：肝癌尤其是转移性肝癌时LDH显著升高；急性肝炎、慢性肝炎等多数肝胆疾病也常有LDH的升高。
（2）急性心肌梗死。
（3）其他：恶性肿瘤、白血病、骨骼肌损伤、肌营养不良、胰腺炎、肺梗死等均有LDH的升高。

考点37★★★抗链球菌溶血素"O"（ASO）测定
【参考值】
定性：阴性。定量：ASO<500U。

【临床意义】

ASO 升高常见于 A 群溶血性链球菌感染及感染后免疫反应所致的疾病，如感染性心内膜炎及扁桃体炎、风湿热、链球菌感染后急性肾小球肾炎等。

考点38★★★ 类风湿因子与抗核抗体

1. 类风湿因子（RF）检查

【参考值】

定性：阴性。定量：血清稀释度<1∶10。

【临床意义】

（1）未经治疗的类风湿关节炎病人，RF 阳性率为80%，且滴度常超过1∶160。

（2）系统性红斑狼疮、硬皮病、皮肌炎等风湿性疾病，以及感染性疾病如传染性单核细胞增多症、感染性心内膜炎、结核病等，RF 也可阳性，但其滴度均较低。有1%~4%的正常人可呈弱阳性反应，尤以75岁以上的老年人多见。

2. 抗核抗体（ANA）检查

【参考值】

间接免疫荧光法（IIF）或 ELISA 法：阴性。

【临床意义】

（1）抗核抗体（ANA）对很多自身免疫性疾病有诊断价值。

（2）在不同疾病中，特别是风湿性疾病，其抗体谱有一定的特征性。

桥本甲状腺炎、重症肌无力、多发性动脉炎也可检出 ANA。ANA 阳性已被美国风湿病学会列为 SLE 的诊断标准之一。

考点39 漏出液与渗出液的鉴别要点

项目	漏出液	渗出液
原因	非炎症性	炎症、肿瘤或理化刺激
外观	淡黄、浆液性	黄色、脓性、血性、乳糜性
透明度	透明或微混	多浑浊
比重	<1.015	>1.018
凝固	不自凝	能自凝
黏蛋白定性	阴性	阳性
蛋白质定量	<25g/L	>30g/L
葡萄糖定量	与血糖相近	常低于血糖水平
细胞计数	常 $<100 \times 10^6$/L	常 $>500 \times 10^6$/L
细胞分类	以淋巴细胞为主	以中性粒细胞或淋巴细胞为主
细菌检查	阴性	可找到致病菌
LDH	<200IU	>200IU

考点40★★★常用肿瘤标志物（AFP、CEA、CA125）

1. 血清甲胎蛋白（AFP）测定

【参考值】

AFP＜20μg/L。

【临床意义】

（1）原发性肝癌：AFP是目前诊断原发性肝细胞癌最特异的标志物，50%患者AFP＞300μg/L，但也有部分病人AFP不增高或增高不明显。

（2）病毒性肝炎、肝硬化：AFP可升高（常＜200μg/L）。

（3）妊娠：3~4个月后，AFP上升，7~8个月达高峰（＜400μg/L），分娩后约3周即恢复正常。孕妇血清中AFP异常升高，有可能为胎儿神经管畸形。

（4）其他：生殖腺胚胎性肿瘤、胃癌、胰腺癌等血中AFP也可增加。

2. 癌胚抗原（CEA）测定（2020年版大纲新增考点）

【参考值】

ELISA或CLIA法：＜5ng/mL。

【临床意义】

（1）血清CEA＞20ng/mL常提示有恶性肿瘤。

（2）非癌症良性疾病患者的CEA浓度也可升高，如肝硬化、肺气肿、直肠息肉、胃肠道炎症等，一般＜105ng/mL。CEA不适用于一般人群中的肿瘤筛查。

考点41★★甲状腺功能（FT_3、FT_4、TSH）（2020年版大纲新增考点）

1. 游离三碘甲状腺原氨酸（FT_3）测定

【参考值】

TrFIA法：4.7~7.8pmol/L；CLIA法：3.67~10.43 pmol/L；ECLIA法：2.8~7.1 pmol/L。

【临床意义】

（1）FT_3升高：甲状腺功能亢进、缺碘、T_3甲亢、毒性弥漫性甲状腺肿、初期慢性淋巴细胞性甲状腺炎等。

（2）FT_3降低：甲状腺功能减退、低T_3综合征、黏液性水肿、晚期桥本甲状腺炎等。应用糖皮质激素、苯妥英钠、多巴胺等药物治疗时也可出现FT_3降低。

2. 游离甲状腺素（FT_4）测定

【参考值】

TrFIA法：8.7~17.3pmol/L；CLIA法：11.2~20.1pmol/L；ECLIA法：12.0~22.0pmol/L。

【临床意义】

（1）FT_4升高：①甲状腺功能亢进包括甲亢危象、结节性甲状腺肿、毒性弥漫性甲状腺肿、初期桥本甲状腺炎等；②部分无痛性甲状腺炎、重症感染发热、重危患者，或应用某些药物者如肝素。

(2) FT_4 降低：①甲状腺功能减退、黏液性水肿、晚期桥本甲状腺炎、应用抗甲状腺药物等；②服用糖皮质激素、苯妥英钠以及部分肾病综合征患者。

3. **促甲状腺激素（TSH）测定**

【参考值】

TrFIA 法：0.63～4.69U/mL；CLIA 法：0.2～7.0mIU/L；ECLIA 法：0.27～4.20mIU/L。

【临床意义】

对原发性甲状腺功能减退患者 TSH 的测定是其最灵敏的指标；轻度慢性淋巴细胞性甲状腺炎、甲状腺功能亢进接受 ^{131}I 治疗后和某些严重缺碘或地方性甲状腺肿流行地区的居民中，可伴有 TSH 的升高。异位或异源促甲状腺激素综合征与极个别垂体肿瘤患者也会分泌 TSH 过多，引起甲亢。

继发性甲状腺功能减退患者、甲状腺功能亢进患者 TSH 值正常或减低。在原发性甲减患者用甲状腺制剂替代治疗期间，可测定 TSH 作为调节药量的参考。

(三) 实战演练

1. 试述血沉 65mm/h 的临床意义。(2019、2017)

【参考答案】血沉的参考值：男：0～15mm/h；女：0～20mm/h。血沉 65mm/h 提示血沉增快。(1) 生理性增快：见于妇女月经期、妊娠、儿童、老年人。(2) 病理性增快：见于①各种炎症，如细菌性急性炎症、风湿热和结核病活动期。②损伤及坏死，如急性心肌梗死、严重创伤、骨折等。③恶性肿瘤。④各种原因导致的高球蛋白血症，如多发性骨髓瘤、感染性心内膜炎、系统性红斑狼疮、肾炎、肝硬化等。⑤贫血。

2. 试述血红蛋白 189g/L，伴红细胞增多的临床意义。(2019、2014)

【参考答案】血红蛋白 189g/L 提示血红蛋白增多。相对性红细胞增多：见于大量出汗、连续呕吐、反复腹泻、大面积烧伤等。绝对性红细胞增多：①继发性：生理性增多见于新生儿、高山居民、登山运动员和重体力劳动者。病理性增多见于阻塞性肺气肿、肺源性心脏病、发绀型先天性心脏病。②原发性：见于真性红细胞增多症。

3. 试述抗链球菌溶血素"O"升高的临床意义。(2017)

【参考答案】ASO 升高常见于 A 群溶血性链球菌感染及感染后免疫反应所致的疾病，如感染性心内膜炎及扁桃体炎、风湿热、链球菌感染后急性肾小球肾炎等。

4. 试述血清甲胎蛋白 196μg/L 的临床意义。(2017、2014、2013)

【参考答案】甲胎蛋白的参考值：<20μg/L。因此，196μg/L 提示甲胎蛋白升高，见于①原发性肝癌。②病毒性肝炎、肝硬化。③妊娠。④其他，如生殖腺胚胎性肿瘤、胃癌、胰腺癌等。

5. 试述血清钾 6.5mmol/L 的临床意义。(2017、2014)

【参考答案】血清钾的参考值：3.5～5.5mmol/L。因此 6.5mmol/L 提示钾增高。

见于①肾脏排钾减少，如急慢性肾功能不全及肾上腺皮质功能减退等。②摄入或注射大量钾盐，超过肾脏排钾能力。③严重溶血或组织损伤。④组织缺氧或代谢性酸中毒时大量细胞内的钾转移至细胞外。

6. 试述红细胞计数 $2.8 \times 10^{12}/L$ 的意义。（2017、2013）

【参考答案】红细胞计数的参考值：男：$(4.0 \sim 5.5) \times 10^{12}/L$；女：$(3.5 \sim 5.0) \times 10^{12}/L$；新生儿：$(6.0 \sim 7.0) \times 10^{12}/L$。因此 $2.8 \times 10^{12}/L$ 提示红细胞计数减少，见于贫血。贫血可分为三类：①红细胞生成减少，见于造血原料不足（如缺铁性贫血、巨幼细胞贫血），造血功能障碍（如再生障碍性贫血、白血病等），慢性系统性疾病（慢性感染、恶性肿瘤、慢性肾病等）。②红细胞破坏过多，见于各种溶血性贫血。③失血，如各种失血性贫血。

7. 试述尿常规检查，红细胞管型的临床意义。（2017）

【参考答案】红细胞管型见于肾小球疾病，如急进性肾小球肾炎、急性肾小球肾炎、慢性肾小球肾炎、狼疮性肾炎等。

8. 试述 HBsAg、HBeAg 及抗-HBc 阳性的临床意义。（2017）

【参考答案】HBsAg、HBeAg 及抗-HBc 阳性俗称"大三阳"，提示 HBV 正在大量复制，有较强的传染性。

9. 试述男性血清尿素氮 10.9mmol/L 的临床意义（2017）

【参考答案】血清尿素氮的参考值：$3.2 \sim 7.1mmol/L$。因此 10.9mmol/L 提示血清尿素氮升高。见于①肾前性因素：肾血流量不足：见于脱水、心功能不全、休克、水肿、腹水等。②肾脏疾病：如慢性肾炎、肾动脉硬化症、严重肾盂肾炎、肾结核和肾肿瘤的晚期。对尿毒症的诊断及预后估计有重要意义。③肾后性因素：尿路梗阻，如尿路结石、前列腺肥大、泌尿生殖系统肿瘤等。④体内蛋白质分解过剩：见于急性传染病、脓毒血症、上消化道出血、大面积烧伤、大手术后和甲状腺功能亢进症等。

10. 试述空腹血糖 8.9mmol/L 的临床意义（2017、2016）

【参考答案】空腹血糖的参考值：$3.9 \sim 6.1mmol/L$。因此空腹血糖 8.9mmol/L 提示病理性血糖增高。见于①各型糖尿病。②其他内分泌疾病，如甲状腺功能亢进症、嗜铬细胞瘤、肾上腺皮质功能亢进等。③应激性高血糖，如颅内高压、颅脑外伤、中枢神经系统感染、心肌梗死等。④药物影响，如噻嗪类利尿剂、口服避孕药、泼尼松等。⑤肝脏和胰腺疾病，如严重肝病、重症胰腺炎、胰腺癌等。⑥其他，如高热、呕吐、腹泻等。

11. 试述黏液脓血便的临床意义。（2017）

【参考答案】常见于痢疾、溃疡性结肠炎、直肠癌等。在阿米巴痢疾时，以血为主，呈暗红色果酱样；细菌性痢疾则以黏液及脓为主。

12. 试述血尿的临床意义。（2017）

【参考答案】离心后的尿沉渣，若红细胞>3个/高倍视野，尿外观无血色者，称为镜下血尿；尿内含血量较多，外观呈红色，称肉眼血尿。多形性红细胞大于计数的80%称为肾小球源性血尿，见于各类肾小球疾病，如急慢性肾小球肾炎、紫癜性肾炎、狼疮性肾炎等；多形性红细胞<50%，为非肾小球性血尿，见于泌尿系统肿瘤、肾结石、肾盂肾炎、急性膀胱炎等。

13. 试述丙氨酸氨基转移酶145U/L的临床意义。（2017、2015、2013）

【参考答案】ALT的参考值：10~40U/L。145U/L提示ALT升高。见于①肝脏疾病：病毒性肝炎；肝内、外胆汁淤积；酒精性肝病、药物性肝炎、脂肪肝、肝癌等。②其他疾病：骨骼肌疾病、肺梗死、肾梗死等。

14. 试述白细胞中性粒细胞升高，除急、慢性白血病外的临床意义。（2017、2014、2013）

【参考答案】

(1) 反应性粒细胞增多：见于①感染。②严重组织损伤。③急性大出血、溶血。④其他：如中毒、类风湿关节炎等。

(2) 异常增生性粒细胞增多：见于骨髓增殖性疾病（骨髓纤维化、真性红细胞增多症）等。

15. 试述腹痛见黏液性脓血便，大量白细胞、红细胞的临床意义。（2017、2015）

【参考答案】①白细胞：大量白细胞出现，见于急性细菌性痢疾、溃疡性结肠炎。过敏性结肠炎、肠道寄生虫时，可见较多的嗜酸性粒细胞。②红细胞：肠道下段炎症或出血时可见，如痢疾、溃疡性结肠炎、结肠癌、痔疮出血、直肠息肉等。

16. 试述糖尿病病人空腹血糖8.5mmol/L，欲检测2个月的血糖，实验室需检查的项目。（2016）

【参考答案】糖化血红蛋白检测。糖化血红蛋白增高提示近2~3个月糖尿病控制不良，HbA_{1c}越高，血糖水平越高，病情越重，可作为糖尿病长期控制的检测指标。

17. 试述尿酸增高的临床意义。（2016、2015、2014、2013）

【参考答案】见于①UA排泄障碍，如急慢性肾炎、肾结石、尿道梗阻等。②UA生成增加，见于痛风、慢性白血病、多发性骨髓瘤等。③进食高嘌呤饮食过多。④药物影响如吡嗪酰胺等。

18. 试述AST升高的临床意义。（2016）

【参考答案】见于①肝脏疾病：病毒性肝炎；肝内、外胆汁淤积；酒精性肝病、药物性肝炎、脂肪肝、肝癌等。②心肌梗死。③其他疾病：骨骼肌疾病、肺梗死、肾梗死等。

19. 试述血清肌酸激酶增高的临床意义。（2014）

【参考答案】

(1) 心脏疾患：①急性心肌梗死。②心肌炎。

(2) 骨骼肌病变与损伤：如多发性肌炎、进行性肌营养不良、重症肌无力等。

(3) 其他：心脏或非心脏手术及心导管术、电复律等。

20. 试述血常规外周淋巴细胞增高的临床意义。(2014、2013)

【参考答案】见于①感染性疾病：主要为病毒感染，如麻疹、风疹、水痘、流行性腮腺炎、传染性单核细胞增多症等，也可见于某些杆菌感染，如结核病、百日咳、布氏杆菌病。②某些血液病。③急性传染病的恢复期。

21. 试述血清总胆固醇高，除冠心病、动脉硬化外还应考虑什么疾病。(2014)

【参考答案】TC 增高，除冠心病、动脉硬化外还见于甲状腺功能减退症、糖尿病、肾病综合征、胆总管阻塞、长期高脂饮食等。

22. 试述类风湿因子 1∶40 的临床意义。(2014、2013)

【参考答案】类风湿因子 1∶40 见于系统性红斑狼疮、硬皮病、皮肌炎等风湿性疾病，以及感染性疾病如传染性单核细胞增多症、感染性心内膜炎、结核病等，有 1%～4% 的正常人可呈弱阳性反应，尤以 75 岁以上的老年人多见。

23. 试述甘油三酯增高的临床意义。(2014)

【参考答案】TG 增高：见于冠心病、原发性高脂血症、动脉硬化症、肥胖症、阻塞性黄疸、糖尿病、肾病综合征等。

24. 试述血清淀粉酶 3500U/L 的临床意义。(2014、2013)

【参考答案】血清淀粉酶的参考值：800～1800U/L。因此 3500U/L 提示血清淀粉酶增高。见于①胰腺炎：急性胰腺炎血、尿淀粉酶明显升高，慢性胰腺炎急性发作、胰腺囊肿等 AMS 也升高。②胰腺癌。③急腹症，如消化性溃疡穿孔、机械性肠梗阻、胆管梗阻、急性胆囊炎等。

25. 试述血清氯化物 40mm/L 的临床意义。(2014、2013)

【参考答案】血清氯化物参考值：96～106mm/L。因此 40mm/L 提示血清氯化物降低。见于①胃肠道失钠，如幽门梗阻，呕吐，腹泻，胃肠道、胆道、胰腺手术后造瘘、引流等。②尿钠排出增多，见于严重肾盂肾炎、肾小管严重损害、肾上腺皮质功能不全、糖尿病及应用利尿剂治疗等。③皮肤失钠，如大量出汗、大面积烧伤及创伤等。④抗利尿激素过多，如肾病综合征、肝硬化腹水及右心衰竭等。

26. 试述血清甘油三酯低于正常考虑哪些疾病。(2013)

【参考答案】TG 降低：见于甲状腺功能亢进症、肾上腺皮质功能减退或肝功能严重低下等。

27. 试述腹痛、黏液脓血便的临床意义。(2013)

【参考答案】常见于痢疾、溃疡性结肠炎、直肠癌等。在阿米巴痢疾时，以血为主，呈暗红色果酱样；细菌性痢疾则以黏液及脓为主。

28. 试述尿酮体（++）的临床意义。(2013)

【参考答案】糖尿病酮症酸中毒时尿酮体呈强阳性反应，妊娠呕吐、重症不能进食等也可呈阳性。

29. 试述空腹血糖 2.8mmol/L 的临床意义。(2013)

【参考答案】空腹血糖的参考值：3.9~6.1mmol/L。因此空腹血糖 2.8mmol/L 提示病理性血糖降低。见于①胰岛 B 细胞增生或肿瘤、胰岛素注射过量等。②缺乏抗胰岛素的激素，如生长激素、甲状腺激素、肾上腺皮质激素等。③肝糖原贮存缺乏，如急性重症肝炎、急性肝炎、肝硬化、肝癌等。④其他，如药物影响（如磺胺药、水杨酸等）、急性乙醇中毒、特发性低血糖等。

30. 试述 HBsAg、抗 – HBe 及抗 – HBc 阳性的临床意义。(2013)

【参考答案】HBsAg、抗 – HBe 及抗 – HBc 阳性俗称"小三阳"，提示 HBV 复制减少，传染性已降低。